Andreas D. Ebert (Hrsg.)
Die gynäkologische Untersuchung

Frauenärztliche Taschenbücher

—

Herausgegeben von
Thomas Römer und Andreas D. Ebert

Die gynäkologische Untersuchung

Herausgegeben von
Andreas D. Ebert

2. Auflage

DE GRUYTER

ISBN: 978-3-11-037863-4
e-ISBN (PDF): 978-3-11-040901-7
e-ISBN (EPUB): 978-3-11-040908-6

Library of Congress Control Number: 2018934501

Bibliografische Information der Deutschen Nationalbibliothek
Die Deutsche Nationalbibliothek verzeichnet diese Publikation in der Deutschen
Nationalbibliographie; detaillierte bibliografische Daten sind im Internet
über http://dnb.d-nb.de abrufbar.

© 2018 Walter de Gruyter GmbH, Berlin/Boston
Umschlagabbildung: AlexRaths/iStock/Thinkstock
Satz: Meta Systems Publishing & Printservices GmbH, Wustermark
Druck und Bindung: CPI books GmbH, Leck

www.degruyter.com

Herausgeber

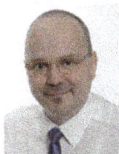

Prof. Dr. med. Dr. phil. Dr. h. c. mult. Andreas D. Ebert
Ärztlicher Leiter/CEO der Praxis für Frauengesundheit, Gynäkologie & Geburtshilfe
Nürnberger Str. 67
10787 Berlin
info@prof-ebert.de

Autoren

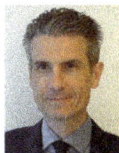

Prof. Dr. med. Matthias David
Geschäftsführender Oberarzt der Klinik für Gynäkologie
Charité-Universitätsmedizin Berlin Campus Rudolf Virchow
Augustenburger Platz 1
13353 Berlin
matthias.david@charite.de

Priv.-Doz. Dr. med. Michael Entezami
Zentrum für Pränataldiagnostik
und Humangenetik
Kurfürstendamm 199
10719 Berlin
info@kudamm-199.de

Prof. Dr. med. Heribert Kentenich
Leiter des Fertility Center Berlin
Spandauer Damm 130
14050 Berlin
info@fertilitycenterberlin.de

Priv.-Doz. Dr. med. Karsten Krüger
Chefarzt des Instituts für Radiologie
Vivantes Humboldt-Klinikum / Klinikum Spandau
Am Nordgraben 2
13509 Berlin
karsten.krüger@vivantes.de

Dr. med. Wolfgang Pritze
Chefarzt der Klinik für Gynäkologie und Geburtshilfe
HELIOS Klinik Wesermarsch
Mildred-Scheel-Str. 1
26954 Nordenham-Esensham
wolfgang.pritze@helios-kliniken.de

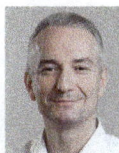

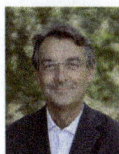

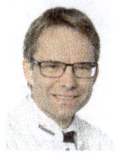

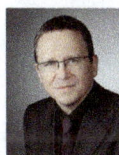

https://doi.org/10.1515/9783110409017-202

Vorwort zur 2. Auflage

Wer fertig ist, dem ist nichts recht zu machen.
Ein Werdender wird immer dankbar sein
Johann Wolfgang von Goethe

Seit der ersten Auflage des Untersuchungskurses vor nunmehr 20 Jahren hat sich an der Zielstellung des Buches nichts verändert. Im Gegenteil! Sie ist aktueller als je zuvor. Die klassischen Untersuchungstechniken der Frauenheilkunde werden in der Breite nicht verfeinert, sondern durch den ökonomischen Druck und die resultierenden Schwierigkeiten der Lehre in den Praxen und Kliniken weiter in den Hintergrund gedrängt. Hinzu kam seit 2014 die US-amerikanische Diskussion darüber, ob man die gynäkologische Untersuchung nicht völlig zugunsten der Ultraschalluntersuchung sein lassen solle. Der *große klinische Vorteil* in unserem Fachgebiet, wie wir es in Deutschland traditionell praktizieren, besteht ja gerade darin, dass die gynäkologische Untersuchung und der gynäkologische Ultraschall in einer Hand liegen. Auch im 21. Jahrhundert gilt in der Praxis oder der *Klinik: Anamnese – gynäkologische Untersuchung – gynäkologischer Ultraschall – ggf. weitere Diagnostik*. Erst im Rahmen der weiteren Diagnostik finden dann Computertomografie (CT) und Magnetresonanztomografie (MRT) ihren Stellenwert. Es geht keinesfalls um die *fachegoistische* Propagierung einer speziellen Untersuchungstechnik, sondern um die ganzheitliche Betrachtung und das optimale „*Be-Greifen*" in der Praxis bzw. in der Klinik.

Leider kann man in *einem* Buch nicht mehr alle Entwicklungen umfassend darstellen und nicht mehr auf alle Aspekte eingehen. Man muss sich auch bescheiden können. Umso mehr freue ich mich, dass es mit einem seit der ersten Auflage 1998 gereiften Koautoren-Team gelungen ist, einen interessanten Bogen von der Anamnese zu den bildgebenden Verfahren zu schlagen. Jedes Kapitel wäre zukünftig ein eigenes Buch wert – oder zukünftig vielleicht auch eine App?

Mein Dank geht an Frau Simone Pfitzner vom De Gruyter Verlag, die mit Geduld und (sehr) viel Engagement das Erscheinen des Buches ermöglicht hat. Ich danke auch allen ehemaligen Mitarbeitern der ersten Auflage ganz herzlich, speziell meinem früheren Chef und Co-Herausgeber Prof. Hans-Karl Weitzel sowie Frau Prof. Evelin Schulz, meiner Anatomielehrerin an der Charité.

Ein ganz besonders herzlicher Dank geht natürlich an Julius und Eva, meine Familie, die seit Jahr und Tag meine „schriftstellerischen" Eskapaden in der Freizeit, den Feiertagen und im Urlaub mit unendlicher Geduld mittragen.

Berlin-Lübars, am 3. März 2018   Andreas D. Ebert

https://doi.org/10.1515/9783110409017-203

Vorwort zur 1. Auflage

Die Fortschritte der modernen Medizintechnik sowohl im Bereich der Laboratoriums-diagnostik als auch der bildgebenden Verfahren (Ultraschall, Computertomogra-phie, Kernspintomographie) dürfen nicht dazu verleiten, dass die grundlegenden klinischen Untersuchungen vernachlässigt werden. Nur durch das ausführliche ärztliche Gespräch, die eingehende Erhebung der Anamnese und die gründliche klinische Untersuchung kann sich die Patientin als Person in ihrer Ganzheit be-trachtet und angenommen fühlen. Zum anderen ist der erfahrene und gründliche Untersucher in der Lage, die „Apparatemedizin" gezielt und kostensparend einzu-setzen und auf überflüssige Diagnostik zu verzichten.

Ziel des Buches ist es, Studenten und jungen Ärzten die Möglichkeiten und Grenzen der gynäkologischen Untersuchung aufzuzeigen. Sicher gilt auch weiter-hin die altbekannte Tatsache, dass man die gynäkologische Untersuchung nicht aus einem Lehrbuch lernen kann. Der vorliegende „Gynäkologische Untersuchungs-kurs" soll als Leitfaden verstanden werden. Er entstand aus der täglichen Ausein-andersetzung mit den teilweise in der Natur unseres Fachgebiets liegenden Proble-men der praktischen Studentenausbildung. Im „Untersuchungskurs" wird kein Anspruch auf Vollständigkeit erhoben, obwohl wir auch Aspekte berücksichtigten, die sonst nicht in den Büchern stehen. Die kontinuierliche Lektüre der Standard-lehrbücher bzw. der aktuellen Fachliteratur bleibt immer die Grundlage der Aus- und Weiterbildung in der Frauenheilkunde.

Für hilfreiche Hinweise, Tips und Kritiken möchten wir Prof. Dr. J. V. Bokhman (St. Petersburg, Russland), Priv.-Doz. Dr. W. Hardt (Berlin-Wilmersdorf), Prof. Dr. W. Kühn (Berlin-UKBF), Astrid Baege (Berlin-UKBF), Dr. Nikola Bangemann (Berlin-Steglitz), Dr. A. Hagen (Berlin-UKBF) und Dr. U. Ulrich (Seattle/Heidelberg) danken. Beim Korrekturlesen unterstützten uns die Doktoranden und PJ-Studenten Frauke Haase, J.-P. Reinhold, J.-M. Stieler, Eleonore Behnert, Christine Conradi, Anne Ditzenbach, Ute Steinbrecher und Marcus Quinkler, wofür wir ihnen herzlich danken.

Frau Simone Heller-Schmidt, Sekretärin in der Frauenklinik, war in den Wochen der Manuskriptgestaltung die „Seele" der Arbeit – kritisch, kreativ und immer bereit, auch ausgefallene Textbearbeitungen schnell und korrekt zu bewerkstelligen.

Ohne die unkonventionelle Unterstützung von F. Berthold und Christel Beichler (Computer-Systemhaus C. A. P. S. Berlin) und ohne die fachliche Flexibilität von Herrn Dipl.-Designer Jörg Winzer (Berlin) wären die graphische Darstellungen nicht möglich gewesen.

Verbindlichen Dank schulden wir natürlich auch dem Walter de Gruyter Verlag, Berlin, und besonders Herrn Priv.-Doz. Dr. med. R. Radke, Verlagsdirektor Medizin, welcher uns auch diesmal in der Buchausstattung entgegenkam.

Für Anregungen und Kritiken sind die Herausgeber jederzeit dankbar.

St. Petersburg und Berlin, 1998   Andreas D. Ebert, Hans Karl Weitzel

https://doi.org/10.1515/9783110409017-204

Inhalt

Andreas D. Ebert

Andreas D. Ebert und Wolfgang Pritze

Andreas D. Ebert

Andreas D. Ebert, Karsten Krüger und Michael Entezami

Abkürzungsverzeichnis

A	Amenorrhö
AGS	Adrenogenitales Syndrom
AGUB	Arbeitsgemeinschaft für gynäkologische Urologie
AUB	Abnorme uterine Blutung
B	Blase
BGA	Blutgasanalyse
BIP	biparietalen Duchmessers
cc	kranio-kaudal
CFG	Cyclofertilogramms
CLIS	Carcinoma lobulare in situ
CT	Computertomografie
CUPS	Cancer of Unknown Primary Site
DCIS	ductales Carcinoma in situ
DED	doppelte Endometriumdicke
DMSO	Dimethylsulfoxid
ECC	endozervikale Kürettage
EBCOG	European Board and College of Obstetrics and Gynocology
	ELISAEnzyme-linked Immunosorbent Assay
FIGO	Klassifikation von Tumoren der Fédération Internationale de Gynécologie et d'Obstétrique
FKDS	farbkodierte Doppler-Sonographie
HBM	heavy menstrual bleeding
HCG	humane Choriongonadotropin
HiFU	hochintensiv fokussierter Ultraschall (MRT-gestütztes Verfahren zur Thermotherapie von Tumoren)
HPV	Humane Papillomviren
HSG	Hysterosalpingographie
HykoSo	Hysterosalpingo-Kontrastsonographie
ICSI	Intrazytoplasmatische Spermieninjektion
IOTA	International Ovarian Tumor Analysis
IVF	In-vitro-Fertilisation
IUD	intrauterine device (Spirale)
KM	Kontrastmittel
KOH	Kalilauge
MB	Mittelbauch
MCF	Mastopathia cystica fibrosa
ml	medio-lateraler
mL	Milliliter

https://doi.org/10.1515/9783110409017-206

MRM	MR-Mammographie
MRT	Magnetresonanztomografie
OB	Oberbauch
OH	Office Hysteroscopy
PCR	Polymerase-Chain-Reaktion
SHIK	Belastungsharninkontinenz (Stressharninkontinenz)
STD	Sexually Transmitted Diseases
TIE	tief-infiltrierender Endometriose
TNM	Klassifikationsystem für Tumoren (Tumor, Nodus, Metastasen)
TZ/T-Zone	Transformationszone
U	Uterus
UB	Unterbauch
UAE	Uterusmyomembolisation
VAIN	Vaginale Intraepitheliale Neoplasie
VAS	Visual Analog Score
VIN	Vulväre intraepitheliale Neoplasie
Z	Zervixkarzinom
ZVK	zentraler Venenkatheter

Andreas D. Ebert, Herbert Kentenich und Matthias David

1 Anamnese

> Eine systematische, lückenlose Anamnese ist ebenso
> notwendig wie eine systematische, d. h. nach einem
> bestimmten Plane vorgenommene Untersuchung.
> *Josef Halban*

1.1 Einführende Bemerkungen

Jede Diagnose stützt sich auf *vier Säulen*: Die Anamnese, den Status praesens, die
klinischen und paraklinischen Untersuchungen sowie die Verlaufsbeobachtung.
Die Anamneseerhebung steht am Anfang des Kontaktes zwischen Arzt und Patientin. Mit dem Anamnesegespräch beginnt die Verpflichtung zur ärztlichen Schweigepflicht (§ 203 StGB).

Anamnese (griech.) bedeutet wörtlich Erinnerung und beinhaltet die von der
Kranken oder deren Angehörigen bzw. Kontaktpersonen zu erfragende Vorgeschichte der Patientin. Die Angaben sollten die jetzigen Beschwerden und ihre Entwicklung (aktuelle Anamnese), frühere Krankheiten (Eigenanamnese), Informationen zu Erkrankungen der Familienangehörigen (Familienanamnese) und zum
beruflichen und sozialen Umfeld (psychosoziale Anamnese) enthalten.

Die Anamneseerhebung ist also vor allem eine Datensammlung. Gleichzeitig
dient sie idealerweise dem Aufbau eines vertrauensvollen Arzt-Patientin-Verhältnisses als Grundlage für alle weiteren diagnostischen bzw. therapeutischen Maßnahmen. Sie ist bereits der Beginn des therapeutischen Prozesses.

Die Erhebung der Anamnese ist eine ärztliche Tätigkeit und sollte nicht delegiert werden. Die Anamneseerhebung verlangt ein respekt- und taktvolles Eingehen auf die Patientin. Die Qualität und das Ergebnis des Patientengesprächs werden durch die Persönlichkeit und die Lebenserfahrung des Arztes mitbestimmt.

Merke: Eine gute Anamnese ist oft die halbe Diagnose. !

Die Vorgeschichte kann in vielen Fällen schon eindeutig die Richtung vorgeben, in
welcher die weiteren klinischen Untersuchungen geführt werden sollten. Je größer
die Erfahrung des Arztes ist, umso mehr klinisch relevante Informationen wird er
mit der Anamneseerhebung gewinnen können.

Beim Erheben der Anamnese werden nicht nur in einem hohen Prozentsatz die
Krankheiten diagnostiziert oder zumindest richtungweisende Differentialdiagnosen festgelegt, sondern auch ein erster Eindruck von der Persönlichkeit der Patientin gewonnen.

https://doi.org/10.1515/9783110409017-001

Aspekte der *Körpersprache* sollten ebenfalls berücksichtigt werden. Die Art einer Beziehung wird einerseits über die Körpersprache vermittelt: Gestik und Mimik der Patientin verraten oft mehr als Worte. Blickkontakte können Vertrauen schaffen und nonverbale Informationen weitergeben. Andrerseits wird durch die Sprache vor allem der Inhalt einer Information übermittelt. So zeigt der Mensch auch bewusst oder unbewusst in Diktion, Tonfall, Lautstärke usw. seinen Gefühlszustand. Ist die Kommunikation zwischen Arzt und Patientin gestört oder meint die Patientin etwas anderes, als sie sagt, werden bei aufmerksamer Beobachtung die Signale der Inhalts- und der Beziehungsebene als inkongruent empfunden. Durch eine nuancierte Wahrnehmung werden Konflikte erkennbar, die angesprochen werden sollten, um die Voraussetzungen für ein tragfähiges und vertrauensvolles Arzt-Patientin-Verhältnis zu schaffen oder zu erhalten.

Kein Krankheitssymptom darf losgelöst vom *erkrankten Menschen* gesehen werden. Individuelle Krankheitsbereitschaft, die spezifische Bedeutung einer Krankheit für die betroffene Patientin, aber auch die subjektive Krankheitstheorie beeinflussen in unterschiedlicher Weise das Erkrankungsbild und dessen Verarbeitung durch die betroffene Patientin. Jeder Arzt sollte sich bewusst sein, dass medizinisch-naturwissenschaftliche Erkenntnisse und das Erleben der Krankheit durch die Patientin zwei verschiedene Gegebenheiten sind.

Der Arzt muss letztendlich entscheiden, welche psychischen und sozialen anamnestischen Angaben im Zusammenhang mit den somatischen Befunden wichtig sind und welche Bedeutung ihnen zukommt. **Voraussetzungen** für die Anamneseerhebung sind also:

1. Medizinisch-psychologisches Wissen und ärztliche Erfahrung,
2. die Fähigkeit zur Anamneseerhebung (Beherrschen einer bestimmten Technik),
3. der Aufbau einer guten Beziehung zur Patientin im Sinne eines Arbeitsbündnisses. Die beste Gesprächstechnik bleibt erfolglos, wenn der Aufbau des Vertrauensverhältnisses nicht gelingt.

Für jedes medizinische Fachgebiet variieren die Fragen in typischer Weise. Im Allgemeinen unterscheidet man bei der **Anamneseerhebung** zwei Arten des Vorgehens:

1. Das *Prinzip der offenen Fragen* mit einem breiten Spielraum für die Patientin (z. B. psychoanalytisch orientiertes Interview) und
2. das *Prinzip der geschlossenen Fragen* mit dem Vorteil der Zeitökonomie, der Übersichtlichkeit und der einheitlichen Strukturierung.

Die letztgenannte Verfahrensweise wird in den meisten medizinischen Fächern angewandt. Nachteilig kann sich jedoch auswirken, dass schematische Fragen die Antworten der Patientin auf ärztlich vorgegebene Vorstellungen lenken: Unter Umständen wird z. B. bei einer suggestiblen Patientin genau die Anamnese erfragt, die der Arzt in die Vorstellungswelt dieser Patientin hineininterpretiert (klare Fragen stellen, Bildungsniveau beachten!).

Im Idealfall verbindet man bei der Anamneseerhebung die eher unpersönlich-objektiven (biographische Lebensdaten, Erkrankungen, Informationen zu Operationen, Krankenhausaufenthalten usw.) mit den mehr persönlich-subjektiven Daten (Befinden, Schmerzlokalisation usw.) in einem Arbeitsgang.

Anamneseerhebung

Folgendes praktisches Vorgehen hat sich bewährt:

1. Begrüßung: Vor dem Gespräch muss sich der Arzt über die vorliegenden Basisdaten (Name und Alter der Patientin, Grund des Arztbesuchs, ggf. frühere Aufzeichnungen/Befunde) informieren.

Eine Patientin ist von vornherein irritiert, enttäuscht oder unzufrieden, wenn ihr Name oder ihre Unterlagen verwechselt oder vergessen wurden. Der Arzt selbst sollte sich freundlich und aufgeschlossen mit seinem Namen vorstellen.

2. Atmosphäre: Das Gespräch sollte in einer ungestörten Atmosphäre unter vier Augen (Wahrung der Intimsphäre) in einem entsprechend separaten Raum stattfinden. Muss die Befragung im Krankenzimmer durchgeführt werden, bittet man *Mitpatientinnen*, *Besucher* oder *Angehörige*, für die Dauer des Gesprächs das Zimmer zu verlassen.

Arzt und Patientin sollten in gleicher Höhe auf bequemen Stühlen Platz nehmen. Bei bettlägerigen Patientinnen sollte der Arzt zu Beginn des Gesprächs für eine möglichst angenehme, bequeme Lage sorgen. Keinesfalls darf die Anamneseerhebung bei einer entkleideten oder halbentblößten Patientin stattfinden. Dabei ist es gleichgültig, ob der Untersucher Arzt oder Ärztin ist. Der Eindruck von Zeitknappheit muss vermieden werden. „Nebentätigkeiten", die einen kontinuierlichen Gesprächsaufbau stören (Führen von Telefonaten, Unterschreiben von Formularen, PC-Eingaben etc.), sollten entfallen bzw. auf das unbedingt Notwendige beschränkt werden.

3. Gesprächsbeginn: Am Anfang der Anamneseerhebung steht eine offene Frage („Was kann ich für Sie tun?", „Was führt Sie zu uns?", „Welche Beschwerden haben Sie?", „Wie kann ich Ihnen helfen?"), die die Patientin anregen soll, ihre Beschwerden oder den Grund für den Arztbesuch oder die Krankenhauseinweisung mit eigenen Worten zu schildern. Der Patientin sollte Zeit für ihre Schilderungen gelassen, eine zu frühe, ungeduldige Unterbrechung durch den Arzt ist zu vermeiden.

4. Vertiefung: Anschließend wird die Patientin zu ihren jetzigen Beschwerden näher befragt. Hierbei halte man sich immer die „7 Dimensionen des Symptoms" vor Augen: 1. Zeitliches Auftreten, 2. Qualität, 3. Intensität, 4. Lokalisation/Ausstrahlung, 5. Zusammenhang mit anderen Beschwerden, 6. Umstände des Auftretens, 7. Umstände der Intensivierung oder Milderung. Sehr ausführliche Darlegungen können durch gezielte Fragen strukturiert, ängstlich-unsichere Patientinnen hingegen durch Zwischenfragen ermuntert werden.

5.–7. Eigen-, Familien- und psychosoziale Anamnese werden erfragt (s. Kap. 1.2.1–1.2.3).

8. Integration: In Ergänzung der Anamneseerhebung zu den aktuellen Beschwerden sollte man nun durch vertiefende Fragen systematisch nach Beschwerden der verschiedenen Organsysteme forschen, die Datensammlung somit vervollständigen und alle Informationen verknüpfen. Die Interpretation der Wertigkeit erhobener Befunde hängt von der individuellen ärztlichen Erfahrung ab. Sogenannte *Leitsymptome* lassen oft mit relativ großer Sicherheit auf bestimmte Krankheiten schließen.

9. Abschluss und Perspektiven: Die Patientin sollte am Ende der Anamneseerhebung Gelegenheit haben, Fragen zu stellen oder noch nicht Besprochenes zu ergänzen. In jedem Falle ist es günstig, wenn der Arzt von sich aus abschließend kurz das weitere diagnostische und das mögliche therapeutische Vorgehen erläutert.

Besonderheiten bei der Anamneseerhebung ergeben sich bei Kindern, Ausländerinnen, Frauen mit Migrationshintergrund sowie bei bewusstlosen oder geisteskranken Patientinnen. Hier ist es unter Umständen unumgänglich, die notwendigen anamnestischen Informationen zum Teil oder in Gänze über Dritte (z. B. Eltern, Begleiter, Dolmetscher, Vormund oder Betreuer) einzuholen.

Kinder und Jugendliche sind zumindest zu den jetzigen Beschwerden direkt zu befragen. Die übrige Anamnese kann gemeinsam mit der Mutter bzw. dem Vater aufgenommen werden (s. Kap. 1.3.5). Das Kind sollte aber immer wieder in das ärztliche Gespräch einbezogen werden, damit es nicht den Eindruck gewinnt, es würden Entscheidungen über seinen Kopf hinweg gefällt.

Bei ausländischen Patientinnen oder Frauen mit Migrationshintergrund, die nicht oder nicht genügend deutsch sprechen, ergeben sich zahlreiche Probleme, die nicht nur auf der sprachlichen Ebene liegen. Gegenüber dolmetschenden Familienangehörigen oder anderen Begleitern werden eventuell bestimmte intime Angaben verschwiegen oder durch ungenügende Übersetzung gehen wichtige Informationen verloren.

Weitere Schwierigkeiten können sich aus kulturell bedingten Missverständnissen oder Fehldeutungen ergeben bzw. durch mangelndes Gesundheitswissen oder die Unkenntnis der Versorgungsstrukturen im deutschen Gesundheitssystem seitens der Betroffenen.

Es sei in diesem Zusammenhang darauf hingewiesen, dass auch gestörte Familienverhältnisse oder Beziehungsprobleme, die ihrerseits Krankheitsursache sein können, sich auf die Anamneseerhebung über Dritte störend oder hemmend auswirken können.

Folgende **Besonderheiten** sollten bei der Anamneseerhebung beachtet werden:

1. Bei Angaben zur Symptom*qualität* („wie ein Bauchkrampf") sollte man sich die Beschwerden näher beschreiben bzw. zeigen lassen. Man wird dann feststellen, dass die eine Patientin unter einem Bauchkrampf Völlegefühl, eine andere Blähungen, die dritte eine Kolik versteht. Die Schmerzlokalisation („Gallenschmerzen") sollte man sich immer am Körper der Patientin zeigen lassen, da die Lage innerer Organe gelegentlich falsch vermutet wird.

2. Anamnestische Angaben werden ungenau oder vage vorgetragen – wegen Vergesslichkeit, Angst, Sucht, Abusus, Scham, mangelnder Kooperationsbereitschaft oder weil forensische bzw. versicherungstechnische Konsequenzen befürchtet werden.

Im Allgemeinen werden Patientinnen zu ihrem vertrauten Hausarzt ehrlicher sein, in der Anonymität großer Kliniken findet man jedoch eine vermehrte Zurückhaltung. Der „neue" Arzt muss sich das Vertrauen erst erwerben.

3. Die ursprünglichen, subjektiven Angaben sind durch Laienvorstellungen, durch die Konsultation verschiedener Ärzte oder durch Gespräche mit anderen Patienten verfälscht.

4. Diagnostische Schwierigkeiten können durch Dissimulation, Aggravierung, Vortäuschung (Münchhausen-Syndrom, artifizielle Störungen) oder Maskierung von Symptomen einer Krankheit durch eine andere bzw. durch Medikamente oder Drogen verursacht werden.

Der weniger erfahrene Arzt muss lernen, verschiedene Ausdrucksformen einer Krankheit zu unterscheiden. Fehldiagnosen können sich gleichermaßen durch eine einseitige Überschätzung des psychischen oder des somatischen Anteils ergeben. Eine Anamneseerhebung sollte also immer *psychosomatisch* orientiert sein.

Auch bei organischen Erkrankungen spielen psychische Faktoren eine Rolle: oft zusätzlich zur Ätiologie, praktisch immer in reaktiver und prognostischer Hinsicht. Bei psychogenen Krankheiten wiederum führt ein *intrapsychischer* Konflikt zu einer somatischen Störung.

Die meisten Patientinnen haben normalerweise eine geringe Tendenz (Scham, Abwehr, Verdrängung, gesellschaftliche Stigmatisierung psychisch Kranker), seelische (psychogene) Krankheitsursachen zu akzeptieren bzw. auf sie näher einzugehen. Trotzdem sollte schon bei dem ersten Anamnesegespräch Hinweisen auf mögliche krankheitsauslösende psychosoziale Konflikte rücksichtsvoll nachgegangen werden.

Probleme bei der Anamneseerhebung von Seiten des Arztes ergeben sich vor allem aus mangelnder Erfahrung, ungenügender Durchführung der Anamnese,

Zeitmangel, einer ungenügenden Urteilsbildung (vorgefasste Meinung), Unkonzentriertheit, Mangel an Empathie, Nicht-Zuhören-Können oder zu starker emotionaler Beteiligung.

Es ist uns bewusst, dass die Anamneseerhebung auf einer gynäkologischen Station, in der Notfallambulanz eines Krankenhauses oder in der übervollen Arztpraxis oft anders verläuft oder anders verlaufen muss, als es in dieser kurzen Darstellung vorgeschlagen wurde.

In der Realität wird das notwendige Patientengespräch meist auf die Abarbeitung einer kurzen schematischen Frageliste beschränkt. Die Gründe dafür sind vielfältig. Wir hoffen jedoch, dass unsere Darlegungen punktuelle Anregungen und Verbesserungen für die Anamneseerhebung als *sehr wichtigen* Teil der ärztlichen Arbeit im medizinischen Routinebetrieb vermitteln.

1.2 Allgemeine Anamnese

Für die Erhebung der Anamnese ist es sinnvoll, ein gewisses Schema zu verwenden, das jedoch individuell erweitert werden kann. Alle Angaben der Patientin müssen in der Krankenakte dokumentiert werden. Sie sollten möglichst in den Worten der Patientin und nicht als Fachtermini vermerkt werden.

Mit der *Dokumentation* wird medizinischen, juristischen (z. B. im Rahmen einer Patientenklage) und wissenschaftlichen (z. B. spätere Auswertung von bestimmten Krankheitsfällen) Forderungen entsprochen. In den Kliniken haben sich Vordrucke bewährt, die aber nur als Richtschnur verstanden werden sollten. Sie dürfen nicht dazu verführen, nur die Informationen zu den vorgegebenen Stichpunkten abzufragen.

Am Anfang des Gespräches steht die Frage nach den *jetzigen Beschwerden*. Man sollte die Patientin frei sprechen lassen und ihr das Gefühl vermitteln, einen verständnisvollen und interessierten Gesprächspartner zu haben. Werden Angaben verschwiegen oder übergangen (Sexualleben, Kinderwunsch), sollte man auf das Problem später, nach Festigung des Kontakts mit der Patientin, wieder zurückkommen.

Die Ausführlichkeit der Anamneseerhebung bei Notfällen hängt immer von der vitalen Bedrohung und der Beeinträchtigung der Patientin durch das Krankheitsgeschehen ab. Dennoch muss man bei der Aufnahme klinischer Notfälle versuchen, in kürzester Zeit alle relevanten Informationen anamnestisch zu erfragen, Kontakt zur Patientin herzustellen und, wenn möglich, eine Vertrauensbasis zu schaffen.

Nach der Klärung des Leitsymptoms muss nach Verbindungen zu früheren Erkrankungen (Episode einer chronischen Krankheit, Komplikation eines Grundleidens), Risikofaktoren (konstitutionell, Lebensweise, Persönlichkeit) und *psychosozialen* Aspekten gesucht werden, wenn es die Zeit und der Zustand der Patientin zulassen. Zum Vorgehen bei gynäkologischen Beschwerden s. Kap. 1.3.

1.2.1 Eigenanamnese

Die Erhebung der Eigenanamnese beinhaltet die möglichst vollständige, chronologische Erfassung aller Krankheiten (einschließlich der Kinderkrankheiten), Operationen, Krankenhausaufenthalte und Unfälle.

Wichtig ist auch die Erfragung von durchgemachten Infektionskrankheiten. Hepatitiden, Anthropozoonosen (Toxoplasmose) oder Geschlechtskrankheiten sind in der Frauenheilkunde differentialdiagnostisch wichtig. Bei geschlechtsreifen Frauen ist die Feststellung des Immunstatus hinsichtlich der Röteln von großer Bedeutung (Erkrankung? Impfung? Impfpass?). In diesem Rahmen sollten auch frühere Auslandsreisen insbesondere in die Tropen und Subtropen (Malaria, Cholera, Tbc) erfragt werden. Einige Frauen werden auch ihren aktuellen HPV-Status benennen können.

Wenn *stationäre Aufenthalte* angegeben werden, ist zu klären, warum, wann, wo und wie diese Behandlung erfolgt ist. Gezielt muss nach kardiologischen, nephrologischen, gastrointestinalen sowie Stoffwechselerkrankungen, aber auch nach Krampfleiden gefragt werden. Zur Eigenanamnese gehören ebenso Fragen nach dem *Allgemeinbefinden* (Appetit, Gewicht (BMI)/Gewichtsverlauf, Schlafstörungen, Stuhlgang und Miktion siehe Kap. 1.3.3). Auch über den aktuellen Geisteszustand der Patientin macht man sich ein Bild: Ist die Patientin über Raum, Zeit und Person voll orientiert? Gibt es Hinweise für eine psychische Störung?

> **Merke:** Wichtig ist die Medikamentenanamnese. Man sollte sich die Medikamente zeigen lassen und die Indikation prüfen. Als Ersatz kann eine von der Patientin angefertigte Medikamentenliste dienen. **!**

Sowohl nach täglich als auch gelegentlich (Analgetika) eingenommenen Pharmaka muss man fragen. Gegebenenfalls empfiehlt es sich, Rücksprache mit dem behan-

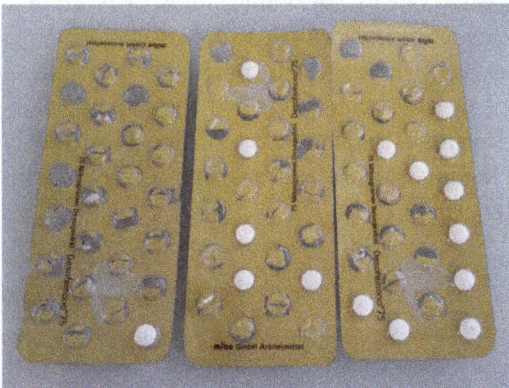

Abb. 1.1: Nicht ungewöhnlich und nicht ungefährlich. Die 20jährige Patientin nahm nach eigenen Angaben ihre Pille „immer regelmäßig" …

delnden Hausarzt zu nehmen, um die Indikation und die Dosis einer Arzneimittel-verordnung zu klären.

Zur Eigenanamnese gehören weiterhin Angaben zu *Arzneimittelunverträglich-keiten* und *Allergien* gegen chemische Substanzen, Kontrastmittel, Nahrungsmittel oder Pollen. Viele Frauen verfügen bereits über einen Allergiepass, den man einse-hen sollte.

1.2.2 Psychosoziale Anamnese

Mit der Erhebung der psychosozialen Anamnese verschafft sich der Arzt einen Überblick über die derzeitigen (besonderen?) individuellen Lebensumstände der Patientin, die einen Einfluss auf den Gesundheitszustand haben könnten. Idealer-weise umfasst dies die Arbeitsbedingungen (Berufskrankheiten, Intoxikationen), die Stellung im Beruf (finanzielle Situation, Mobbing), die Wohnverhältnisse, die familiären Verhältnisse, die Partnerschaft und die Freizeitgestaltung. Eine Krank-heit ist als komplexes Geschehen aufzufassen, das immer von biologischen, psychi-schen und sozialen Faktoren beeinflusst wird.

! **Merke:** Krankheit als bio-psychosoziales Geschehen.

1.2.3 Familienanamnese

Die Familienanamnese umfasst Informationen über Großeltern, Eltern, Geschwister und Kinder der betroffenen Frau. Zu unterscheiden ist zwischen genetisch beding-ten Krankheiten (z. B. Folgen einer BRCA1/2-Mutation) und der Auswirkung ge-meinsamer Umweltfaktoren, die auch familiär bedingt sein und eine genetische Determination vortäuschen können (besondere Essgewohnheiten, Abusus, familiä-re Tradition des Verhaltens). Man beachte weiterhin Ansteckungsmöglichkeiten in der Familie (Tbc, Hepatitis, Condylome). Gefragt werden sollte nach vererbbaren und familiär gehäuften Erkrankungen wie bestimmten Karzinomen, Diabetes melli-tus, Steinleiden, Bluthochdruck, Schlaganfall, Herzinfarkt oder Thrombosen (wich-tig für die Verordnung hormoneller Kontrazeptiva!), Nervenleiden, Krebs (z. B. fa-miliäres Mammakarzinom?) und Allergien.

1.3 Gynäkologische Anamnese

Jedes Spezialfach in der Medizin hat im Laufe seiner Geschichte Besonderheiten der Anamneseerhebung entwickelt. Allen gemeinsam ist jedoch die Methode des aktiven Zuhörens und der gezielten Befragung. Besonders für die Erhebung der gynäkologischen Anamnese ist ein vertrauensvolles Arzt-Patientinnen-Verhältnis wichtig. Das diagnostische Gespräch in der Frauenheilkunde berührt immer die Intimsphäre der Frau. Es werden Dinge erfragt und berichtet, die oft nicht einmal dem Ehemann, dem Lebenspartner oder anderen nahestehenden Angehörigen bekannt sind. Darauf ist stets in Form und Inhalt des Anamnesegespräches Rücksicht zu nehmen.

> **Merke:** In der Gynäkologie interessieren vordergründig *alle* Beschwerden und Symptome, auch die, die nicht von den weiblichen Geschlechtsorganen ausgehen oder mit diesen in einem eindeutigen Zusammenhang stehen.

1.3.1 Aktuelle Anamnese – jetzige Beschwerden

Drei Fragen stehen bewusst oder unbewusst am Anfang einer gynäkologischen Untersuchung:
1. Welches Problem hat die Patientin?
2. Wie alt ist die Patientin?
3. Kann die Patientin schwanger sein?

Die Hauptgründe für das Aufsuchen eines Frauenarztes sind Blutungsstörungen, Wechseljahresprobleme, Schmerzen im Unterbauch, Beschwerden in der Vulva oder der Vagina, Ausfluss, Harninkontinenz bzw. Beschwerden beim Wasserlassen, beim Stuhlgang oder beim Geschlechtsverkehr, Probleme mit der Kontrazeption, Veränderungen oder Beschwerden in der Brust, Kinderwunsch bzw. eine Schwangerschaft oder eine Früherkennungsuntersuchung (fälschlich als „Krebsvorsorge" bezeichnet). Auf die Anamneseerhebung bei typischen gynäkologischen Beschwerdekomplexen wird nachfolgend eingegangen.

Blutungsstörungen

Zunächst wird in jedem Falle die *Menstruationsanamnese* erhoben. Man erfragt Termin, Dauer und Stärke der letzten Regelblutung. Um nicht aneinander vorbeizureden, sollte man den Menstruationszyklus genau definieren: vom ersten Tag einer Blutung bis zum letzten Tag vor Wiedereinsetzen der nächsten.

Ein normaler Zyklus dauert 25–35 Tage mit einer Blutungszeit von 5–7 Tagen. Die Stärke der Blutungen ist individuell sehr verschieden und wird auch von den Patientinnen sehr unterschiedlich empfunden. Bei einer normalen Menstruationsblutung beträgt der Blutverlust pro Tag ca. 80–100 mL.

Ein Anhalt für die tatsächliche Blutungsstärke ergibt sich aus der Zahl der pro Tag verbrauchten Binden/Tampons, wobei die Objektivierbarkeit durch das individuelle Hygienebedürfnis der jeweiligen Frau eingeschränkt ist. Als Faustregel kann aber gelten, dass bei einer normalen Regel 3–6 Wechsel pro Tag erforderlich sind. Darunter ist die Blutung als schwach, darüber als stark einzustufen.

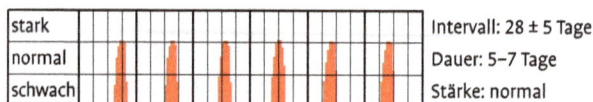

stark																			Intervall: 28 ± 5 Tage
normal																			Dauer: 5–7 Tage
schwach																			Stärke: normal

Eumenorrhö.

stark																	keine spontane
normal																	Menstruation bis zum
schwach																	16. Lebensjahr

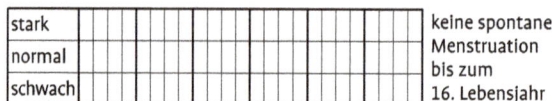

Amenorrhö, primär.

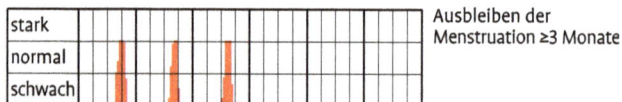

stark																	Ausbleiben der
normal																	Menstruation ≥3 Monate
schwach																	

Amenorrhö, sekundär.

Tempostörungen

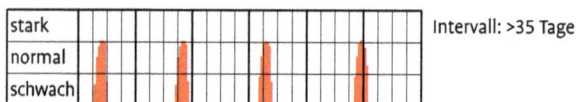

stark																	Intervall: >35 Tage
normal																	
schwach																	

Oligomenorrhö.

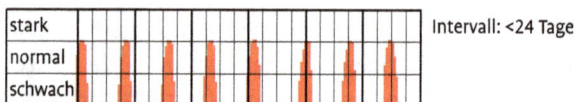

stark																	Intervall: <24 Tage
normal																	
schwach																	

Polymenorrhö.

Typusstörungen

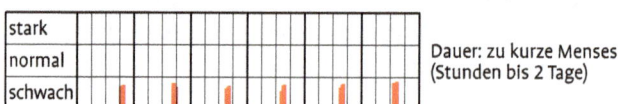

stark																	
normal																	Dauer: zu kurze Menses (Stunden bis 2 Tage)
schwach																	

Brachymenorrhö.

Abb. 1.2: Kaltenbach-Schemata der Menstruationsblutung und ihrer Störungen [Göretzlehner, Römer, Göretzlehner 2014].

Das Erheben der Regelanamnese ist eine günstige Gelegenheit, Frauen zum Führen eines Menstruationskalenders anzuleiten, wozu sowohl ein handelsüblicher (Papier-)Kalender als auch spezielle Apps geeignet sind.

Es sollten alle Blutungen – zyklische und azyklische – nach Dauer und Stärke sowie eventuellen Schmerzen oder anderen Besonderheiten (z. B. Einnahme von Kontrazeptiva) dokumentiert werden. Bei exakter Führung erlaubt der Regelkalender einen schnellen Überblick über eine Blutungsstörung. Man muss aber in der Praxis zur Kenntnis nehmen, dass viele Frauen eine solche genaue Menstruations-

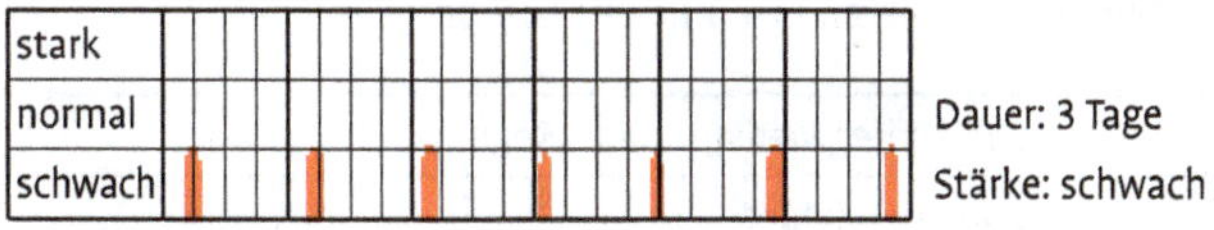

stark
normal
schwach
Dauer: 3 Tage
Stärke: schwach

Hypomenorrhö.

stark
normal
schwach
Dauer: bis zu 7 Tage
Stärke: sehr stark

Hypermenorrhö.

stark
normal
schwach
zyklisch
Dauer: 7–10 Tage
Stärke: unterschiedlich, aber nie sehr stark

Menorrhagie.

Metrorrhagie

stark
normal
schwach
azyklisch
Dauer: >10 Tage
Stärke: unterschiedlich

Zusatzblutungen

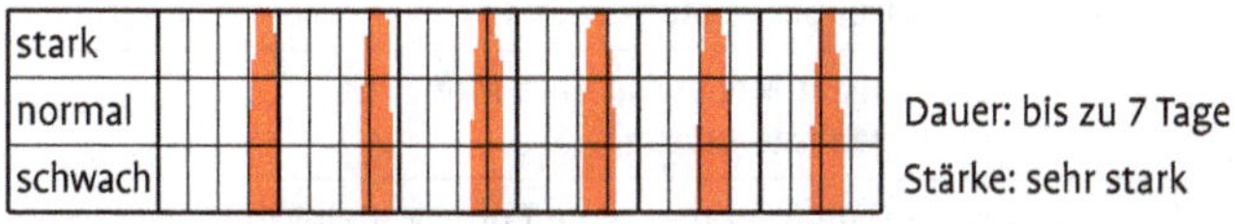

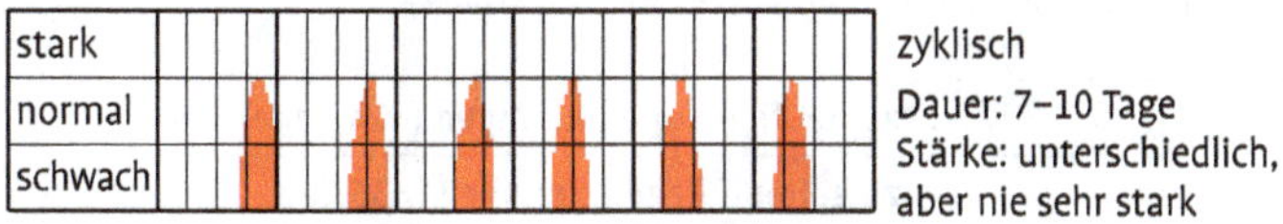

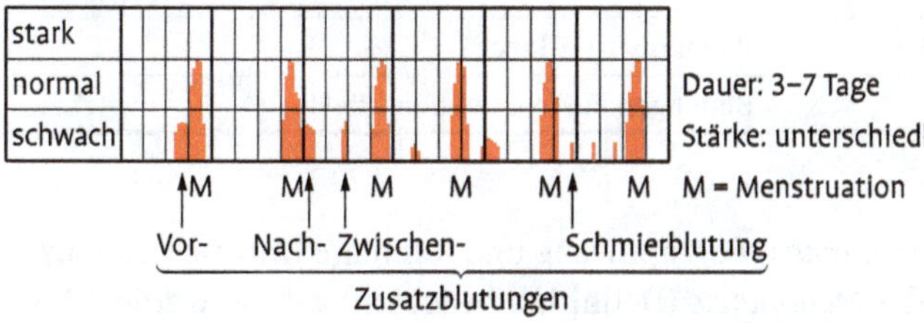

stark
normal
schwach
Dauer: 3–7 Tage
Stärke: unterschiedlich
M M M M M M
M = Menstruation
Vor- Nach- Zwischen- Schmierblutung
Zusatzblutungen

Abb. 1.2: Kaltenbach-Schemata der Menstruationsblutung und ihrer Störungen [Göretzlehner, Römer, Göretzlehner 2014] (Fortsetzung).

Dokumentation einfach nicht durchführen. Die Anwendung von Smartphone-*Apps* wird diese Situation möglicherweise verbessern.

Liegt kein Regelkalender vor, kann der Arzt die Angaben zur Menstruationsanamnese für die letzten sechs Zyklen im sog. Kaltenbach-Schema zusammenfassen: Diese graphische Darstellung weist neben der horizontalen Zeitachse (Wochen- und Monatseinteilung) eine vertikale Dreiteilung (schwach-normal-stark) zur Dokumentation der Blutungsstärke auf. Mittels definierter Symbole werden neben den Blutungsepisoden auch andere, für das Zyklusgeschehen wichtige Ereignisse (Entbindung, Abort, Schmerzen, Fluor) bzw. Therapiemaßnahmen festgehalten. (Abb. 1.2).

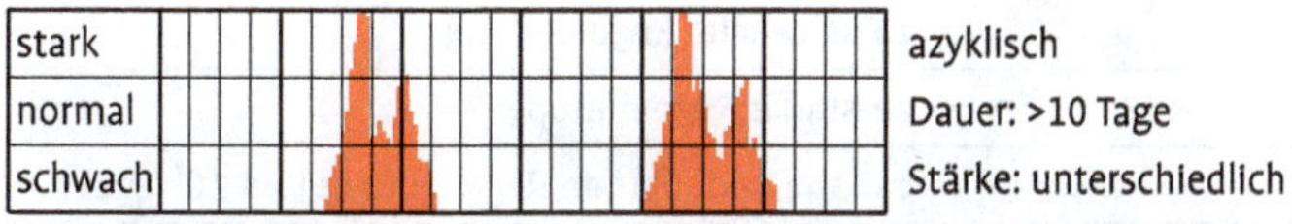

Tab. 1.1: Klassische Einteilung der Blutungsstörungen (nach Robert Schröder).

Amenorrhö	Fehlen der Menstruation (Regel)
Kryptomenorrhö	stummer Zyklus
Pseudo-Kryptomenorrhö	Gynatresie (Verschluss von Hymen, Vagina oder Zervix)
Silent menstruation	stille (ruhende) Menstruation
Viakriierende Menstruation	parallel zur Menstruation auftretende, nicht-genitale Blutung
Anovulatorischer Zyklus (Pseudoregelblutung)	ohne Ovulation und ohne Corpus-luteum-Bildung
Regeltempostörungen (Tempoanomalien)	Störungen des Blutungsrhythmus
Polymenorrhö	zu häufige Regelblutungen (< 24 Tage)
Oligomenorrhö	zu seltene Regelblutungen (> 35 Tage)
Regeltypusstörungen (Typusanomalien)	Störungen der Blutungsstärke
Brachymenorrhö	zu kurze Regelblutung
Hypomenorrhö	zu schwache Regelblutung
Hypermenorrhö	zu starke Regelblutung
Menorrhagie	zu lang andauernde Regelblutung (bis 10 Tage)
Azyklische Blutungen (Metrorrhagie) und Dauerblutungen	völlig unregelmäßige, länger als 10 Tage andauernde Blutungen ohne erkennbaren Zyklus
Zusatzblutungen	zusätzlich zur Menstruation auftretende Blutungen
Schmierblutungen (*spottings*)	Dauer bis zu 3 Tage
Durchbruchblutungen	Blutungen in Menstruationsstärke

Es sollte auch nach der *Menarche* (geographische und familiäre Unterschiede) bzw. bei älteren Frauen nach der *Menopause* (Definition beachten) gefragt werden. Eine frühe Menarche und eine späte Menopause sind Risikofaktoren für die Entstehung eines Mammakarzinoms, des Ovarial- und des Korpuskarzinoms. Andererseits stellen eine späte Menarche und eine frühe Menopause Kofaktoren für ein erhöhtes Osteoporoserisiko in der Postmenopause dar.

Um Blutungsstörungen näher differenzieren zu können, ist zu klären, ob es sich um *zyklische* (d. h. mit dem Menstruationsgeschehen zusammenhängende Blutungen) oder *azyklische* Blutungen handelt, die unabhängig vom Zyklusablauf einmalig oder wiederholt in unterschiedlicher Stärke auftreten, wie z. B. Metrorrhagien (länger als 7 Tage dauernde Blutungen) oder Kontaktblutungen (Kohabitationsblutungen).

Bei den zyklischen Uterusblutungen unterscheidet man Störungen des Blutungsrhythmus (= Regeltempostörungen) von Unregelmäßigkeiten der Blutungsstärke (= Regeltypusstörungen) oder der Blutungslänge (Tab. 1.1). Dem stehen die abnormen uterinen Blutungen (AUB) gegenüber (Tab. 1.2).

Tab. 1.2: Abnorme uterine Blutung (AUB) (Göretzlehner 2014).

Akute AUB	Episodisch starke Blutung, die aus klinischer Sicht einer unmittelbaren Intervention bedarf, um einen weiteren Blutverlust zu vermeiden. Sie kann im Kontext einer bekannten chronischen AUB oder unabhängig auftreten.
Chronische AUB	Uterine Blutung, die aufgrund von Frequenz[a], Zeitpunkt[b] des Auftretens und/oder Volumen[c] abnormal ist; dieses pathologische Blutungsmuster ist in den meisten Zyklen während der zurückliegenden 6 Monate vorhanden.
Intermenstruelle Blutung	Zufällig oder wiederholt zum gleichen Zykluszeitpunkt auftretende uterine Blutung zwischen einer definierten und einer zu erwartenden Menstruation.

a) Störung der Menstruationsfrequenz, häufig (< 24 Tage) und selten (> 38 Tage)
b) Unregelmäßiger Zyklus, Variation der Zyklus-zu-Zyklus-Dauer > 20 Tage
c) Abnormes Blutvolumen, verlängerte Blutung (> 8 Tage) und starke Blutung (heavy menstrual bleeding (HMB) > 80 mL)

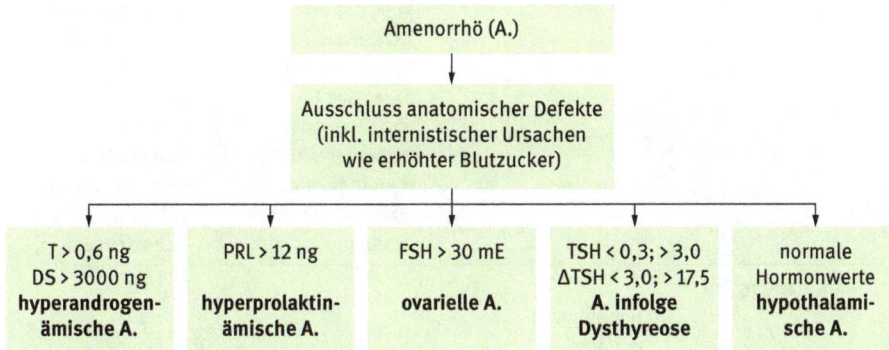

Abb. 1.3: Typische Amenorrhoe-Diagnostik.
T   Testosteron
DS   DHEA-Sulfat
PRL   Prolaktin
FSH   Follikel-stimulierendes Hormon
TSH   Thyreoidea-stimulierendes Hormon

Eine Amenorrhoe kann verschiedene Ursachen haben. Man unterscheidet die primäre von der sekundären Amenorrhoe (Abb. 1.3).

Bei der *primären Amenorrhoe* (Ausbleiben der Menarche bis zum vollendeten 16. Lebensjahr) liegen überwiegend angeborene Störungen vor. Wichtig ist der Zusammenhang mit der Pubarche und vor allem mit der Thelarche. Bei stattgehabter Brustentwicklung weist die primäre Amenorrhoe auf eine Fehlbildung von Uterus und/oder Scheide hin: Aplasie, Scheidenseptum oder Hymenalatresie müssen ausgeschlossen werden. Letztere (Gynatresien) führen allerdings meistens früh zu Schmerzen. Fehlt auch die Brustentwicklung, liegt im Allgemeinen eine chromoso-

Tab. 1.3: Mögliche Ursachen für eine Amenorrhoe.

Hyperprolaktinämie	Hypergonadotroper Hypogonadismus	Hypogonadotroper Hypogonadismus	Normogonadotrope Formen
Prolaktin ≤ 100 ng/mL:			
– Stillen	– Gonadendys-	– Anorexia oder	– Kongenitale Formen
– Hypothyreose	genesie (z. B.	Bulimia nervosa	(komplette
– Medikamente (z. B.	Turner-Syndrom)	– ZNS-Tumor	Androgenresistenz)
Psychopharmaka,	– Postmenopausale	– Chronische	Agenesie der
Antihypertensiva,	Ovarialinsuffizienz	Erkrankungen, z. B.	Müller-Gänge)
Opiate)	– Vorzeitige Ovarial-	Diabetes,	– Hyperandrogene
– Veränderter	insuffizienz (z. B.	Immundefekt,	Anovulation (z. B.
Metabolismus	durch Chemo-	Schilddrüsen- oder	Akromegalie,
bei Leber- und	therapie, Bestrah-	entzündliche	Morbus Cushing,
Niereninsuffizienz	lung des Beckens,	Darmerkrankung	Syndrom der
– Ektope Synthese	Mumps, autoimmun	– Konstitutionelle	polyzystischen
z. B. bei Bronchial-	oder genetisch	Verzögerung von	Ovarien, exogen
karzinom oder	bedingt)	Wachstum und	zugeführte Andro-
Teratom		Pubertät	gene, Androgen-
		– Exzessives körper-	sezernierender
		liches Training	Tumor)
		– Exzessive Gewichts-	– Obstruktion des
		abnahme oder	Ausflusstraktes
		Mangelernährung	(Zervixstenose,
		– Hypothalamus-	Hymenalatresie,
		oder Hypophysen-	Asherman-Syndrom,
		schädigung	Scheidenseptum)
Prolaktin ≥ 100 ng/mL:			
	– Hypophysen-		
	adenom		
	– Empty-Sella-		
	Syndrom		

male Aberration vor. Die 45+0-Gonadendysgenesie mit mehr oder weniger ausgeprägten Stigmata des Turner-Syndroms ist dabei am häufigsten. Selten sind angeborene hypothalamisch-hypophysär bedingte Amenorrhoen (Tab. 1.3).

Von einer *sekundären Amenorrhoe* spricht man bei Ausbleiben einer (zuvor vorhandenen) Regelblutung über mindestens 3 Monate. Bei Frauen im reproduktionsfähigen Alter muss zunächst immer eine Schwangerschaft ausgeschlossen werden.

! **Merke:** Immer Schwangerschaftstest durchführen!

Andererseits können auffällig männliche Behaarungsformen auf eine Hyperandrogenämie oder eine Galaktorrhoe auf eine Hyperprolaktinämie hinweisen. Auch Allgemeinerkrankungen oder konsumierende Erkrankungen, Unterernährung, exzessiver Ausdauersport, emotionell-psychogene Ursachen (Konflikte, *life events*, Reiseamenorrhoe junger Mädchen, Anorexia nervosa, Stress), Drogen (Heroin) sowie schwere endokrine Erkrankungen (Diabetes mellitus, AGS) können zum Ausbleiben der Menstruation führen.

Im Zusammenhang mit Blutungsanomalien muss immer nach der *Einnahme* bzw. dem *Absetzen von Hormonpräparaten* (Kontrazeptiva, Hormonsubstitution in der Postmenopause, Tamoxifen beim Mammakarzinom, Ulipristalacetat in der Myomtherapie, Dienogest bei Endometriosebehandlung) gefragt werden.

Azyklische Blutungen lassen vor allem an *gut- und bösartige Veränderungen der Gebärmutter* denken (Myome, fortgeschrittenes Zervix- oder Korpuskarzinom). Bei einer Blutung in der Postmenopause (d. h. einer erneuten Blutung ein Jahr nach der letzten spontanen Menstruation) muss immer ein Endometriumkarzinom ausgeschlossen werden.

Zu den azyklischen Blutungen zählen außerdem Kontaktblutungen (bei großer vulnerabler Portioektopie) sowie Blutungen im Zusammenhang mit oral oder parenteral applizierten Kontrazeptiva.

Berichtet die Patientin über Blutungen beim Wasserlassen oder beim Stuhlgang, muss außer an den Einbruch eines bösartigen Genitaltumors in die benachbarten Ausscheidungsorgane auch an primäre Erkrankungen von Blase und Darm gedacht werden.

Schmerz

Im Fachgebiet Gynäkologie wird man häufig mit *uncharakteristischen* Symptomen bzw. Symptomkomplexen konfrontiert. Das klassische Beispiel hierfür ist der *„unklare Unterbauchschmerz"*. Man sollte zunächst erfragen, ob es sich um eine Akutsymptomatik oder einen chronischen Schmerzzustand handelt.

Bei *gynäkologischen Notfällen* stehen meist abdominale Schmerzen im Vordergrund. Für die Interpretation der Symptomatik sind folgende Informationen wichtig:
1. Wann und wo hat der Schmerz begonnen?
2. Wie stark und welcher Art ist er?
3. Was führt zur Schmerzverstärkung oder -abschwächung?

Weiterhin wird geklärt, ob es sich um zyklusabhängige oder -unabhängige Schmerzen handelt. Treten die Schmerzen kurz vor und während der Regelblutung auf, handelt es sich um eine Dysmenorrhoe. *Zyklusunabhängige* Schmerzen lassen an einen Descensus genitalis, einen Adnextumor, einen grossen Uterus myomatosus, eine Extrauteringravidität, einen Abort oder eine Entzündung denken. Oft handelt es sich auch um einen chronischen Unterbauchschmerz ohne Organbefund, d. h. mit einem psychosomatischen Hintergrund. Es ist zu beachten, dass die Schmerzen nicht nur durch Erkrankungen des Genitaltraktes, sondern auch durch verschiedene andere Erkrankungen des Unterbauches (Appendizitis, Divertikulitis, Adhäsionen, Urolithiasis) bedingt sein können. Bestimmte Schmerzcharakteristika (Lokalisation und Ausstrahlung) sprechen jedoch eher für eine gynäkologische Ursache. Die Schmerzstärke, speziell bei Dysmenorrhoe, kann mit dem Visual Analog Score (VAS) relativ gut objektiviert und im Verlauf einfach beurteilt werden.

Ausfluss

Auch ein einfacher vaginaler Fluor, wie der Fluor albus, kann bei der betroffenen Frau Besorgnis erregen. Bei jeder Patientin mit vaginalem Ausfluss muss sich der Arzt über Beginn, Dauer, Farbe, Stärke, Konsistenz, Geruch und Begleitsymptome wie Schmerzen, Blutungen, Brennen und Pruritus informieren.

Die Beurteilung der Menge und des Geruchs von vaginalem Fluor variiert von Patientin zu Patientin und ist stark subjektiv gefärbt. Eine Patientin empfindet einen normalen Ausfluss als vermehrt und übelriechend, während eine andere einen fötiden Trichomoniasis-Fluor problemlos toleriert.

Unklare Befunde können durch vergessene Tampons oder Vaginaleinlagen sowie sexuelle Manipulationen oder bestimmte Masturbationspraktiken (zurückgelassene Fremdkörper) verursacht werden. Dies vor der vaginalen Untersuchung und ohne ein „Beweisstück" zu thematisieren, ist u. U. schwierig und wird bei der Patientin Empörung oder Unverständnis hervorrufen.

Bei Schwangeren sollte immer ein *Fruchtwasserabgang* ausgeschlossen werden.

Fluor kann Symptom einer *Entzündung des inneren Genitale* sein. Um Hinweise auf Lokalisation und Ausdehnung der Infektion zu erhalten, sollte ein möglicher Zusammenhang mit Unwohlsein, Medikamenteneinnahme, Blasen- oder Darmschmerzen und sexueller Aktivität eruiert werden.

Einen vermehrten vaginalen Ausfluss findet man auch bei großen Portioektopien. Fleischwasserartiger Fluor zeigt sich bei Malignomen des Uterus, der Tube und der Scheide.

Beschwerden in den Mammae

Das Auftreten von Brustsymptomen im Zusammenhang mit der Stillperiode, mit möglichen Traumatisierungen der Mamma oder dem Menstruationszyklus liefert diagnostische Hinweise, wobei nach früheren Brusterkrankungen oder -symptomen immer gefragt werden muss. Die auftretenden Beschwerden sind verschiedenartig und können Veränderungen der Fülle, Form, Größe oder Konsistenz einer oder beider Brüste betreffen.

Manche Frauen bringen die Entstehung eines Knotens mit einem Trauma in Verbindung. Fast immer handelt es sich jedoch hier um eine Koinzidenz, die lediglich zur Entdeckung eines bereits bestehenden Tumors geführt hat.

Eine Schmerzhaftigkeit der Brust in Kombination mit knotigen Veränderungen, die zyklusabhängig in ihrer Größe variieren, kann auf eine fibrozystische Mastopathie hinweisen.

Von vielen Frauen werden Brustbeschwerden (schmerzhafte Spannungen und Schwellungen) unterschiedlicher Intensität beschrieben, die ca. 7–10 Tage vor der

Regelblutung beginnen und mit deren Beginn aufhören. Dabei kommt es auch oft zu Reizbarkeit, depressiver Verstimmung oder Unruhe. Dieser Symptomkomplex wird unter dem Begriff des *Prämenstruellen Syndroms* zusammengefasst. Als Ursache werden psychodynamische *und* endokrine Faktoren vermutet. Man findet eine vermehrte psychische und körperliche Spannung vor dem Hintergrund psychischer Labilität und körperlicher Leistungsminderung.

Die Kombination der Symptome Überwärmung, Rötung sowie eine tumoröse Verdichtung lassen an einen Abszess denken:

Abszess = Überwärmung (Calor) + Rötung (Rubor) + Schmerz (Dolor) + Tumor (Tumor) + Funktionsverlust (functio laesa)

In jedem Fall sollte nach Absonderungen aus den Brüsten gefragt werden (Hyper-(Prolaktinämie?)). Blutige, grünlich-schwarze, seröse oder eitrige Sekretionen aus den Mamillen müssen zytologisch, sonografisch oder durch eine Galaktographie abgeklärt werden.

Merke: Keine Prolaktin-Abnahme nach intensiver Brustuntersuchung.

Dabei fragt man, seit wann die Sekretion besteht, und ob sie mit Schmerzen oder Pruritus verbunden ist. Ekzematöse Mamillenveränderungen mit blutig-tingierter Sekretion findet man beim Morbus Paget der Mamma.

1.3.2 Eigenanamnese

Neben den unter Kap. 1.2.1 erwähnten allgemeinen Bemerkungen zur Eigenanamnese sind in der Frauenheilkunde einige Aspekte der Vorgeschichte für die Diagnosestellung von besonderer Bedeutung. Früher abgelaufene Infektionserkrankungen des Genitale können zu Verwachsungen führen, die z. B. Ursache für eine Sterilität sein können. Eine aktive Tuberkulose oder eine floride Typhus-Infektion können eine Amenorrhoe verursachen. Die chronische genitale HPV-Infektion (HPV 16, 18) prädisponiert für das Auftreten suspekter Zervixveränderungen.

Bei der Erfragung früherer gynäkologischer Operationen ist darauf zu achten, dass besonders die „kleineren" Operationen wie Probeentnahmen, Konisationen, Kürettagen oder auch diagnostische Laparoskopien nicht vergessen werden. Auch ein Kaiserschnitt wird u. U. nicht als relevante und berichtenswerte Operation aufgefasst. Vorausgegangene Eingriffe können auf Verwachsungen, entfernte Organe (Adnexektomie) u. a. hinweisen. Es ist zu registrieren warum, wann und wo die Operationen durchgeführt wurden.

Beachtet werden sollte auch, dass sich Indikationen und Techniken bestimmter Operationen in den letzten Jahrzehnten gewandelt haben (z. B. das Aufkommen der suprazervikalen Hysterektomie, der Rückgang der Laparotomie gegenüber der

Laparoskopie) und dass andere Operationen heute gar nicht mehr oder nur noch im Ausnahmefall durchgeführt werden (z. B. Antefixationsoperationen, radikale Mastektomie).

> **!** **Merke:** Leider sind die Patientinnen häufig selbst nur unzureichend über die bei ihnen durchgeführten Eingriffe informiert (mangelnde ärztliche Aufklärung, Vergesslichkeit, Desinteresse, Verdrängung), so dass es wichtig ist, Operationsberichte vom Hausarzt oder dem jeweiligen Krankenhaus anzufordern. Die Kliniken sind gesetzlich verpflichtet Patientenunterlagen bei einer ambulanten Behandlung 10 Jahre, nach einem stationären Aufenthalt 30 Jahre aufzubewahren.

1.3.3 Miktions- und Stuhlanamnese

Obligat ist die Frage nach der Miktion und ihren Störungen. Die Diagnostik und Therapie von Miktionsstörungen ist eine besondere Domäne der *Urogynäkologie*.

Zur Charakterisierung von Miktionsstörungen klärt man zunächst, seit wann diese bestehen. Wichtig ist neben der ausgeschiedenen Harnmenge (Anurie < 50 mL/d, Oligurie < 400 mL/d, Polyurie > 2000 mL/d) vor allem die Miktionsfrequenz.

Von einer erhöhten Häufigkeit spricht man bei Miktionsintervallen kleiner als 2 Stunden und Volumina unter 200 mL. Man fragt nach der Miktionshäufigkeit in der Nacht (Nykturie), nach Pollakisurie (häufiger Harndrang, wobei nur kleine Mengen gelassen werden), Schmerzen beim Wasserlassen (Dys- oder Algurie), Nachträufeln und Veränderungen der Urinfarbe (Blutbeimengungen, Pyurie bei Infektionen oder Verfärbung bei Verschlussikterus).

Auch nach einem Deszensus von Scheide und/oder Uterus muss man sich vor der Untersuchung erkundigen. Durch gezielte Fragen werden das Ausmaß einer eventuellen Inkontinenz (Tropfen, Spritzer, größere Harnmenge) sowie der Verbrauch von Vorlagen (Windeln) pro Tag festgestellt.

Zur korrekten anamnestischen Differenzierung zwischen einer Stress- (Belastungs-) und einer Dranginkontinenz hat sich der Inkontinenzfragebogen nach Gaudenz bewährt. Er ist gegenwärtig Grundlage der weiteren urodynamischen Diagnostik. Zur groben Orientierung fragt man, ob die Patientin bei körperlicher Anstrengung (Niesen, Husten, Treppensteigen) Urin verliert (eher Belastungsinkontinenz) oder ob ihr bei Harndrang auf dem Weg zur Toilette bereits unwillkürlich Urin abgeht (eher Dranginkontinenz). Einteilung siehe S. 75.

Bei Miktionsstörungen kommt der *Medikamentenanamnese* eine große Bedeutung zu, da z. B. Anticholinergika, Kalzium-Kanal-Blocker oder Antidepressiva zu einer Harnretention führen können, während beispielsweise Parasympathomimetika, Alphablocker, Digitalispräparate oder eine mangelhafte Östrogenisierung eher eine Inkontinenz als mögliche Nebenwirkung verursachen.

> **!** **Merke:** Immer auch an einen Diabetes mellitus denken bzw. diesen ausschließen!

Stuhlunregelmäßigkeiten werden von den Patientinnen meist recht freizügig beschrieben. Von medizinischem Interesse sind Frequenz und Regelmäßigkeit, Konsistenz, Farbe, Geruch (Wechsel?), Beimengungen sowie Beschwerden bei der Defäkation. Obstipation oder Durchfälle können bei verschiedenen gynäkologischen Erkrankungen auftreten. Teerstuhl oder frische Blutbeimengungen weisen auf die Lokalisation einer gastrointestinalen Blutung hin.

> **Merke:** Über Stuhlinkontinenz wird so gut wie nie berichtet – fragen Sie danach! **!**

Unter einer *Obstipation* versteht man weniger als drei Stuhlentleerungen pro Woche, unter *Diarrhoe* das mehrfache Absetzen breiiger oder wässriger Stühle pro Tag. (Beachte: Laxantienabusus? Ernährungsstörung?)

Unter bestimmten Bedingungen (Tumorstenose, Darmendometriose, Briden) kann es zu einer prästenotischen Pseudodiarrhoe kommen: während der feste Darminhalt die Stenose nicht mehr überwinden kann, werden reichlich flüssige Stühle abgesetzt. Nach Darmteilresektionen (z. B. tiefe anteriore Rektumresektion oder auch Sigmaresektion) kann die Stuhlfrequenz dramatisch ansteigen und sich erst 6–12 Monate postoperativ normalisieren.

1.3.4 Sexualfunktion und Verhütung

Fragen zur Sexualität werden bei der Anamneseerhebung häufig unterlassen. Dies liegt sicher nicht nur an einer mangelnden Ausbildung der Ärzte oder ihrer zu somatischen Ausrichtung, sondern hat seine traditionelle Ursache auch in der persönlichen Unsicherheit vieler Ärzte im Umgang mit dieser Thematik. Eine Rolle kann auch der ökonomisch bedingte *Zeitdruck* in der Praxis spielen, da Gespräche über Sexualität bzw. gar Sexualstörungen nicht in 5 Minuten erledigt sind.

> **Merke:** Um das sehr persönliche Thema der Sexualität im Gespräch zu erfassen, empfiehlt sich oft eine offene Frage am Anfang der Thematik: „Wie zufrieden sind sie mit ihrer Sexualität?" **!**

Mann und Frau können auch ohne aktive Sexualität zufrieden sein. Ein Gespräch über sexuelle Fragen und Probleme wird aber nur bei einer gefestigten Vertrauensbasis zwischen Arzt und Patientin möglich sein. Es ist notwendig zu wissen, inwieweit die Patientin sexuell aktiv ist und welche Kontrazeptiva (Pille, Kondom, IUD, Pessar, Coitus interruptus usw.) sie anwendet. Das Informationsminimum zur Sexualität im Rahmen der Erhebung der allgemeinen Anamnese sollte also drei Punkte umfassen:
1. Gegenwärtige Partnerschaft, mit oder ohne Verkehr,
2. Gebrauch von Verhütungsmitteln,
3. Häufig wechselnde Geschlechtspartner.

Die Relevanz *sexueller Konflikte* für vorhandene psychische oder körperliche Störungen, die sexuelle Orientierung (homo-, heterosexuell), Störungen der Libido bzw. der sexuellen Befriedigung (Orgasmus), Schwierigkeiten bei der Partnerfindung oder eine auffällige Tendenz zum Partnerwechsel werden sich im Rahmen einer allgemeinen Anamneseerhebung kaum eruieren lassen. Diese Themen können bei einem späteren diagnostischen Gespräch, nach Festigung der Arzt-Patientin-Beziehung bearbeitet werden. U. U. kann dies, wenn die Patientin es wünscht, auch an entsprechend ausgebildete Ärzte (Sexualmediziner) oder Psychologen delegiert werden. Auch bei der Erhebung der allgemeinen Anamnese ist auf dezente Hinweise der Patientin zu achten, die als Einstieg für Fragen zur Sexualität zu verstehen sein können. Stress im Beruf oder Partnerschaftskonflikte werden relativ früh thematisiert. Viele Frauen sprechen jedoch nicht offen über sexuelle Probleme (Scham!), sondern benutzen Umschreibungen oder Andeutungen. Dennoch sind Frauen teilweise sehr erleichtert, wenn sie auf das Thema Sexualität angesprochen werden. Lässt das Gespräch keine Anknüpfungspunkte zu, so kann man durch allgemeine Bemerkungen zur Thematik hinlenken. Meistens ist es sinnvoll einen zweiten Gesprächstermin anzubieten.

1.3.5 Kinder und Jugendliche

Bei Kleinkindern und Mädchen vor der Menarche ist die Anamnese gemeinsam mit der Mutter aufzunehmen. Primär sollte versucht werden, das Gespräch mit dem Kind zu führen. Bei älteren Mädchen oder Jugendlichen sollte die Mutter nur auf ausdrücklichen Wunsch der Patientin bei der Untersuchung dabeibleiben. S. Kap. 5.3.1, 5.4.

! **Merke:** Adoleszentinnen sind (sehr!) eigenständige Persönlichkeiten.

Die Erstberatung eines jungen Mädchens über die Möglichkeiten und Grenzen der Kontrazeption sollte eine ausführliche Anamneseerhebung beinhalten (Risikofaktoren für die Verordnung der „Pille", z. B. Thrombosen in der Familie).

! **Merke:** Der Arzt muss sich der Diskrepanz zwischen dem Wunsch der besorgten Mutter, alle Einzelheiten über ihre Tochter genau zu erfahren, und dem verständlichen Interesse des jungen Mädchens, das manches Problem lieber allein besprechen möchte, bewusst sein.

Der untersuchende Arzt muss versuchen, Verständnis und Vertrauen beim Kind und auch bei den Eltern zu gewinnen. Er sollte bestrebt sein, eine für das Kind entspannte und stressfreie Untersuchungssituation zu schaffen. Niemals darf der Fehler gemacht werden, Mädchen wie kleine Erwachsene zu behandeln. Der Arzt muss sich unbedingt in Wortwahl und Fragestellung der kindlichen Vorstellungswelt anpassen.

1.3.6 Onkologische Aspekte

Die Aufdeckung *prämaligner oder maligner Erkrankungen* kann auf verschiedene Art geschehen. Die Patientin sucht den Arzt wegen spezifischer Beschwerden auf oder das auf eine Krebserkrankung hinweisende Symptom wird im Rahmen einer *Früherkennungsuntersuchung* bzw. zufällig in anderem Zusammenhang entdeckt. Unabhängig vom primären Anliegen der Patientin sollte man immer an maligne Geschehen denken und im Rahmen der allgemeinen Anamneseerhebung nach Warnzeichen suchen.

Solche (unspezifischen) Warnzeichen sind: stärkere Gewichtsabnahme ohne anderweitige Erklärung, auffällige Gewichtszunahme bei gleichzeitiger Verschlechterung des Allgemeinzustandes, Inappetenz, Zunahme des Leibesumfanges (Aszites?), azyklische genitale Blutungen (Zwischen-, Vor-, Nachblutungen, Kontaktblutungen, Postmenopausenblutungen), Blutung oder fötide Sekretion aus Harnwegen, Anus oder der Mamille, Pruritus und Hautveränderungen an der Vulva, ständiges Völle- oder Fremdkörpergefühl im Becken bzw. Abdomen, passagere, wechselnde, uncharakteristische Schmerzzustände im Becken, Abdomen oder der Brust, Schmerzen in der Sakralregion, der Wirbelsäule, den Beinen bei bisher leerer Anamnese, Störungen der Darmentleerung und der Miktion sowie Hautveränderungen (z. B. Verhärtungen oder Ulzera). Auch hinter belanglos erscheinenden Symptomen wie langandauernder Husten, Heiserkeit, Schluckbeschwerden oder Erbrechen können sich Metastasen oder nichtgynäkologische Malignome verbergen. Allmählich zunehmende, einseitige schmerzlose Schwellungen (Lymphstau) von Bein oder Arm können (auch als Erstsymptom!) auf ein fortgeschrittenes Zervix- bzw. Mammakarzinom hinweisen.

Viele dieser Symptome werden nicht spontan berichtet, da sich die Patientin ihrer Bedeutung nicht bewusst ist oder wegen anderer Beschwerden zum Arzt kam. Daher sollten bestimmte Warnzeichen immer abgefragt werden, denn nicht selten kommen so viele „unspezifische" Symptome zusammen, dass man den „Wald vor lauter Bäumen" nicht mehr sieht.

Faktoren der sozialen Anamnese (beruflicher Kontakt mit karzinogenen Stoffen), Rauchen und Alkoholabusus spielen für die Krebsentstehung eine Rolle. Danach muss ebenso wie nach der Familienanamnese gefragt werden.

Die Beteiligung von genetischen Faktoren (Mutation der Gene BRCA1 und 2) bei der Entstehung von Brust- und Eierstockkrebs gilt heute als bewiesen. Das Mammakarzinom ist bei etwa 5 % der Fälle erblich bedingt und wird in diesen Familien in aufeinanderfolgenden Generationen bei Frauen beobachtet, wobei zusätzlich auch Ovarialkarzinome auftreten können.

Auch bei fast einem Sechstel aller Korpuskarzinomfälle findet man eine familiäre Tumorhäufung.

Bei der onkologischen Anamneseerhebung sollten ebenfalls bekannte Risikofaktoren beachtet werden. Risikofaktoren für die Entstehung eines Mammakarzinoms sind neben der familiären Belastung u. a. ein Mammakarzinom auf der Gegenseite, eine proliferierende Mastopathie und ein Alter über 50 Jahre.

1.3.7 Zwischenanamnese

Bei der Wiederaufnahme bekannter (z. B. onkologischer) Patientinnen kann man sich auf die alte Krankengeschichte beziehen.

> **!** **Merke:** Die Zwischenanamnese ist essentieller Bestandteil der Verlaufsdokumentation einer Erkrankung!

Neu hinzugekommene Beschwerden bzw. Erkrankungen und Ereignisse seit dem letzten Krankenhausaufenthalt oder dem letzten Praxisbesuch werden zusammengefasst und dokumentiert. Schmerzfreie oder rezidivfreie Krankheitsintervalle lassen sich so bei Tumorpatienten einfach erfragen, eine Beurteilung der Dynamik des aktuellen Krankheitsgeschehens wird möglich. Wichtig ist die Beurteilung des Allgemeinzustandes onkologischer Patientinnen mit Hilfe des *Karnofsky-Indexes* (Tab. 1.4) oder der ECOG-Skala (Tab. 1.5).

Tab. 1.4: Karnofsky-Index zur Beschreibung des Allgemeinzustandes von Tumorpatientinnen.

Normale körperliche Aktivität ohne besondere Pflege	100	Normale Aktivität, keine Beschwerden, Hinweis auf eine Erkrankung
	90	Normale Aktivität möglich, geringe Krankheitssymptome
	80	Normale Aktivität nur mit Anstrengung, mäßige Krankheitssymptome
Normale Aktivitäten nicht möglich, aber selbständige Lebensführung noch gewährleistet	70	Selbstversorgung, aber unfähig zu normaler Aktivität und Arbeit
	60	Gelegentliche Hilfe, aber noch weitgehende Selbstversorgung
	50	Häufige Unterstützung und medizinische Versorgung erforderlich
Unfähig zur Selbstversorgung, dauernde Pflege oder Hospitalisierung erforderlich	40	Überwiegend bettlägerig, spezielle Pflege und Hilfe erforderlich
	30	Dauernd bettlägerig, Hospitalisierung angezeigt, letale Krise steht jedoch nicht unmittelbar bevor
	20	Schwerkrank, Hospitalisierung und unterstützende aktive Therapie erforderlich
	10	Moribund, rasches Fortschreiten der Erkrankung
	0	Exitus

Tab. 1.5: Zustandsbeschreibung des Patienten nach der EBCOG-Skala (European Board and College of Obstetrics and Gynecology).

Normale Leistungsfähigkeit	0
Ambulante Betreuung, leichte Arbeiten möglich	1
Weniger als 50 % am Tage bettlägrig, Selbstversorgung möglich, aber nicht arbeitsfähig	2
Mehr als 50 % am Tage bettlägrig, begrenzte Selbstversorgung noch möglich	3
Ständig bettlägrig 4	4

1.3.8 Anamneseerhebung nach sexualisierter Gewalt

Sexualisierte Gewalt gegen Frauen (in anderem Kontext natürlich auch gegen Männer und Kinder) ist ein wichtiger Faktor in der Frauengesundheit mit unterschätzten gesundheitlichen Auswirkungen. Psychische Langzeitfolgen sind häufig der Verlust des Selbstvertrauens, das Gefühl der Verletzlichkeit, Angstzustände, Schlafstörungen, Scham- und Schuldgefühle, posttraumatische Belastungsstörung (PTBS), Selbstverletzungen, Depressionen und auch Suizidgedanken. Auch diverse somatische und psychosomatische Folgebeschwerden werden beschrieben: Frauen mit Gewalterfahrung sollen häufiger von diversen gynäkologischen Leiden betroffen sein als Frauen ohne sexualisierte Gewalterfahrung. Gewalterfahrungen begünstigen sicher gesundheitsschädliches Verhalten, wie einen höheren Alkohol-, Drogen-, Medikamenten- und Tabakmissbrauch.

Merke: Eine Straftat gegen die sexuelle Selbstbestimmung ist ein wesentlicher Eingriff in die physische und psychische Integrität der Betroffenen. **!**

Bei Verdacht auf ein Vergewaltigungsdelikt ist es die Aufgabe des Arztes, medizinische Sachbeweise für einen möglichen späteren Prozess *gerichtsfest* zu sichern (Spuren der Gewalteinwirkung, Nachweis eines stattgefundenen Verkehrs mit Samenerguss). Das erlittene psychische Trauma des Vergewaltigungsopfers soll dabei möglichst nicht verstärkt werden. Durch ein behutsames Vorgehen sollte der untersuchende Arzt zur leichteren Bewältigung beitragen, indem er die psychische und körperliche Belastbarkeit des Opfers berücksichtigt.

Merke: Die Anerkennung der Leidenserfahrung sowie die Versorgung körperlicher und psychischer Belange stehen für die betroffenen Frauen meist im Vordergrund. **!**

Neben der üblichen Eigenanamnese (s. Kap. 1.3.2) müssen die Personalien der Patientin notiert werden. Bei einer geplanten Anzeige muss eine von der Betroffenen unterschriebene Befreiung von der ärztlichen Schweigepflicht gegenüber der Kriminalpolizei vorliegen, die ggf. auch der Auftraggeber ist. Ob Angaben zum Tathergang erfragt werden sollten, ist umstritten. Es ist zu empfehlen, das Vorgehen von der jeweiligen Situation (Verfassung der Patientin) abhängig zu machen. Zeit und Ort der Untersuchung müssen notiert werden.

Um den gynäkologischen Untersuchungsbefund einordnen zu können, ist die Erfassung der *allgemeinen gynäkologischen Anamnese* wichtig. Genaue Kenntnisse über den Zykluszeitpunkt und über eine eventuelle Kontrazeption (Pille, IUD) sind wichtig für die Beurteilung, ob eine Konzeptionsgefahr besteht.

Auch detaillierte Fragen zum konkreten Zeitpunkt des letzten *einverständlichen* Geschlechtsverkehrs kann man der Patientin nicht ersparen, weil nur so bei positivem Spermiennachweis eine zeitliche Korrelation erfolgen kann und die wahrscheinliche Zuordnung der Spermien (begrenzte Lebensdauer) zur gewollten oder zur ungewollten Kohabitation möglich ist. Die Patientin muss gefragt werden, ob sie vom Täter zu vaginalem, analem, oralem, geschütztem (z. B. mit Kondom) oder ungeschütztem Verkehr gezwungen wurde. Zudem müssen Gewaltanwendungen (Würgen, Drosseln, Strangulation u. a.) dokumentiert werden.

Die Genauigkeit von Angaben zum Tathergang (z. B. Ejakulation – ja/nein/ weiß nicht) sollte kein Kriterium für die Glaubwürdigkeit der betroffenen Frau sein. Gefragt werden sollte auch, ob nach der Tat geduscht oder gebadet wurde, ob eine Scheidenspülung durchgeführt oder die Kleider gewechselt wurden. Der Zustand der Kleidung muss festgehalten, die Wäsche asserviert werden (Spermien-DNA-Nachweis bis 72 h nach Ejakulation).

Der Arzt muss seinen Eindruck vom psychischen Zustand (räumliche, zeitliche und Orientierung zur Person) und zur psychische Reaktion des Opfers auf die Tat (unsicher, aggressiv, ängstlich, ruhig, gefasst usw.) festhalten.

Bei Kindern sollte zusätzlich der Grad der sexuellen Aufklärung in Erfahrung gebracht werden. Wichtig ist auch die Frage nach Art, Zeitpunkt und Menge eventuell eingenommener oder unter Zwang verabreichter Medikamente, Alkoholika und/oder Drogen.

Der Arzt muss nach Schmerzen fragen, damit primär (noch) nicht sichtbare Traumatisierungen (Prellungen) beurteilt und dokumentiert werden können. Sichtbare Verletzungen bzw. körperliche Spuren der Gewalteinwirkung müssen immer dokumentiert werden. Hier sind Zeichnungen/Skizzen, Fotos oder Videos (smartphone) geeignet. Zusätzlich finden verschiedene Scores Anwendung, so z. B. der „*Clinical Injury Score*" nach McGregor o. ä. Für eine standardisierte und gerichtsfeste Untersuchung sowie die Spurensicherung und Dokumentation werden heute speziell entwickelte Untersuchungs-Kits („Stuprum-Kits") verwendet, welche die notwendigen Materialien sowie den Handlungsleitfaden enthalten. Zudem muss ggf. die Notfallkontrazeption sowie die primäre Postexpositionsprophylaxe gegen HIV, Hepatitis B und Tetanus indiziert werden.

> **!** **Merke:** Es gibt auch die Möglichkeit der anonymen Spurensicherung, d. h. das Material wird ohne Anzeige für 12 Monate aufbewahrt. Eine spätere Anzeige ist so möglich.

Zusammenfassend hat sich folgendes Vorgehen der **Dokumentation und Untersuchung** an der Berliner Charité bewährt [Hoffmann-Walbeck et al. 2016]:

1. Allgemeine Daten:
   a) Geschlecht der Ärztin/des Arztes
   b) Geburtsdatum der Patientin
   c) Zeitpunkt des Untersuchungsbeginns
2. Anamnese: Angaben zum Ereignis
   a) Psychische Verfassung der Patientin bei Untersuchung („1. Klar", „2. Leicht beeinträchtigt", „3. Deutlich beeinträchtigt")
   b) Tatort […]
   c) Tatzeit
   d) Täterbeschreibung („Bekannt, wer […]"/ „Unbekannt, ggf. Beschreibung […]")
   e) Anzahl der Täter […]
   f) Kurze Darstellung des Sachverhaltes und Art der Gewaltanwendung […]
   g) Art der Penetration (Oral/Vaginal/Anal, jeweils „1. Ja", „2. Nein", „3. Versucht" oder „4. Weiß nicht")
   h) Verwendung eines Kondoms („1. Ja, Verbleib […]", „2. Nein", „3. Weiß nicht")
   i) Hat sich die Patientin zwischen Tat und Untersuchung abgewischt, gewaschen, geduscht, die Kleidung gewechselt, den Mund gespült, uriniert oder Stuhlgang gehabt („1. Ja, was […]", „2. Nein", „3. Weiß nicht")
   j) Hat die Patientin Gedächtnisinseln („1. Ja", „2. Nein", „3. Weiß nicht")
   k) Hat die Patientin Erinnerungslücken („1. Ja, von–bis […]", „2. Nein", „3. Weiß nicht"); ggf. Erklärung für Erinnerungslücken […]
   l) Alkohol-, Drogen- oder Medikamenteneinnahme vor, während oder nach der Tat („1. Ja wann, was, wieviel […]", „2. Nein", „3. Weiß nicht")
3. Untersuchung und Spurensicherung
   a) Abstriche Oral sichergestellt („1. Ja", „2. Nein")
   b) Asservierung von Kleidung, insbesondere Unterwäsche sichergestellt („1. Ja", „2. Nein")
   c) Abstriche von etwaigen weiteren Spuren am Körper sowie Sicherung von Fremdmaterial
   d) Dokumentation von körperlichen Verletzungen sowie Schmerzen (Freitext und Körperschemata)
   e) Anamnestisch Hinweis auf Würgen oder Drosseln („1. Ja", „2. Nein", „3. Weiß nicht")
   f) Dokumentation von Verletzungen im HNO-Bereich (Freitext und Körperschemata)
   g) Fotodokumentation von Verletzungen („1. Ja", „2. Nein")
   h) Gynäkologische Untersuchung: Abstrichentnahme, Sicherung von Fremdmaterial
   i) Dokumentation von Verletzungen im Genital- und Analbereich (Freitext, Körperschemata und Fotodokumentation)
   j) Abstriche von Anus und Rektum
   k) Blut/Urin/Serum-Abnahme für chemisch-toxikologische Untersuchungen und eventuelle weitere diagnostische Zwecke
4. Diagnostik und Therapie
   a) Schwangerschaftstest („1. positiv", „2. negativ", „3. nicht durchgeführt")
   b) Pille danach („1. Ja", „2. Nein", „3. Rezept mitgegeben")
   c) Postexpositionsprophylaxe HIV, Hepatitis B, Tetanus (jeweils „1. Ja", „2. Nein", „3. Abgelehnt")
   d) Verabreichung von Medikamenten („1. Ja", „2. Nein", „3. Abgelehnt")
   e) Beratung zur Postexpositionsprophylaxe durch […]
   f) Weiterbehandlung durch andere Fachabteilung […]
5. Zeitpunkt der Beendigung der Untersuchung

1.3.9 Schwangerschaftsanamnese

Erfragt werden sollte, wie oft die Patientin schwanger war (Gravidität), und wie viele Kinder sie geboren hat (Parität). Schwangerschaftsdauer, Geburtsgewicht und Geschlecht der geborenen Kinder sollten erfasst werden. Steht der alte Mutterpass zur Verfügung, können ihm zahlreiche wichtige Informationen zur Anamnese, zu Laboruntersuchungen und Risikofaktoren der vergangenen Schwangerschaften entnommen werden.

Besonders wichtig ist der *Geburtsmodus* (spontan, vaginal-operativ, Kaiserschnitt) und ggf. der Grund für eine operative Entbindung. Auch nach Komplikationen bei vorausgegangenen Schwangerschaften (z. B. Hypertonus, Präeklampsie/Eklampsie, Gestationsdiabetes u. a.) oder post partum (z. B. Atonie, nachfolgende Bluttransfusionen etc.) sollte man fragen. Weist die Anamnese eine Frühgeburt auf, so müssen mögliche Ursachen hierfür und das weitere Schicksal des Kindes erfragt werden.

Weiterhin sollte der Arzt Aborte sowie Schwangerschaftsabbrüche (Schwangerschaftswoche) und Extrauteringraviditäten (Art der operativen Sanierung, auf welcher Seite?) notieren. Eine Abruptio wird z. T. gern vergessen oder verdrängt (Scham, Schuldgefühle). Sie kann jedoch Ursache für die Entstehung nachfolgender Aborte, eine Adenomyosis uteri oder einer Zervixinsuffizienz sein.

> **!** **Merke:** Die Gefahr potenziert sich mit der Zahl der Eingriffe.

Kinderlose Frauen sollte man sensibel nach persönlichen (partnerschafts-, berufsbedingt, persönliche Entscheidung) oder (vermuteten) biologischen Ursachen der Kinderlosigkeit fragen.

Literatur

Ahrendt HJ, Friedrich C: Sexualmedizin in der Gynäkologie. Berlin, Heidelberg, Springer, 2015.

Dorn A, Rohde A: Die ängstliche Patientin in der Gynäkologie und Geburtshilfe. Frauenheilkunde up2date 2017; 11: 175–186.

Döderlein G, Mestwerdt H: Geburtshilflich-gynäkologische Propädeutik und Untersuchungslehre. Leipzig, JA Ambrosius Verlag, 1967.

Dudenhausen JW, Schneider HPG (Hrsg.): Frauenheilkunde und Geburtshilfe. Berlin, New York, De Gruyter, 1994.

Ebert AD: Endometriose. Ein Wegweiser für die Praxis. Frauenärztliche Taschenbücher; 4. Auflage. Berlin, Boston, De Gruyter, 2018.

Ebert AD: Gynäkologische Laparoskopie. Ein Wegweiser für die Praxis inklusive der chirurgischen Anatomie des weiblichen Beckens, 3. Überarbeitete Auflage. Berlin, Boston, De Gruyter, 2018.

Göretzlehner G, Römer T, Göretzlehner U: Blutungsstörungen. Frauenärztliche Taschenbücher; 2. Auflage. Berlin, New York, De Gruyter, 2014.

Hoffmann-Walbeck H, Möckel M, Etzold S, David M: Care Situation for Female Victims of Sexual Violence in Metropolitan Emergency Departments with Charité/Berlin as an Example. Geburtshilfe Frauenheilkd. 2016; 76(11): 1180–1185.

Netter FH: Farbatlanten der Medizin, Band 3: Genitalorgane. Stuttgart, New York, Thieme, 1987.

Parsi RA, Nelius D: Der Student am Krankenbett. Berlin, Verlag Volk & Gesundheit, 1980.

Römmler A: Hormone. Stuttgart, New York, Thieme, 2014.

Waldeyer A: Anatomie des Menschen. 19. Auflage. Berlin, New York, De Gruyter, 2012.

Weibel W: Einführung in die gynäkologische Diagnostik. Wien, Springer, 1942.

Wulf KH, Schmidt-Matthiesen H: Klinik der Frauenheilkunde und Geburtshilfe, Band 11: Spezielle gynäkologische Onkologie. München, Wien, Baltimore, Urban & Schwarzenberg, 1991.

Andreas D. Ebert

2 Anatomische Grundlagen

Wir haben alle Ursache, die wissenschaftlichen Grundlagen
der Berechtigung zur Anwendung unserer Machtmittel zu prüfen:
sonst möchte uns einst bei manchen Erfolgen bange werden ...
Wilhelm A. Freund

2.1 Äußeres Genitale

Nach topographischen Gesichtspunkten werden die Geschlechtsteile der Frau in
ein äußeres und ein inneres Genitale eingeteilt. Das dem Untersucher zugängliche
äußere Genitale fasst man unter dem Begriff Vulva zusammen und zählt dazu Mons
pubis, große und kleine Schamlippen, das Orificium urethrae externum, die Klitoris,
die Bartholin-Drüsen und den Hymen oder die verbliebenen Carunculae hymenales
(Abb. 2.1). Der Hymen gilt als Grenze zwischen dem äußeren und dem inneren
Genitale, welches von der Scheide, dem Uterus, den Eileitern sowie den Eier-
stöcken gebildet wird.

Der *Mons pubis* (Schamberg) begrenzt das äußere Genitale nach ventral und
oben. Er besteht aus einer Ansammlung von subkutanem Fettgewebe, welches der
Symphyse aufsitzt. Seiner Form nach bildet der Mons pubis ein Dreieck, dessen
Basis nach kranial mit der horizontal verlaufenden Schamhaargrenze zusammen-
fällt und dessen Spitze in die Behaarung der großen Schamlippen ausläuft.

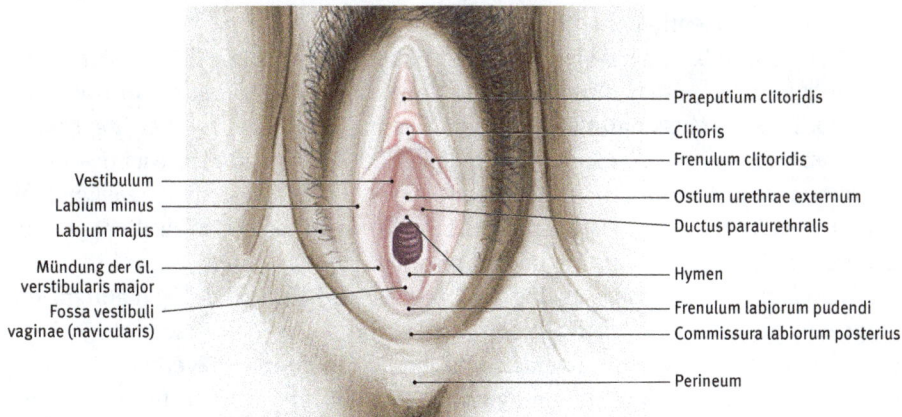

Praeputium clitoridis
Clitoris
Frenulum clitoridis
Vestibulum
Labium minus
Labium majus
Ostium urethrae externum
Ductus paraurethralis
Mündung der Gl.
verstibularis major
Fossa vestibuli
vaginae (navicularis)
Hymen
Frenulum labiorum pudendi
Commissura labiorum posterius
Perineum

Abb. 2.1: Das äußere Genitale der Frau (junge Frau mit intaktem Hymen) [Waldeyer 2012].

Merke: Eher männliche Behaarungsformen, z. B. das Übergreifen der Schambehaarung auf die
Oberschenkel oder die rhombenförmige Ausbreitung nabelwärts, können physiologische Spiel-

https://doi.org/10.1515/9783110409017-002

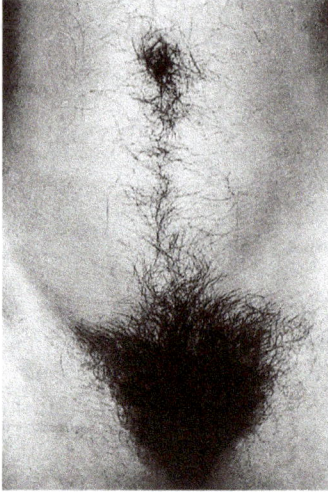

Abb. 2.2: Virilisierung: Heute nur selten als Blickdiagnose zu beobachten, da die Mehrzahl aller jungen Frauen im Intimbereich rasiert sind. Fragen Sie immer *„Wie oft müssen Sie sich an den Beinen pro Woche rasieren?"*

arten des Normalen, aber auch Hinweiszeichen für eine Virilisierung sein. In diesen Fällen sollte auf weitere endokrine Stigmata geachtet werden (Abb. 2.2).

Die seitlichen Begrenzungen des Mons pubis sind *die Regiones inguinales* beiderseits. Bei jeder gynäkologischen Untersuchung muß nach vergrößerten Lymphknoten (Malignome, Entzündungen, sexuell übertragbare Erkrankungen, Systemerkrankungen) in dieser Region gefahndet werden.

Die *großen Schamlippen* (Labia majora pudendi) bilden wulstförmig die lateralen Begrenzungen der Vulva. Zwischen ihnen ist die Schamspalte (Rima pudendi) lokalisiert. Die großen Labien sind paarige, behaarte Hautfalten, die ein Fettpolster und Venenplexus enthalten.

Nach ventral bzw. dorsal werden diese Hautfalten durch die *Commissura labiorum anterior* bzw. *posterior* begrenzt. Die Haut der hinteren Kommissur sowie die darunterliegende Muskulatur gehören zum Damm (Perineum), der Weichteilbrücke zwischen Scheide und Anus. Der Damm spielt bei der Geburt eine wichtige Rolle. Die dünne, scharfe Hautfalte an der hinteren Kommissur nennt man *Frenulum labiorum pudendi*. Aus dem Leistenkanal kommend, enden beidseits im Bindegewebe der großen Schamlippen die Ligamenta rotunda (Lig. teres uteri).

Die *kleinen Schamlippen* (Labia minora pudendi) sind Hautduplikaturen, die fettgewebefreies Bindegewebe mit elastischen und kollagenen Fasern sowie Talgdrüsen enthalten. Sie sind unbehaart und können in ihrer Größe erheblich variieren. Da sich heute die Mehrzahl junger Frauen einer Intimrasur unterziehen, werden die Größenunterschiede und Asymmetrien sichtbarer, was unter dem Eindruck der aktuellen Schönheitsideale mit zur umstrittenen Entwicklung der Intimchirurgie führte. Die kleinen Labien laufen klitorisnah in zwei Falten aus: Die lateralen vereinigen sich oberhalb der Glans clitoridis zum *Präputium clitoridis*, während die medialen Falten als *Frenulum clitoridis* beidseits zur Glans clitoridis führen.

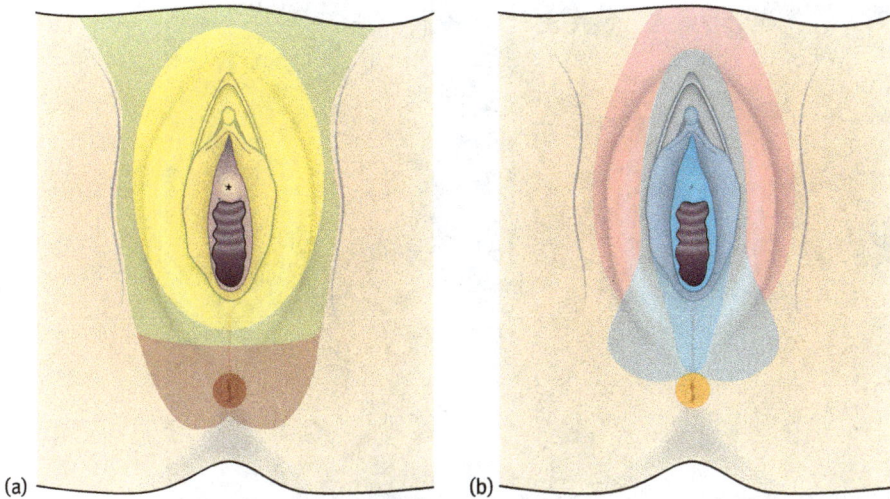

Abb. 2.3: Funktionelle (a) und ontogentische (b) Anatomie der Vulvaregion nach Höckel (2012).

Der durch das Ligamentum suspensorium am Unterrand der Symphyse befestigte Kitzler (*Klitoris*) besteht aus *Glans clitoridis* und *Corpus clitoridis*, welches aus der Vereinigung der *Klitorisschenkel* (Crura clitoridis) entsteht. Die Crura enthalten das *Corpus cavernosum clitoridis dextrum* bzw. *sinistrum*. Die Glans clitoridis ist vom Präputium clitoridis bedeckt. Die Klitoris ist reichlich mit Gefäßen und sensiblen Nerven versorgt. Bei der manuellen oder instrumentellen Untersuchung (Spekula) ist besondere Vorsicht geboten, um der Patientin keine unnötigen Schmerzen zu verursachen. Bei sexueller Reizung kommt es zur Füllung der Schwellkörper (Erektion der Klitoris).

Spreizt man die kleinen Labien, so stellt sich der Scheidenvorhof (*Vestibulum vaginae*) dar. Ungefähr 2–3 cm unterhalb der Klitoris befindet sich das *Ostium urethrae externum*, welches von Fältchen umgeben, als sagittal gestellter Schlitz oder sternförmig, manchmal papillenartig erhaben ist. Die Harnröhre selbst ist nur 3–4 cm lang, so dass Keime von der Vulva oder vom Anus bei Frauen unter bestimmten Bedingungen (z. B. Änderung des pH-Wertes im Urin) wesentlich häufiger zu Zystitiden bzw. aufsteigenden Harnweginfekten („Honeymoon-cystitis") führen können als beim Mann. Die Harnröhre ist durch das Septum urethrovaginale fest mit der Scheidenvorderwand verbunden. Nach ventral ist sie an die Symphyse fixiert. Diese anatomische Konstellation kann unter der Geburt (langer Geburtsverlauf, großer Kopf des Kindes) zu Komplikationen führen, so u. a. zum ödembedingten Verschluss der Harnröhre (postpartale Harnverhaltung).

Die Umgebung der Urethralmündung ist reichlich mit *Schleimdrüsen* (Glandulae vestibulares minores, paraurethrale Drüsen, Skene-Gänge) versehen. Im hinteren Drittel des Vestibulums findet man bei genauer Betrachtung rechts bzw. links

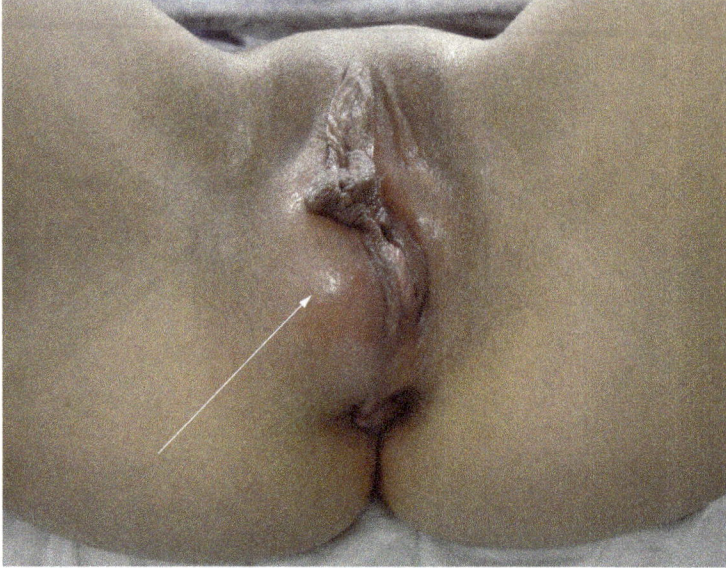

Abb. 2.4: Abszess der rechten Bartholinschen Drüse.

die stecknadelkopfgroßen Mündungen der Ausführungsgänge der *Bartholin-Drüsen* (Glandulae vestibulares majores).

Der Gangverschluss führt zu einer Bartholin-Pseudozyste bzw. zu einem Pseudoabszess (Empyem). Die Bartholin-Drüsen haben normalerweise die Größe einer Erbse oder einer kleinen Bohne und sondern bei Reizung ein klares Sekret ab. Sie liegen im Bereich der großen Schamlippen, unter dem Diaphragma urogenitale und grenzen nach vorn an die Bulbi vestibuli, die Schwellkörper (Abb. 2.4).

Die paarigen, venösen *Schwellkörper* befinden sich im Niveau der großen Schamlippen zwischen dem M. transversus perinei profundus und dem M. bulbospongiosus, dessen Rand sie medial nicht ganz überdecken.

Die Grenze zwischen dem äußeren und dem inneren Genitale wird vom *Hymen* (Jungfernhäutchen) gebildet, einem dünnen, von Blutgefäßen durchzogenen und perforierten Häutchen.

Die Form der Öffnung im Hymen, *Foramen hymenalis*, ist variabel. Man unterscheidet u. a. den Hymen anularis, Hymen septus, Hymen cribriformis, Hymen semilunaris, Hymen fimbriatus etc. Wichtig ist, dass stets eine Hymenalöffnung angelegt sein sollte, um den Abfluss des Menstrualsekretes zu gewährleisten. Ist dies nicht der Fall, z. B. bei der Hymenalatresie, so wird die Scheide von Blut gefüllt und schmerzhaft aufgetrieben (Hämatokolpos). Progredient können eine Hämatometra oder Hämatosalpingen resultieren. Dieses Krankheitsbild, charakterisiert durch wiederkehrende und zunehmende krampfartige Unterbauchschmerzen bei einer amenorrhoischen jungen Patientin, wird als *Molimina menstrualia (sine menstruatione)* bezeichnet. Die Ursache ist eine Hemmungsfehlbildung (Abb. 2.5).

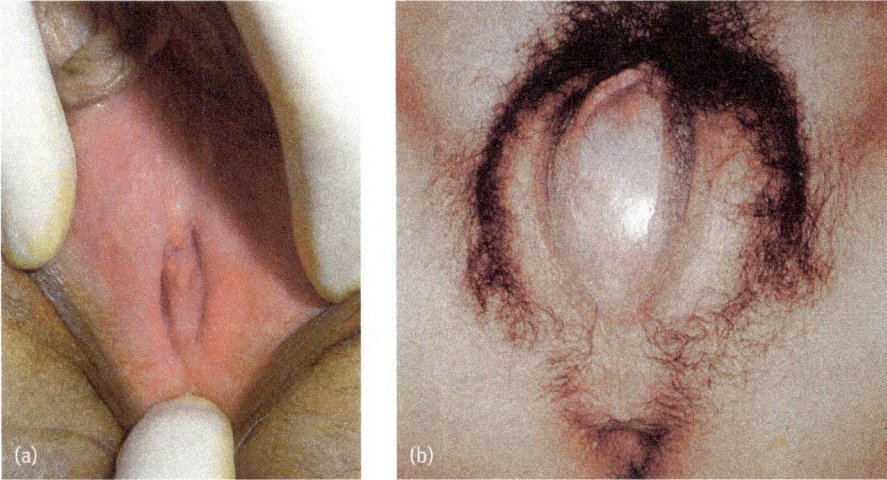

Abb. 2.5: Hymenalatresie (a) mit Hämatokolpos (b).

Der Hymen reißt oft (aber nicht immer!) bei der ersten Kohabitation (*Defloration*) oder bei sexuellen Manipulationen ein. Dies kann schmerzhaft und mit einer geringen Blutung verbunden sein – muss aber nicht. Nach der ersten Entbindung finden sich um den Introitus vaginae nur noch kleine Hymenalreste, die *Carunculae hymenales*. In manchen Kulturkreisen sind diese im Sinne der Hymenalplastik ein Arbeitsgebiet der Intimchirurgie.

Die *nervale Innervation* der äußeren Geschlechtsorgane erfolgt im Wesentlichen über den *Nervus pudendus*, den *Nervus ilioinguinalis*, den *Nervus genitofemoralis* und den *Plexus coccygeus* (Haut über dem Steißbein).

Aus dem Nervus pudendus gehen die *Nn. rectales inferiores* (Analregion), die *Nn. perinei* (Dammhaut), die *Nn. labiales posteriores* (große Schamlippen) sowie der *N. dorsalis clitoridis* (Glans clitoridis) hervor. Aus dem N. genitofemoralis stammt der *Ramus genitalis* (Labia majora und angrenzende Teile der Oberschenkel) und aus dem N. ilioinguinalis ziehen die *Nn. labiales anteriores* zu den vorderen Anteilen der großen Schamlippen sowie zum Präputium clitoridis. Die *Nn. cavernosi clitoridis* (aus dem autonomen Beckengeflecht) ziehen entlang der Gefäße oder mit dem N. pudendus durch das Diaphragma urogenitale und sorgen für die vegetative Innervation der Schwellkörper des äußeren Genitale.

Die aus der Arteria iliaca interna entspringende A. pudenda interna versorgt den größten Teil des äußeren Genitale.

Bereits im Alcock-Kanal gibt sie die A. rectalis inferior (zum Anus und zur Fossa ischiorectalis) ab. Die zwei Endäste der A. pudenda interna verlaufen oberflächlich (A. perinealis zum Damm und Rr. labiales posteriores zum den Labia majora) bzw. tief (A. clitoridis). Die A. clitoridis teilt sich auf in die A. bulbi vestibuli vaginae, die A. urethralis, die A. dorsalis clitoridis (Glans) sowie die A. profunda clitoridis (Korpus).

Die Verläufe der Venen entsprechen denen der Arterien. Die Venen des äußeren Genitale einschließlich der Dammregion münden in die V. pudenda interna. Auch über die Vv. pudendae externae gelangt Blut aus den oberflächlichen, reich anastomosierenden Venen des äußeren Genitale zur V. saphena magna oder direkt zur V. femoralis und von dort in die Geflechte der Beckenvenen.

Der *Lymphabfluss* der Vulva und des unteren Drittels sowie von Teilen des mittleren Drittels der Vagina wird überwiegend hin zu den Lnn. inguinales realisiert. Der Lymphabfluss des oberen Scheidendrittels entspricht dem der Zervix uteri (Beckenlymphknoten, s. Abb. 2.11).

2.2 Inneres Genitale

2.2.1 Scheide

Die schlauchförmige Scheide (Vagina) reicht vom Vestibulum vaginae bis zur Portio vaginalis uteri.

Die Haut der Scheide bildet quere Falten (Rugae), die sich vorn und hinten zu je einer Leiste (Columnae rugarum anterior et posterior) vereinigen. Die vordere Leiste führt bis zum Harnröhrenwulst (Crista urethralis), der sehr palpationsempfindlich ist. Das Faltenmuster verstreicht nach Geburten. Dammrisse I. Grades sind Einrisse der Vaginalhaut und der Epidermis unter der Geburt.

Die vordere Scheidenwand ist ca. 6–8 cm, die hintere ca. 8–10 cm lang. Die Vagina ist ein bindegewebig-muskulärer Schlauch mit leicht S-förmiger Krümmung in der Längsachse des kleinen Beckens. Die Scheide durchtritt das Diaphragma urogenitale und wird oberhalb von diesem von den Levatorschenkeln zangenförmig umfasst.

Das Scheidenlumen ist normalerweise nicht entfaltet, die Wände liegen aneinander und ergeben im Querschnitt eine H-Form. Deshalb dringt z. B. beim Schwimmen kein Wasser in die Scheide ein.

Durch den Ansatz des Vaginalrohres oberhalb der Portio vaginalis cervicis uteri ergibt sich ein rinnenartiger Raum rings um die Portio, das *Scheidengewölbe* (Fornix vaginae). Die Portio ragt in den innersten, weitesten Teil der Scheide und ist normalerweise gegen die Hinterwand gerichtet. Topographisch benennt man zwei seitliche, ein vorderes und ein hinteres Scheidengewölbe.

Das hintere Scheidengewölbe reicht höher hinauf. Hinter diesem Fornix vaginae posterior (früher auch als „Lacuna spermatica" bezeichnet) liegt der Douglas-Raum (Excavatio rectouterina), der vom Bauchfell ausgekleidete tiefste Punkt der Bauchhöhle. Der Ureter zieht in der Nähe des lateralen Scheidengewölbes nach vorn zur Blase.

Das *Paracolpium* (paravaginales Bindegewebe) sorgt für die feste Verbindung der Scheide mit den Nachbarorganen.

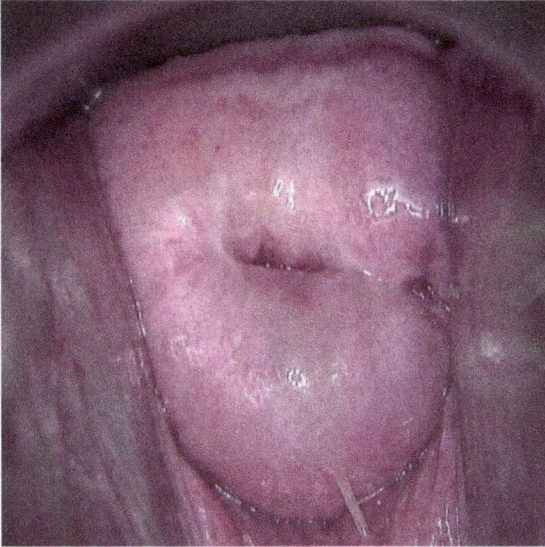

Abb. 2.6: Atrophe Kolpitis (Videokolposkop Medivan).

Die Scheidenvorderwand ist straff mit der Harnröhre bzw. der Blase verbunden. Knapp 2 cm hinter dem Orficium urethrae externum soll sich in der Scheidenvorderwand der sexuell wichtige Gräfenberg-Punkt („G-Point") befinden. Weniger straff ist über das Septum rectovaginale die Verbindung der Scheidenhinterwand mit dem Rektum. Das Paracolpium lateral der Vagina setzt sich nach oben bis in das Bindegewebe des Ligamentum latum fort.

Das *Plattenepithel der Vagina* (umgangssprachlich fälschlich als „Schleimhaut" bezeichnet) ist mehrschichtig und unverhornt (mit Keratohyalinkörnchen in den obersten Zelllagen). Es bedeckt auch die Portio vaginalis.

Im subepithelialen Bindegewebe gibt es keine Drüsen, aber Venenplexus, deren Transsudat zusammen mit zervikalem Schleim und abgeschilferten Epithelien das *Scheidensekret* ergibt (physiologischer Fluor vaginalis). Das Vaginalepithel hat die Fähigkeit, Glykogen einzulagern. Aus dem Glykogen der abgeschilferten Epithelien wird durch die Döderlein-Laktobazillen Milchsäure und H_2O_2 produziert. Deshalb reagiert das Scheidensekret sauer und sorgt im Sinne einer Selbstreinigung dafür, dass sich andere Keime in diesem Milieu nur schwer halten bzw. vermehren können. Der Glykogengehalt und die Epithelabschilferungen sind östrogenabhängig und unterliegen somit zyklischen Veränderungen. Ein gestörtes Gleichgewicht zwischen Glykogengehalt der Epithelien, einem normalen Östrogenspiegel bzw. der intakten Vaginalflora kann zu einer mangelhaften Abwehrlage führen.

Merke: Im Alter kommt es zur Atrophie, die Scheide wird infektanfälliger (Atrophe Kolpitis, Abb. 2.6). Chemische oder mechanische Reize, etwa Scheidenspülungen, Pessare oder ein Descensus vaginae et uteri, können zu Alterationen (von einer Kolpitis bis zu Ulzerationen) führen.

Subepithelial besteht die Vaginalwand aus miteinander verflochtener glatter Muskulatur und Bindegewebe. Die Bündel glatter Muskelzellen sind gitterartig angeordnet, so dass sich keine strenge Trennung in innere Ring- und äußere Längsschicht vornehmen lässt. Diese Anordnung ermöglicht die Dehnbarkeit der Scheide unter der Geburt. Für ihre Einbeziehung in das sog. Weichteilansatzrohr des Geburtskanals sind auch zur Zervixmuskulatur ausstrahlende Muskelzüge wichtig.

Die *Gefäßversorgung der Vagina* erfolgt über den Ramus vaginalis der A. uterina sowie über die Rr. vaginales der A. pudenda interna und die A. vesicalis inferior. Der Plexus venosus vaginalis steht in Verbindung mit dem Plexus venosus vesicalis und fließt schließlich über die Vv. iliaca internae ab.

2.2.2 Uterus

Der Uterus liegt oberhalb der Scheide zwischen Blase und Rektum. Er ist normalerweise ca. 8–10 cm lang, hat die Form einer abgeplatteten Birne und wiegt knapp 100 g. Die oberen zwei Drittel werden als Gebärmutterkörper (Corpus uteri), das untere Drittel als Gebärmutterhals (Cervix uteri) bezeichnet. Zwischen beiden befindet sich ein kurzes Zwischenstück, der Isthmus uteri (Abb. 2.7).

Das Größenverhältnis Gebärmutterhals zu Gebärmutterkörper ist östrogenabhängig und beträgt bei einer geschlechtsreifen Frau etwa 1 : 2. Vor der Pubertät und nach der Menopause ist das Korpus deutlich kleiner.

Die *Cervix uteri* wird in die *Portio vaginalis*, welche schräg nach dorsal in die Scheide hineinragt, und die *Portio supravaginalis* unterteilt. Die Portio vaginalis ist von mehrschichtigem Plattenepithel bedeckt und trägt als Öffnung den äußeren Muttermund (Ostium uteri). Durch die Cervix uteri zieht der spindelförmige *Zervikalkanal,* der sich hinter dem *inneren Muttermund* am oberen Ende des isthmischen Kanals zur Gebärmutterhöhle, dem Cavum uteri, erweitert.

Der Zervikalkanal ist von einschichtigem, hochprismatischem Zylinderepithel ausgekleidet. Dieses stößt am äußeren Muttermund an das mehrschichtige unverhornte Plattenepithel und bildet eine kolposkopisch gut einsehbare Grenze. Dominiert das Zylinderepithel über das Plattenepithel der Portio, so spricht man von einer Ektopie (s. Kap. 3 und 4). Schiebt sich das Plattenepithel hingegen über das Zylinderepithel, so liegt eine Transformationszone (T-Zone oder TZ) vor. Die Zervixschleimhaut besitzt Längsfalten (Plicae palmatae), die sich aneinanderlegen und somit einen Verschlussmechanismus bilden. Dieser wird vom Zervikalschleim („Schleimpropf") aus den Glandulae cervicales unterstützt.

Bei Frauen, die nicht geboren haben, ist der äußere Muttermund meist grübchenförmig, bei Mehrgebärenden quergespalten. Am Muttermund unterscheidet man eine vordere Muttermundslippe (Labium anterius) von einer hinteren Muttermundslippe (Labium posterius). Die beiden Muttermundslippen können sowohl von vaginal als auch von rektal palpatorisch gut beurteilt werden.

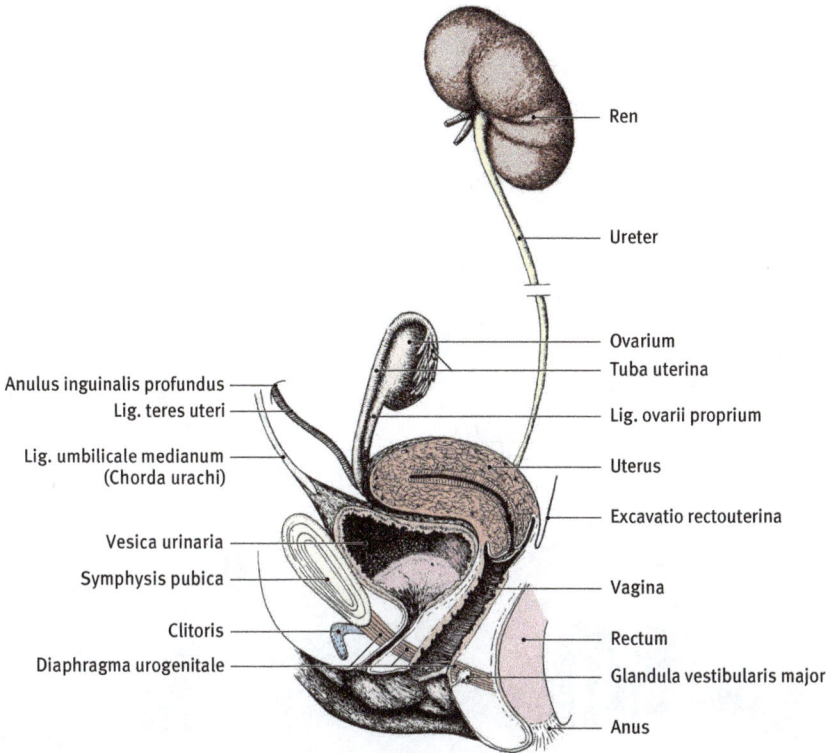

Abb. 2.7: Übersicht über die weiblichen Harn- und Geschlechtsorgane [Waldeyer 2012].

Die Entfernung vom äußeren Muttermund bis zur oberen Begrenzung des Cavum uteri beträgt 6–9 cm und entspricht der bei kleinen Eingriffen (z. B. fraktionierte Abrasio) mit einer Sonde gemessenen „Sondenlänge".

Die glatte Muskulatur (*Myometrium*) der Gebärmutter besteht aus sich überkreuzenden, spiralförmigen Muskelzügen. Dieses Netzwerk gewährleistet zum einen die Vergrößerung des graviden Organs und zum anderen die Kraftentwicklung in der Austreibungsphase der Geburt.

Das Gewicht des Myometriums nimmt von ca. 100 g auf ca. 1000 g am Ende einer Schwangerschaft zu! Im Senium kommt es zur Atrophie. Das Uterusgewicht beträgt dann nur 30 g oder weniger.

Der Uterus ist im Korpus- und Fundusbereich außen vom Peritoneum bedeckt. Dieses Peritoneum wird als Perimetrium bezeichnet und ist fest auf dem Uterus verankert. Man unterteilt also die Schichten des Uterus in Perimetrium (außen), Myometrium und Endometrium (innen).

Das flache, dreieckige *Cavum uteri* ist mit drüsenreicher Schleimhaut, dem *Endometrium*, ausgekleidet. Das Endometrium zeigt ein einschichtig hochprismatisches Epithel, das sich in Form der tubulösen bis verzweigten Glandulae uterinae in die Tiefe senkt. Die Drüsen können bis in das Myometrium hineinreichen. Eine

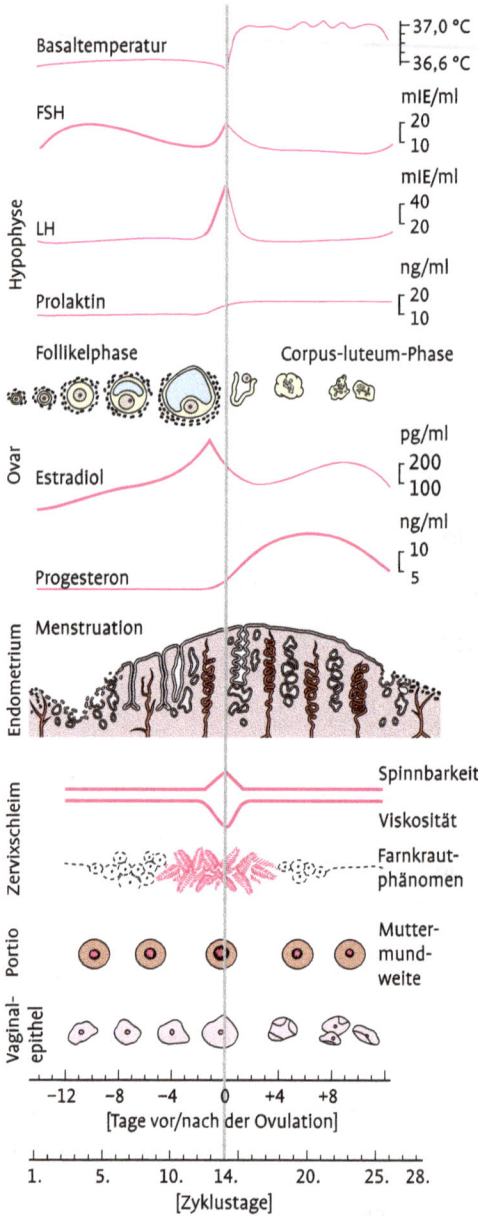

Abb. 2.8: Zyklische Veränderungen im Ovar und Uterus sowie hormonelle Steuerung [Waldeyer 2012].

Submukosa ist nicht vorhanden. Das Schleimhautbindegewebe, Stroma uteri, ist zell- und gefäßreich, aber faserarm. Epithel und Bindegewebe sind den zyklischen Veränderungen unter dem Einfluss der Sexualsteroide unterworfen (Abb. 2.8).

Das Corpus uteri ist normalerweise im Isthmusbereich nach ventral (Anteflexio) oder nach dorsal (Retroflexio) gegen die Zervix abgeknickt.

> **Merke:** Die stumpfwinklige Neigung des Uterus gegenüber der Scheidenlängsachse wird als Anteversio (nach vorn) bzw. Retroversio (nach hinten) bezeichnet. Ist das ganze Organ in toto nach vorn oder nach hinten verlagert, so spricht man von einer Antepositio bzw. einer Retropositio. Normalerweise liegt eine Anteflexio-Anteversio-Stellung vor. Der Fundus uteri liegt dann auf der leeren Blase.

2.2.1.2 Halte- und Stützapparat des Uterus

Das *subperitoneale Bindegewebe* des kleinen Beckens verbindet die Organe mit der knöchernen Beckenwand und den Muskelfasern der Diaphragmen. Das Beckenbindegewebe führt Gefäße und Nerven zu den Organen, enthält aber auch Züge glatter Muskulatur. Deshalb ergibt sich für den Uterus keine starre Aufhängung, sondern eine elastische Schwebelage (Suspensionsmechanismus).

In der Organumgebung unterscheidet man zu „Ligamenta" verdichtete Gewebestränge und lockere Bindegeweberäume. Das Bindegewebe in der Umgebung des Uterus wird als *Parametrium* bezeichnet. Es setzt sich nach kaudal in das Paracolpium, das Bindegewebe in der Umgebung der Scheide, fort. Fächerförmige Bindegewebezüge, die zum Uterus hin konvergieren, werden klinisch mitunter durch den Oberbegriff Retinacula uteri gekennzeichnet.

Über den Uterus zur seitlichen Beckenwand hin zieht das *Ligamentum latum*, eine Bauchfellduplikatur. Im Ligamentum latum findet sich kranial lockeres und kaudal straffes Bindegewebe (Ligamentum cardinale Mackenrodt) mit Blut- und Lymphgefäßen sowie vegetativen Nerven.

In Höhe der Cervix uteri vereinigen sich die Ligamenta *zur Fascia cervicalis*. Von ihr führen stärkere Züge nach dorsal, schwächere nach ventral: die Ligg. sacrouterinae umgreifen zangenförmig das Rektum und vermitteln so zwischen Os sacrum und Cervix uteri. Die Ligg. vesicouterinae (sog. „Blasenpfeiler") umfassen die Harnblase und finden in den Ligg. pubovesicalia ihre Fortsetzung. Die Cervix uteri erscheint also wie durch eine Hängematte gehalten. Das Corpus uteri befindet sich über der Hängematte, die Portio ist unter ihr etwa in Höhe der Interspinalebene lokalisiert. Die Füllungszustände von Rektum und Blase beeinflussen die Lage der Gebärmutter. Die Bänder balancieren als Hängematte eine Schwebelage aus.

Die genannten Bänder im Spatium subperitoneale pelvis bilden gemeinsam mit der Blase, dem Uterus und dem Rektum 8 Räume im kleinen Becken: die paarigen (d. h. rechts und links von der Mittellinie gelegenen) Spatii paravesicales und die Spatii pararectales sowie die unpaaren Räume (von ventral nach dorsal) Spatium retropubicum, Spatium vesicocervicale, Excavatio rectouterina (Douglas-Raum) und das Spatium retrorectale (Abb. 2.9).

Entzündungen (Parametritis) können sich zunächst entlang der zarten Maschen des Bindegewebes ausbreiten oder zu Einschmelzungen führen, bevor sie in die freie Bauchhöhle einbrechen.

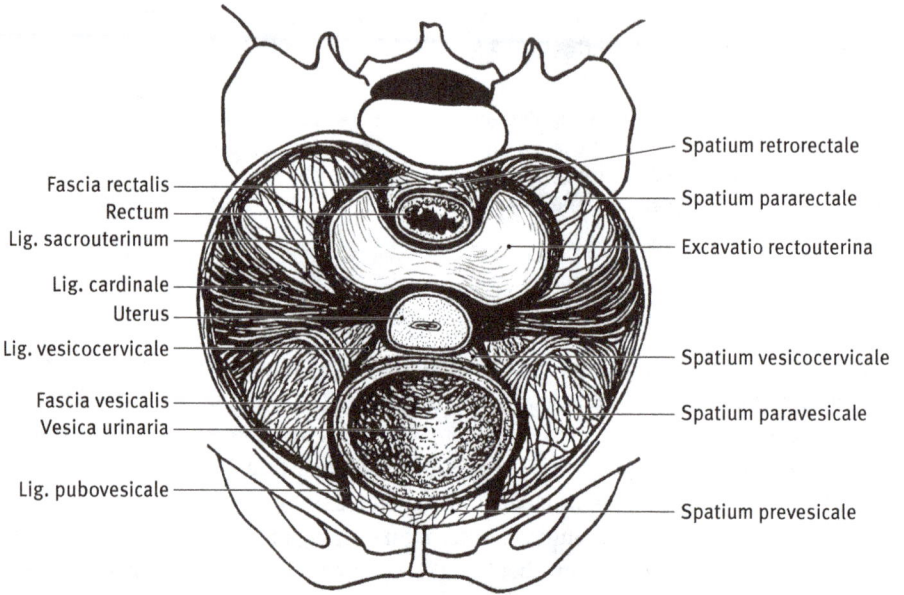

Fascia rectalis
Rectum
Lig. sacrouterinum

Lig. cardinale
Uterus
Lig. vesicocervicale

Fascia vesicalis
Vesica urinaria

Lig. pubovesicale

Spatium retrorectale

Spatium pararectale

Excavatio rectouterina

Spatium vesicocervicale

Spatium paravesicale

Spatium prevesicale

Abb. 2.9: Schematische Darstellung der Bänder und Räume im kleinen Becken der Frau [Gitsch 1992].

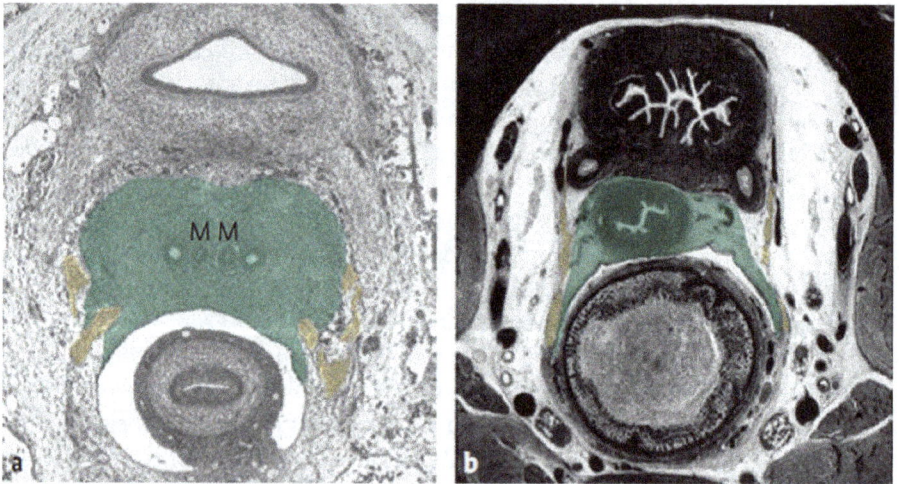

Abb. 2.10: Darstellung der Kompartimente: (a) M-Müllergang, (b) die Wolff-Gänge (mit herzlichem Dank an Prof. Michael Höckel, Universitäts- Frauenklinik Leipzig).

Heute hat es sich bewährt die Strukturen im kleinen Becken nach embryologischen Kompartimenten zu ordnen (Michael Höckel, Leipzig, Abb. 2.10):
– vorderes Kompartiment
– mitteleres Kompartiment und
– hinteres Kompartiment

Das vom Tubenwinkel beidseits bogenförmig unter dem Peritoneum und dann durch den Leistenkanal verlaufende *Ligamentum rotundum* (rundes Mutterband, Lig. teres uteri) hat als Fortsetzung des Ligamentum ovarii proprium kaum eine Stütz- und Haltefunktion. Es ist wie dieses kein Teil des Uterus, sondern Teil des *Gubernaculum*, das lateral des Uterus die Ovarialanlage ins kleine Becken zieht und in die Labia majora einstrahlt.

2.2.2.2 Gefäßversorgung des Uterus

Die Gefäßversorgung des Uterus erfolgt aus der *A. uterina*, einem Ast der A. iliaca interna. Von der seitlichen Beckenwand kommend verläuft sie in der Basis des Ligamentum latum. Die A. uterina überkreuzt in der Nähe des lateralen Scheidengewölbes den Ureter (Merke: „Das Wasser fließt unter der Brücke"; auch „Punkt A" der Strahlentherapeuten) und erreicht etwa in Höhe des inneren Muttermundes die laterale Kante des Uterus.

Hier entlässt sie den abwärtsziehenden Ramus vaginalis (R. descendens) und den aufsteigenden Ramus uterinus (R. ascendens), aus dem ein Ramus tubarius die Tuba uterina mitversorgt, ein Ramus ovaricus über Anastomosen mit der A. ovarica im Mesovarium die „Eierstockarkaden" bildet und ein Ast zum Fundus uteri zieht. Charakteristisch für den uteruswandnahen Ramus uterinus ist die starke Schlängelung, die im Falle einer Gravidität und der damit verbundenen Organvergrößerung eine Art Längenreserve gewährleistet.

Die meist reichlich vorhandenen und teilweise varikös veränderten Venen folgen wie üblich dem Verlauf der entsprechenden Arterien. Sie sind teilweise in venösen Plexus angeordnet: Plexus vaginalis, Plexus venosus uteri, Plexus ovaricus.

2.2.2.3 Lymphgefäße des Uterus

Cervix und Corpus uteri haben verschiedene Lymphabflusswege, die jedoch gemeinsame Lymphknotenstationen einbeziehen (Abb. 2.11).

Der Lymphabfluss der *Cervix uteri* führt über das Ligamentum latum zu den Lnn. iliaci externi et interni. Von beiden Stationen werden die Lnn. iliaci communes erreicht, die in den Truncus lumbalis führen. Ein kleiner Teil der Lymphe kann auch nach dorsal über die Ligg. sacrouterinae zu den Lnn. sacrales (unterhalb des Promontoriums) gelangen.

Das Corpus uteri hat seinen Hauptabflussweg mit den Ovarialgefäßen (über das Lig. ovarii proprium) im Lig. suspensorium ovarii (Lig. infundibulopelvicum) zu den Lnn. lumbales (in Höhe des unteren Nierenpols). Vom Tubenwinkel gelangt

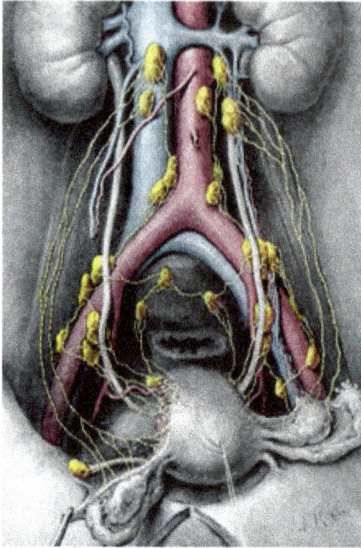

Abb. 2.11: Der Lymphabfluss des inneren Genitale [Döderlein, Krönig 1921].

Lymphe über das Lig. rotundum (Lig. teres uteri) zu den Lnn. inguinales superficiales. Von der Seitenkante des Korpus werden die Lnn. iliaci erreicht.

Tube und Ovar haben mit dem Corpus uteri gemeinsame Lymphabflusswege im Ligamentum suspensorium ovarii zu den lumbalen Lymphknotenstationen.

2.2.2.4 Innervation des inneren Genitale

Das innere Genitale wird afferent vegetativ innerviert. Efferente viszerosensible Fasern verlaufen gemeinsam mit den vegetativen Nerven. Die sympathischen Geflechte gelangen von der Aorta herabziehend als Plexus hypogastricus superior vor das Promontorium.

Dort teilt sich der Plexus in die Nn. hypogastrici dexter et sinister, die im bindegewebigen Rektumpfeiler zur Cervix uteri ziehen. Gemeinsam mit postganglionären Fasern aus dem Truncus sympathicus im Sakralbereich bilden die Nn. hypogastici neben und hinter der Cervix uteri das Frankenhäuser-Ganglion (G. pelvinum, G. cervicale uteri, Plexus uterinus, Plexus uterovaginalis).

Aus dem sakralen Parasympathikus gelangen die Nn. splanchnici pelvini auch in dieses Ganglion. Postganglionär werden außer dem Ovar alle Organe des kleinen Beckens aus dem Frankenhäuser-Ganglion versorgt. Das Ovar bezieht Fasern auf dem Weg seiner Gefäßversorgung aus dem Plexus aorticus.

Das vegetative Nervensystem der Beckenorgane besitzt die Option zur Reizschwellenerniedrigung, was zu einer Erregungsgeneralisierung führen kann. So werden Parallelreaktionen des Darm- oder Urogenitaltraktes beobachtet: ein Einlauf fördert auch die Wehentätigkeit, eine volle Blase wirkt als „Wehenbremse". Das morphologische Substrat liegt wahrscheinlich darin, dass ein präganglionäres sympathisches Neuron auf mehrere postganglionäre Neurone umschaltet.

2.2.3 Tuben

Die paarigen, von den Müller'schen Gängen abstammenden Eileiter (Tubae) sind ca. 10–14 cm lange, zarte bindegewebig-muskulöse, mit Schleimhaut ausgekleidete Schläuche, die ein unterschiedlich weites Lumen aufweisen.

Die Tube verbindet das Cavum uteri mit der freien Bauchhöhle (Ostium abdominale), so dass es bei der Frau praktisch eine direkte Verbindung zwischen Vulva (außen) und Bauchhöhle (innen) gibt – allerdings durch verschiedenste Schutzmechanismen (z. B. den zervikalen Schleimpropf, den sauren Scheiden-pH) abgesichert. Dieser Aspekt ist für die Reproduktionsvorgänge, aber auch bei aufsteigenden Infektionen von Bedeutung.

> **Merke:** Nur bei sehr schlanken Frauen oder bei ausgeprägten pathologischen Veränderungen sind die Tuben palpabel. !

Man unterscheidet vier Abschnitte des Eileiters: Der *intramurale Teil* (Pars uterina tubae) durchsetzt die Wand des Uterus in der oberen, lateralen Ecke („Tubenwinkel") und vermittelt durch das Ostium uterinum tubae die Einmündung der Tube in das Cavum uteri. Nach lateral folgt der gestreckt verlaufende *Isthmus tubae* mit 3–6 cm Länge und nur 2–4 mm Weite. Der Isthmus setzt sich in die 7–8 cm lange *Ampulla tubae* fort. Sie verläuft geschlängelt, besitzt Aussackungen und windet sich bogenförmig nach dorsal zum Ovar. Das Lumen ist in diesem Bereich ca. 4–10 mm weit. Im ampullären Anteil der Tube findet normalerweise die Befruchtung des Eies statt. Nahe am Ovar erweitert sich die Ampulle zum Tubentrichter (*Infundibulum tubae*).

Eileiterschwangerschaften nisten sich bevorzugt im ampullären Teil der Tube ein. Durch Züge glatter Muskulatur im Ligamentum suspensorium ovarii, im Ligamentum ovarii proprium und innerhalb der Mesosalpinx hat die Tube eine passive Bewegungsmöglichkeit: ihre Streckung bzw. Verschiebung zusammen mit den Bewegungen des Fimbrientrichters ermöglichen zum Zeitpunkt der Ovulation die Teilnahme am Auffangmechanismus der Eizelle.

Die Wand der Tube besteht aus der Schleimhaut (Tunica mucosa), einer Muskelschicht (Tunica muscularis) und aus der Tunica serosa mit der daruntergelagerten Tela subserosa.

Die *Schleimhaut* besitzt ein einschichtiges, hochprismatisches Flimmerepithel sowie einige sekretorische Zellen. Der Flimmerstrom ist uteruswärts gerichtet. Besonders im ampullären Teil bildet die Schleimhaut lumenwärts hohe Längsfalten mit Sekundär- und Tertiärfalten, die reich mit Blutgefäßen versehen sind. Im engen Lumen des Isthmus gibt es weniger und nur niedrige Schleimhautfalten. Die Schleimhautfalten in der Ampulle können bei Adnexitiden verkleben, woraus z. B. Sterilität, Eileiterschwangerschaft, Hydro- oder Pyosaktosalpinx resultieren können.

Die glatte Muskulatur der *Tunica muscularis* ordnet sich zu gegensinnigen Spiralsystemen an, die perivaskulär bis in die Mesosalpinx ausstrahlen.

Die Tubenmuskulatur sorgt für die peristaltische Weiterbeförderung der Eizelle, für die Durchmischung des Tubeninhaltes und ist an den Bewegungen zum Zwecke des Eiauffanges beteiligt.

Die *Tela subserosa* unter dem Peritoneum enthält eine zarte Längsmuskulatur, die in die Mesosalpinx ausstrahlt, sowie Gefäße und Nerven.

2.2.4 Ovarien

Die paarig angelegten Eierstöcke (ca. $3 \times 2 \times 2$ cm) sind plattoval. Sie liegen intraperitoneal in der Fossa ovarica, die durch die Aufzweigung der A. iliaca communis in die A. iliaca interna bzw. die A. iliaca externa an der seitlichen Beckenwand gebildet wird.

Bei schlanken Frauen und bei pathologischen Befunden sind sie vom lateralen Scheidengewölbe aus gut zu tasten. Bei adipösen oder alten Frauen können sich die Eierstöcke einer palpatorischen Beurteilung entziehen. Die sonographische Darstellbarkeit ist abhängig vom Funktionszustand (Follikel) und gelingt bei postmenopausalen Patientinnen nicht immer.

Am Ovarium unterscheidet man eine Extremitas tubaria und eine Extremitas uterina. Der freie Rand (Margo liber) ist nach dorsal, der Margo mesentericus nach ventral gerichtet. Die Oberfläche ist meist narbig-gyriert. Eine glatte Oberfläche findet sich bei älteren Frauen, beim PCO-Syndrom (porzellanartige Ovarien) und nach Bestrahlung (Ovarialinsuffizienz).

Hinter dem Ovar verlaufen retroperitoneal der Harnleiter, die Vasa obturatoria sowie der N. obturatorius. Ausgedehnte Ovarialprozesse (Entzündungen, Tumor) können somit schmerzhaft in die Oberschenkel ausstrahlen. Auf der rechten Seite muss bei Beschwerden an die Appendix vermiformis als Nachbarorgan gedacht werden.

Der Eierstock ist „schwebend" mit seinen benachbarten Strukturen verbunden. Das Ligamentum ovarii proprium, in dem der Ramus ovaricus der A. uterina verläuft, verbindet den medialen Ovarialpol mit dem Tubenwinkel. Der obere, laterale Ovarialpol wird durch das Ligamentum suspensorium ovarii, welches die Vasa ovarica enthält, mit der Beckenwand verbunden. Der Margo mesovaricus ist über das Mesovarium an der Rückseite des Ligamentum latum fixiert.

! **Merke:** Dieser Aufhängemechanismus im Zusammenhang mit der Gefäßversorgung ist von Bedeutung, wenn es zu einer Rotation eines zystischen Ovariums um seine Achse kommt (Stieldrehung), was klinisch ein akutes Abdomen zur Folge hat.

Neben dem Ovar, im Bereich der Mesosalpinx, kann man die Nebeneierstöcke (Epoophoron) als entwicklungsgeschichtliche Reste der Urniere finden, die sich klinisch gelegentlich als zystische Strukturen (Hydatiden) darstellen.

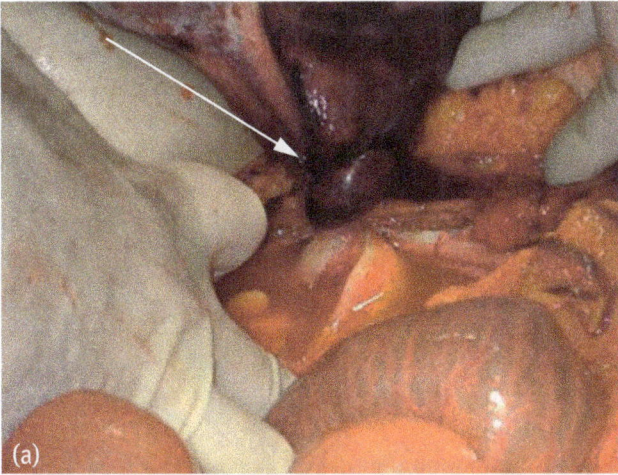

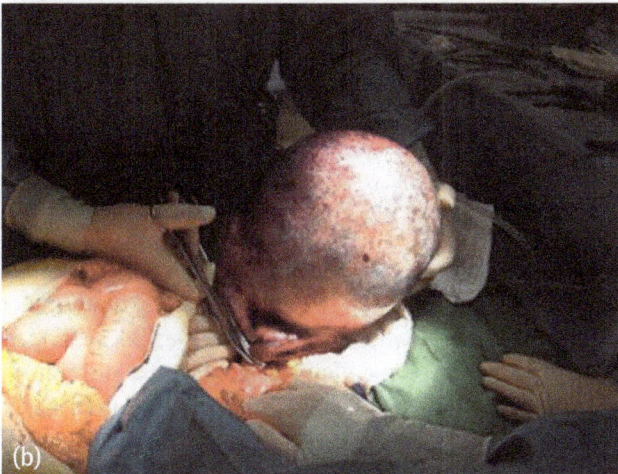

Abb. 2.12: (a) Stieldrehung eines Adnextumors. (b) Der Befund ist bereits nekrotisch und wird deshalb aufgrund seiner Größe offen komplett entfernt.

Der Eierstock besteht aus einer peripheren, dichteren Rindenschicht und einer lockeren, zentralen Markschicht, welche die Rinde nur am *Hilus ovarii* durchbricht. Hier verlaufen Blut- und Lymphgefäße sowie vegetative Nerven vom Mark bis in die Rinde.

Die Rindenschicht, Cortex ovarii, besteht aus dem Epithelium superficiale, dem sog. Keimepithel, der Tunica albuginea und dem Stroma ovarii. Das Oberflächenepithel ist kubisch bis zylindrisch, ein modifiziertes Peritonealepithel. Unter ihm liegt die kollagenfaserreiche Tunica albuginea und erst darunter, im Stroma ovarii der Rinde, findet man die Follikel in unterschiedlichen Stadien (Primär-, Sekundär-, Tertiär- bzw. sprungreifer Follikel) sowie den Gelbkörper oder seine Reste bzw. atretische Follikel. Das Stroma ovarii besteht aus einem zellreichen Bindegewebe mit spindelförmigen Zellen sowie parallel, in Wirbeln oder „fischzugartig" angeordneten kollagenen und Gitterfasern. Das unruhige Bindegewebebild entspricht der Fähigkeit zu ständigen Umbauprozessen während der Zyklen.

Die *Blutversorgung des Ovars* erfolgt durch die A. ovarica, die beidseits knapp unterhalb der Aa. renales aus der Aorta abdominalis entspringt.

Aus der A. uterina führt der Ramus ovaricus zum Ovar und anastomosiert im *Rete ovarii* mit der A. ovarica. Forcierte Koagulationen im Rahmen einer laparoskopischen Tubensterilisation können zu einer Minderdurchblutung mit der Konsequenz der Ovarialinsuffizienz führen (*Poststerilisations-Syndrom*).

Das venöse Blut fließt über die V. ovarica dextra in die V. cava inferior bzw. über die V. ovarica sinistra in die V. renalis. Die Innervation verläuft über den Plexus ovaricus aus dem Plexus aorticus sowie dem Plexus renalis. Die ovariellen Nerven nehmen denselben Weg.

Die *Lymphabflusswege* der Tuba uterina und des Ovars weisen einige Verbindungen auf, so dass sie gemeinsam besprochen werden. Die Lymphe fließt zu den paraaortalen und parakavalen Lymphknotenstationen (entlang der Ovarialvenen), den Lnn. interiliaci, den Lnn. sacrales superiores und den Lnn. inguinales (entlang der Ligg. rotunda).

2.3 Beckenboden

Der Beckenboden (Abb. 2.13) wird durch zwei Platten von Skelettmuskulatur, dem *Diaphragma pelvis* und *dem Diaphragma urogenitale*, gebildet. Der Beckenboden sichert die Lage der Beckeneingeweide nach kaudal und unterstützt die Verschlussmechanismen für den Enddarm, die Vagina und die Urethra. Unter der Geburt muss der Beckenboden erweiterungsfähig sein und den Durchtritt des kindlichen Kopfes gewährleisten.

Aus diesen widersprüchlichen biologischen Aufgaben resultiert, dass der weibliche Beckenboden eine funktionelle Kompromisslösung darstellen muss. Unter der Geburt ist die Belastung des Beckenbodens enorm. In der Austreibungsperiode walzt der andrängende kindliche Kopf beide Diaphragmen zum sog. „Weichteilansatzrohr" aus. Die Muskulatur, die vorher dachziegel- oder kulissenartig angeordnet war, wird auseinandergeschoben und muss um 90 Grad in die Wand des Geburtskanals einschwenken. Dadurch wird die Muskulatur von innen, von der Fläche her belastet. Bei zu starker und zu schneller Dehnung kommt es zu Dammrissen, an denen in unterschiedlichem Maße auch die Beckenbodenmuskulatur beteiligt sein kann.

Das *Diaphragma pelvis* wird vom M. levator ani und dem sich dorsal anschließenden M. coccygeus gebildet.

Der M. levator ani zieht von der Hinterfläche des Os pubis, weiter lateral vom Arcus tendineus, einem sehnigen Verstärkungszug in der Faszie des M. obturator

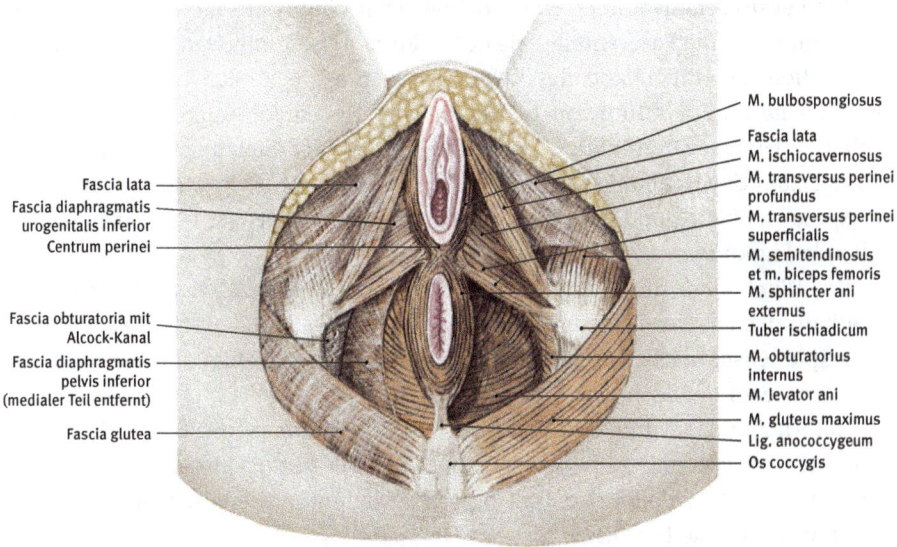

Fascia lata
Fascia diaphragmatis urogenitalis inferior
Centrum perinei

Fascia obturatoria mit Alcock-Kanal
Fascia diaphragmatis pelvis inferior (medialer Teil entfernt)
Fascia glutea

M. bulbospongiosus
Fascia lata
M. ischiocavernosus
M. transversus perinei profundus
M. transversus perinei superficialis
M. semitendinosus et m. biceps femoris
M. sphincter ani externus
Tuber ischiadicum
M. obturatorius internus
M. levator ani
M. gluteus maximus
Lig. anococcygeum
Os coccygis

Abb. 2.13: Beckenbodenmuskulatur der Frau vom Damm aus gesehen; auf der linken Bildhälfte sind die Faszien dargestellt [Waldeyer 2012].

internus, bis zur Spina ischiadica. Der Muskel zieht mit geringer Schräge abwärts, nach medial und hinten, zum Ligamentum anococcygeum und umgreift mit einem Teil seiner Fasern den Anus dorsal halbkreisförmig. Zwischen den Muskeln beider Seiten bleibt ventral ein Spalt für den Durchtritt von Anus, Vagina und Urethra, das Levator-Tor. Das *Levator-Tor* wird seitlich von den *Levator-Schenkeln*, den medialen Anteilen des Muskels, begrenzt.

Der M. levator ani wird oben und unten von einer Faszie bedeckt (Fascia diaphragmatis pelvis superior et inferior). Oberhalb des Muskels befindet sich der subperitoneale Bindegeweberaum, das *Spatium subperitoneale pelvis*. Zwischen dem Os coxae und der Unterseite des M. levator anti befindet sich die *Fossa ischiorectalis*, ein mit Fett und Bindegewebe ausgefüllter Raum, durch die Äste der Vasa pudenda interna und des Nervus pudendus ziehen. Deren Stämme verlaufen im *Alcock-Kanal* (Canalis pudendalis).

Dieser Kanal in der lateralen Wand der Fossa ischiorectalis ist eine Faszienduplikatur innerhalb der Faszie des M. obturator internus und erstreckt sich vom Foramen ischiadicum minus (etwa 2 cm oberhalb vom Tuber ischiadicum) symphysenwärts. Medial vom Tuber kann man, etwa 2 cm in die Tiefe gehend, den Stamm des N. pudendus im Sinne einer Leitungsanästhesie (Pudendusblock) betäuben.

Der *M. levator ani* erfüllt gegenüber der Eingeweidesäule eine tragende Funktion. Bei seiner Kontraktion streben die bogenförmig um das Levator-Tor verlaufenden Fasern einen geraden Verlauf an und engen so den Hiatus genitalis von lateral ein.

Die Levatorschenkel üben eine Art Quetschmechanismus auf die Seitenwände der Vagina aus. Die Faseranteile, die das Rektum dorsal umfassen, pressen bei der Kontraktion die Hinterwand des Rektums gegen seine Vorderwand, so dass der Muskel eine Sphinkterfunktion erfüllt. Bei der Defäkation muss der Muskel erschlaffen. Die „Levatorfunktion" ist wegen des kleinen Steigungswinkels der Fasern bis zum tiefsten Punkt des Anus nur gering. Der *M. coccygeus*, der zwischen der Spina ischiadica und dem Lig. anococcygeum verläuft, hat nur tragende oder haltende Funktion.

Das *Diaphragma urogenitale* ist eine dreieckige Muskelplatte, die kulissenartig unterhalb des Levator-Tores im Bereich des Hiatus genitalis eingepasst ist. Diese Muskelplatte ist zwischen den beiden Schambeinästen eingefügt und hat nach dorsal einen freien Rand.

Das Diaphragma urogenitale deckt somit die „permanente Bruchpforte" des M. levator ani von unten ab. Es verschließt das Levatortor, gibt den Mündungen von Darm und Urogenitaltrakt Halt bzw. Befestigung und ermöglicht neben dem Verschluss auch die Erweiterung.

Zum Diaphragma urogenitale gehören folgende Muskeln: Mm. transversus perinei profundus et superficialis, M. ischocavernosus, M. bulbospongiosus, M. sphincter ani externus.

Der M. bulbospongiosus und der M. sphincter ani externus verlaufen ringförmig um Anus und Vestibulum vaginae. Sie kreuzen sich im Bereich des Centrum tendineum perinei in Gestalt einer Acht. Der M. bulbospongiosus bedeckt im Bereich der großen Labien die Bulbi vestibuli medial nicht ganz. Er verengt das Vestibulum vaginae und ist ein Hilfsmuskel für den Blasenverschluss. Der M. ischocavernosus ist dem absteigenden Schambeinast angelagert und überdeckt von unten die Crura clitoridis. Der M. transversus perinei profundus ist die wichtigste Querverspannung zwischen Scham- und Sitzbeinästen. Der *M. sphincter urethrae externus* (Rhabdosphinkter) wird als Abspaltung dieser Querverspannung aufgefasst. Er umgreift als willkürlicher Schließmuskel das Ostium urethrae externum kreisförmig bzw. halbkreisförmig. Auf der Unterseite des M. transversus perinei profundus liegt im hinteren Drittel die Bartholin-Drüse. Hinter dem freien Rand des Diaphragma urogenitale befindet sich die Fossa ischiorectalis, die sich oberhalb des Diaphragma urogenitale und unterhalb des vorderen Anteils des N. levator ani in einen Recessus pubicus fortsetzt.

Der muskuläre Beckenboden ist nur ein Teil der haltenden Kräfte des Beckenausganges. Weitere Faktoren sind die bindegewebige Einpassung der Organe in das Spatium subperitoneale pelvis, die „Schwebelage" des Uterus mit Anteversio und Anteflexio, die Intaktheit der Bauchdecke sowie die Kohäsionskräfte der Eingeweide.

Der Beckenboden gehört also zu den Faktoren eines labilen dynamischen Gleichgewichtes mit der Tendenz zur Ausbildung eines Ungleichgewichtes nach kaudal im Sinne von Descensus oder Prolaps.

2.4 Weibliche Brust

Die weibliche Brust gehört entwicklungsgeschichtlich zu den *Hautanhangsgebilden*. Sie besteht aus dem Drüsengewebe, der Brustwarze mit dem Warzenhof und dem stark gegliederten Bindegewebekörper mit eingelagertem Fettgewebe (Abb. 2.14).

Die Struktur des Bindegewebes, die Ausprägung der Cooper-Fasern und die Menge des Fettgewebes bestimmen Größe und Form der Brust.

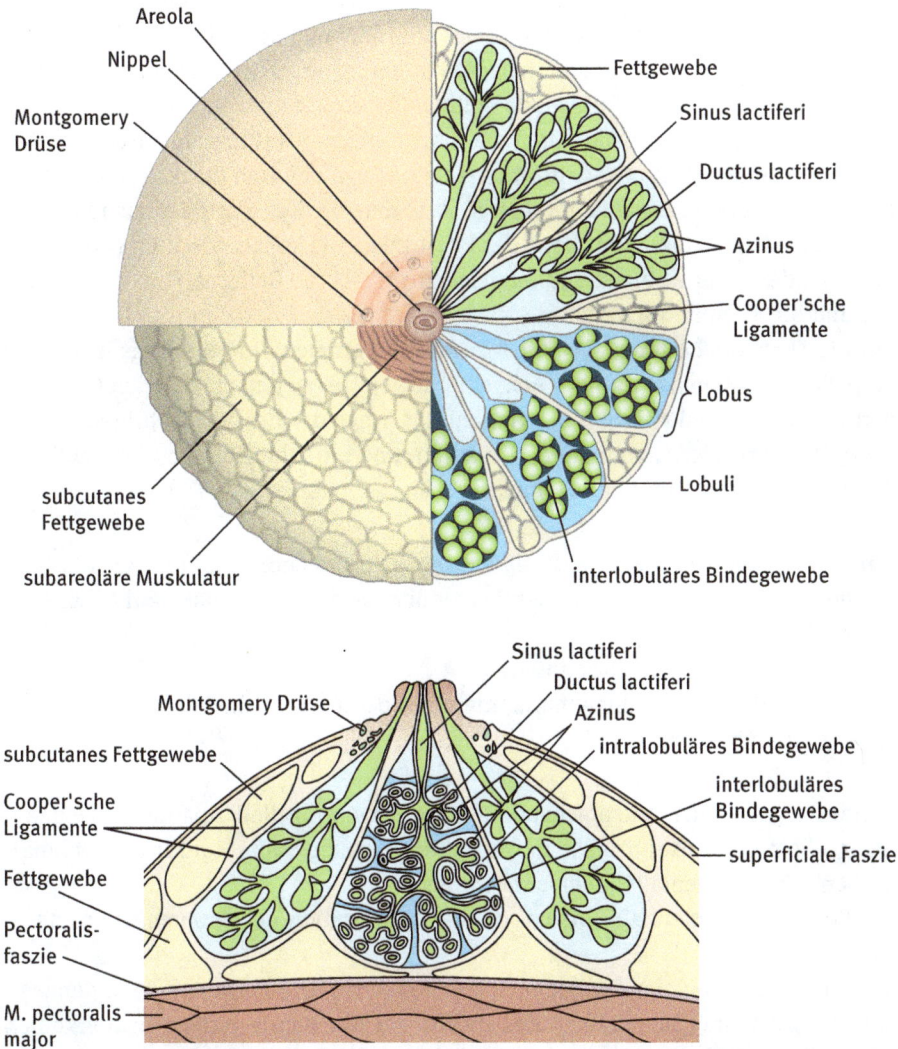

Abb. 2.14: Aufbau der weiblichen Brustdrüse [nach Dudenhausen, Schneider 2003].

Die erhabene Brustwarze (Mamilla) ist vom Warzenhof (Areola mammae) umgeben. Beide sind pigmentiert.

In die Brustwarze münden 15–20 Milchgänge (Ductus lactiferi). Der sehr variabel ausgeprägte Warzenhof hat runzlige Haut, unter welcher die Glandulae areolares (große und kleine Talgdrüsen) sowie Schweißdrüsen liegen.

Der Brustdrüsenkörper besteht aus 15–20 verzweigten, tubuloalveolären Einzeldrüsen, die zu Lobi gruppiert sind. Jeder Einzeldrüse ist in Richtung der Mamille ein Milchgang (Ductus lactiferus) zugeordnet (Abb. 2.14 unten).

Die Ductus erweitern sich vor ihrer Mündung mamillennah in die Sinus lactiferi. Dieses Ausführungsgangsystem ist in Bindegewebe, Blutgefäße und viel glatte Muskulatur eingebettet. Bei entsprechenden Reizen (Saugakt, sexuelle Stimulation) kommt es zur Mamillenerektion. Das einschichtige Epithel der Drüsenendstücke sezerniert in graviditate und in der Laktation apokrin. Die ovariellen und hypophysären Hormone beeinflussen die epitheliale Proliferation.

Die Mamma wird medial durch die Rami perforantes (Rr. mammarii mediales) der A. thoracica interna (1.–4. ICR), lateral und kranial durch die A. thoracica lateralis und A. thoracoacromialis versorgt. Äste der Interkostalarterien ziehen durch die Pectoralismuskulatur zur Basis der Brustdrüse. Die konzentrisch im Fettgewebe verlaufenden Arterien anastomosieren zu einem dichten Geflecht, das den Warzenhof und die Mamille versorgt.

Die *Lymphabflusswege* der Brustdrüse sind komplex. Ihre Kenntnis ist bei der Palpation der Mammae und der Achselhöhlen sowie bei entsprechenden Operationen von großer Bedeutung. Die Lymphabflusswege der Brustdrüse führen zu den zentralen, den extern mammären, den supra- und infraklavikulären, den axillären, den interpektoralen und den Mammaria interna-Lymphknoten.

Klinisch werden *vier wesentliche Abflusswege* beschrieben:
1. entlang der Blutgefäße um den Pectoralisrand zu den Axillär- und Subklaviagefäßen,
2. entlang der A. mammaria interna,
3. transpektoral zur A. mammaria interna und zur A. subklavia sowie
4. die kutanen Bahnen.

Hieraus ergeben sich entsprechende Konsequenzen für die Palpation. Es gegnügt nicht, allein die Brust abzutasten. Die Axilla sowie die Supra- und Infraklavikulargruben müssen ebenfalls untersucht werden.

Der Lymphknotenbefall hängt von der Lokalisation des *Mammakarzinoms* ab (Abb. 2.15).

Da die Mehrzahl der Karzinome im oberen äußeren Quadranten gefunden werden, ist die Wahrscheinlichkeit des Befalls der Mammaria interna-Lymphknoten mit 13–15 % relativ gering. Am häufigsten wird die Gruppe der zentralen Lymphknoten metastatisch befallen (ca. 90 %).

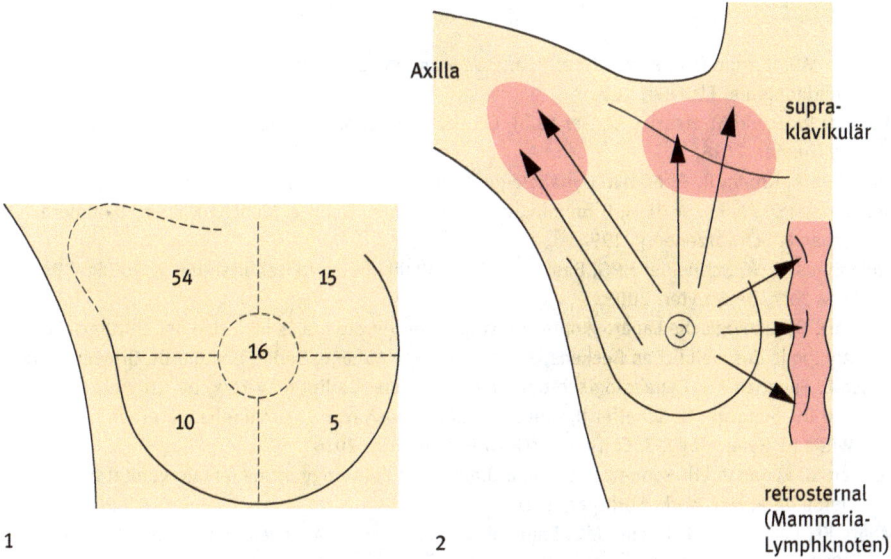

Abb. 2.15: Häufigkeit der Karzinomentstehung in der Brustdrüse. Beachte die Einteilung der Brustdrüse in „Quadranten" [Blohmer et al. 2018].

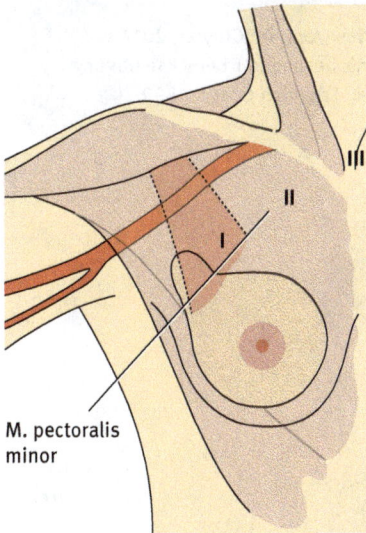

Abb. 2.16: Chirurgische Einteilung der Lymphknoten-stationen in die Level I–III [nach Wulf et al.]. Diese Einteilung war bei der ersten Auflage 1998 noch hochaktuell. Heute wird darüber diskutiert, ob die Lymphadenektomie überhaupt noch eine Rolle spielt [Pschyrembel 2017].

Aus chirurgischer Sicht werden die axillären Lymphknotenstationen in drei Level unterteilt, wobei das Level I von der Axilla bis zum lateralen Rand des M. pectoralis minor reicht, während sich das Level II hinter dem M. pectoralis minor befindet. Mediokranial des M. pectoralis minor, jedoch unterhalb der A. subclavia definiert man Level III (Abb. 2.16).

Literatur

Baggish MS, Karram MM: Atlas of pelvic anatomy and gynecologic surgery. 4. Edition. Phildadelphia, Elsevier, 2016.

Blohmer JU, David M, Henrich W, Sehouli J: Charité-Compendium Gynäkologie. Berlin, Boston, De Gruyter, 2018.

Döderlein A, Krönig B: Operative Gynäkologie. 4. Auflage. Stuttgart, Thieme, 1921.

Drenckhahn D, Zenker W (Hrsg.): Benninghoff A: Anatomie, Band 2. München, Wien, Baltimore, Urban & Schwarzenberg, 1994.

Dudenhausen JW, Schneider HPG, Bastert G: Frauenheilkunde und Geburtshilfe. 2. Auflage. Berlin, New York, De Gruyter, 2003.

Ebert AD: Gynäkologische Laparoskopie. Ein Wegweiser für die Praxis inklusive der chirurgischen Anatomie des weiblichen Beckens, 3. Überarbeitete Auflage. Berlin, Boston, De Gruyter, 2018.

Gitsch E, Palmrich AH: Gynäkologisch-operative Anatomie. Berlin, New York, De Gruyter, 1992.

Hoffman BL, Schorge JO, Schaffer JI, Halvorson LM, Bradshaw KD, Cunningham FG (eds.): Williams Gynecology. 3. Edition. McGraw Hill Medical, 2016.

Kurman RJ, Ellenson LH, Ronnett BM (eds.): Blaustein's Pathology oft he female genital tract. Heidelberg, New York, Springer, 2011.

Moore KL, Persaud TVN, Torchia MG: Embryologie. 6. Auflage. München, Jena, Urban & Fischer, 2013.

Netter FH: Farbatlanten der Medizin, Band 3: Genitalorgane. Stuttgart, New York, Georg Thieme, 1987.

Pschyrembel Klinisches Wörterbuch, 267. Aufl., Berlin, Boston, De Gruyter, 2017.

Putz R, Pabst R (Hrsg.): Sobotta. Atlas der Anatomie des Menschen. 22. Auflage. München, Jena, Urban & Fischer, 2007.

Waldeyer A: Anatomie des Menschen. 19. Auflage. Berlin, New York, De Gruyter, 2012.

Waldeyer W von: Das Becken. Topographisch-anatomisch mit besonderer Berücksichtigung der Chirurgie und Gynäkologie dargestellt. Bonn, Verlag Friedrich Cohen, 1899.

Andreas D. Ebert

3 Gynäkologische Untersuchung

> ... es ist besser, zwischen Anamnese und Untersuchung an zu viel
> als an zu wenig zu denken ... Die Diagnose formt sich allmählich
> während der Anamnese und Untersuchung ...
> *Walter Stoeckel*

3.1 Untersuchung des äußeren Genitale

Nach didaktischen Gesichtspunkten unterscheidet man die äußere Untersuchung des weiblichen Genitale von der inneren Untersuchung. Die äußere Untersuchung besteht aus *Inspektion* und *Palpation*. In verschiedenen Situationen empfehlen sich ebenfalls *Perkussion, Auskultation* und *Mensuration* (Befundausmessung). Alle pathologischen Untersuchungsbefunde müssen gut, ggf. fotografisch oder per Video, dokumentiert werden. Die gynäkologische Untersuchung beginnt immer mit der Inspektion des Abdomens und der äußeren Geschlechtsorgane.

3.1.1 Abdomen und Regio inguinalis

Bei der *Inspektion des Abdomens* muss man auf die Symmetrie des Bauches und des Beckens achten, auf die Form und Ausprägung des Bauchnabels sowie die Beschaffenheit der Haut. Von Interesse sind Farbe, Pigmentierungen („café-au-lait"), Behaarungstyp (Abb. 3.1, Tab. 3.1), Muskeldiastasen und Ödeme. Die Venenzeichnung (Spider naevi, Venektasien) kann Hinweise auf schwere Lebererkrankungen geben.

Unter Fettschürzen oder in der Submammärfalte findet man häufig eine therapiebedürftige Intertrigo (Abb. 3.2). Operationen hinterlassen auf der Bauchdecke ein charakteristisches Narbenspiel.

Voroperationen können das Vorgehen bei operativen Eingriffen beeinflussen. So hängt die Indikationsstellung zu einer vaginalen Hysterektomie u. a. von der Art der vorherigen Bauchoperationen ab.

Striae können nicht nur auf abgelaufene Schwangerschaften hinweisen, sondern auch auf konstitutionelle Besonderheiten oder Erkrankungen der Nebenniere. Auffällige Naevi sollte man genau, ggf. mit einer Lupe betrachten und die Patientin befragen, ob sie diese Hautveränderungen „schon immer" habe oder ob sie ihr neu vorkämen. Das maligne Melanom hat sich in den Industrieländern zu einem der häufigsten Malignome entwickelt: Inzidenz $15/10^5$/Jahr.

Eine *Zunahme des Bauchumfanges* kann durch Tumoren des weiblichen Genitale, durch Tumoren anderer intraabdominaler Organe, durch Aszites oder eine Schwangerschaft bedingt sein (Abb. 3.3). Lage, Größe, Form oder Verschieblichkeit

https://doi.org/10.1515/9783110409017-003

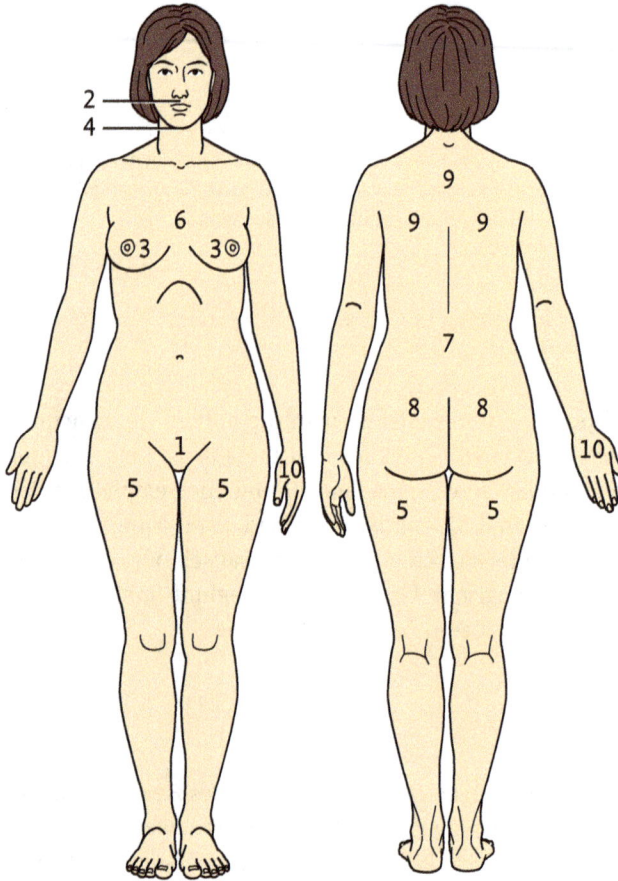

Abb. 3.1: Hirsutismus, Einteilung nach Ausbreitung und Lokalisation (nach Baron); Grad I: Lokalisierung 1, 2 und 3; Grad II: Lokalisationen 1–5; Grad III: Lokalisationen 1–10 [Göretzlehner et al. 2012].

Tab. 3.1: Hirsutismus Schweregrade [Pschyrembel 2017].

Schweregrad	Gesicht		Brust	Schulter, Hüfte, Glutealregion, Handrücken	Behaarung Linear terminalis
	Oberlippe, Kinn, Wange	Gesamtbezirk des Bartwuchses			
I	Dünne pigmentierte Haare	inkomplett	Einzelne pigmentierte Haare	Keine Haare	Sehr wenig oder keine Haare
II	Mittelstarke pigmentierte Haare	inkomplett	Dünner Haarsaum perimamillär	Einzelne Haare	Mäßiges Haarwachstum
III	Dicke pigmentierte Haare	inkomplett	Dicker Haarkranz perimamillär	Multiple pigmentierte Haare	Starkes Haarwachstum

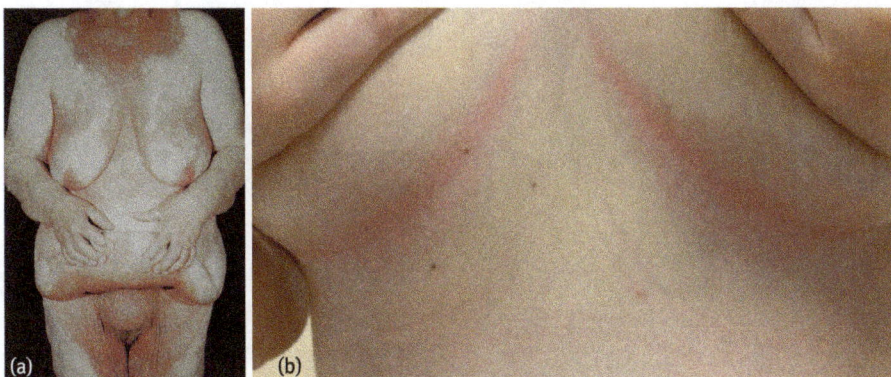

Abb. 3.2: (a) Unter der Fettschürze und im Genitalbereich (sowie in der Halsregion!) der Patientin findet man eine ausgeprägte Mykose; (b) häufig findet sich eine Mykose auch in der Submammärfalte.

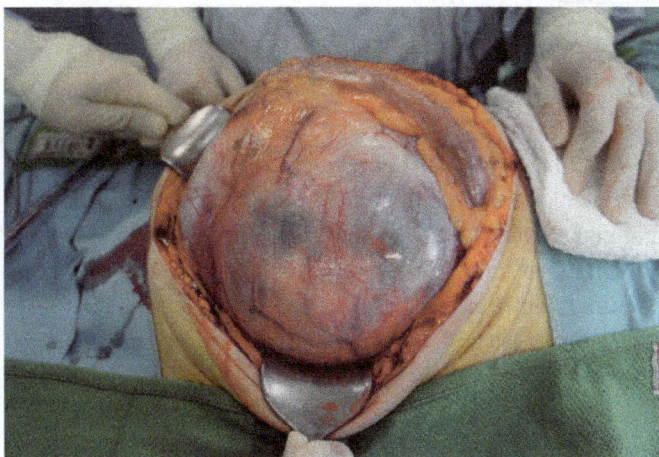

Abb. 3.3: Patientin mit Ovarialkystom. Die Patientin wunderte sich, dass ihr die Kleidung zu eng wurde.

solcher Veränderungen geben dem Bauch oft eine charakteristische Form, Größe oder Konsistenz. Ein zunehmender Bauchumfang weist gerade bei älteren Frauen häufig auf die Entwicklung von Aszites hin. Diese Frauen geben dann an, dass ihnen in letzter Zeit die Röcke oder Hosen zu eng geworden seien. Man sollte gezielt nach diesem Sachverhalt und dem Zeitpunkt seiner Entstehung fragen, da Aszites oft ein Symptom maligner Erkrankungen ist. Freier Aszites wölbt im Stehen die Mittellinie des Bauches vor, im Liegen die Flanken.

Im Ultraschall lässt sich der Aszites problemlos nachweisen. Schwieriger ist es jedoch, die Dynamik der Aszitesbildung oder -neubildung zu dokumentieren, da es teilweise unmöglich ist, alle Aszitesreservoires sonographisch auszumessen und sich diese außerdem verlagern können. Meist genügt, beispielsweise im Rahmen einer antineoplastischen Chemotherapie, die einfache Messung des Bauchumfan-

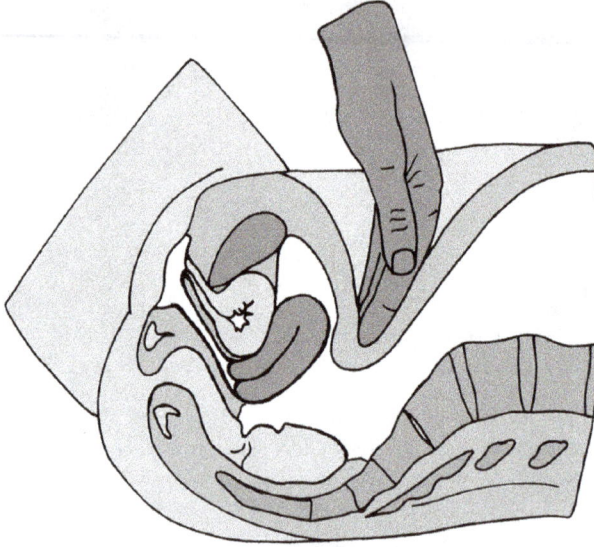

Abb. 3.4: Das normale innere Genitale ist der alleinigen äußeren Palpation nicht zugänglich.

ges (Mensuration). Ein Bandmaß wird um den Bauch gelegt und in Höhe des Bauchnabels abgelesen. Neben subjektiven Symptomen (z. B. der Zu- oder Abnahme der Atemnot in Abhängigkeit von der Zu- bzw. Abnahme des Aszites bei einem fortgeschrittenen Ovarialkarzinom) kann diese leicht durchführbare Untersuchung wertvolle Zusatzhinweise über den Krankheitsverlauf liefern.

Die *Palpation der Bauchdecke* ist eine einfache orientierende Untersuchungstechnik. Die Patientin liegt bequem rücklings im Bett oder auf der Untersuchungsliege. Der Oberkörper sollte leicht erhöht, die Beine in Hüfte und Knie leicht gebeugt sein. Diese Haltung entspannt die Bauchdecke. Der Arzt steht oder sitzt seitlich neben der Frau. Oft ist es günstig, die Patientinnen während der Untersuchung durch Fragen oder Gespräche abzulenken. Die Palpation sollte sanft und mit warmen Händen erfolgen. Jeder starke Druck löst auch ohne Schmerz Muskelkontraktionen und damit eine vermehrte Bauchdeckenspannung aus, was die Untersuchung erschwert.

Normalerweise ist das weibliche Genitale einer solchen Palpation von außen nicht zugänglich, da Uterus und Adnexe zu tief im kleinen Becken liegen (Abb. 3.4). Nur dann, wenn pathologische Prozesse Uterus, Eierstöcke oder Tube massiv vergrößert haben (z. B. Myome, Kystome, Saktosalpinx o. ä.) oder der Uterus in der Schwangerschaft über die Symphyse steigt, kann man Veränderungen durch die Bauchdecke tasten. Diese müssen jedoch schon eine erhebliche Größe erreicht haben, um ihre Konsistenz, Verschieblichkeit und Oberflächenbeschaffenheit transabdominal beurteilen zu lassen. Einschränkend kommt hinzu, dass es sich nicht

Tab. 3.2: Mögliche Schmerzursachen im Abdominalbereich (Beispiele).

Lokalisation	Rechts	Mitte	Links
Genitale Ursachen (Unterbauch (UB))			
UB	Ovarialzyste	Dysmenorrhoe	Ovarialzyste
	Stieldrehung	Kolpitis	Stieldrehung
	EUG	Psychosomatik	EUG
	Ovarialtumor	Fremdkörper	Ovarialtumor
	Adnexitis	nekrotisierendes	Adnexitis
	Ovulation	Myom	Ovulation
	Maldescensus ovarii		Maldescensus ovarii
Extragenitale Ursachen im Oberbauch (OB) oder Mittelbauch (MB)			
OB	Hepatitis	Pneumonie	Milzruptur
	Lebertumor	Pankreatitis	M. Hodgkin
	Gallenstein	Ulcus ventriculi	Milzinfarkt
MB	Nierenkolik	Nabelhernie	Nierenkolik
	Appendizitis	Enteritis	Pankreatitis
	Meckel-Divertikel	Ileus	
	Invagination	Mesenterialinfarkt	
UB	Appendizitis	Zystitis	Leistenhernie
	Leistenhernie	Psychosomatik	Zystopyelitis
	Zystopyelitis	Adhäsiones	Lymphadenitis mesenterialis
			Divertikulose
			Divertikulitis

um allzu adipöse Frauen handeln darf. Aber auch bei schlanken Frauen ist die exakte Zuordnung pathologischer Tastbefunde zu einem Organ schwierig. Dennoch sollte die Palpation nicht unterbleiben, da sie wichtige Hinweise für genitale oder extragenitale Ursachen von Bauchschmerzen liefern kann (Tab. 3.2).

Vor Beginn der Palpation lässt man sich von der Patientin die schmerzhafte Region eingehend beschreiben und zeigen. Kann die Patientin die Schmerzen genau lokalisieren, so sollte man von der schmerzfreien zur schmerzhaften Seite hin palpieren.

Leber, Gallenblase, Magen und Milz müssen, soweit dies möglich ist, ebenfalls abgetastet werden. Auch hier sind die Befunde bei schlanken Frauen natürlich aussagekräftiger als bei adipösen. Die Prüfung der Nierenlager gehört zu jeder gynäkologischen Untersuchung.

Gelingt es, über die Bauchdecken einen Tumor zu ertasten, so muss versucht werden, seine Größe, Konsistenz und Mobilität, d. h. die Verschieblichkeit des Befundes gegenüber der Bauchdecke oder anderen Strukturen abzugrenzen.

Meist handelt es sich um große Uterusmyome oder um fortgeschrittene Malignome. Gelegentlich kann man jedoch auch in die Bauchhöhle aufsteigende Ovarialkystome oder andere in Aszites flottierende Ovarialtumoren tasten. Differential-diagnostisch kommen Darmtumoren in Betracht. Legt man die flache Hand auf den palpablen Tumor im Bauch einer liegenden Frau und verschwindet dieser in Richtung kleines Becken, wenn sich die Kranke aufrichtet, so kann das ein Hinweis für einen Genitaltumor sein.

Die gynäkologische Untersuchung, die Sonographie und ggf. bildgebende Untersuchungen (z. B. MRT) müssen den Befund weiter eingrenzen: Größe (Metrik!)? Ursprung? Malignitätskriterien? Beziehung zu Nachbarorganen? Aszites?

Auch wenn die *Perkussion* heute in der Gynäkologie kaum noch eine Rolle spielt, sei doch darauf hingewiesen, dass man über Tumoren, einem tumorös verbackenen Omentum oder Aszites einen gedämpften, über Darmschlingen hingegen einen tympanischen Schall hört. Klinisch kann man durch Lagewechsel der Patientin das Phänomen des Schallwechsels provozieren, wenn sich z. B. Aszites frei zwischen den Darmschlingen bewegt.

Die *Auskultation* des Abdomens hat ihre klinische Bedeutung im Rahmen der gynäkologischen Untersuchung nicht verloren. Auskultiert wird über allen vier Quadranten des Bauches. Abnehmende oder fehlende Darmgeräusche sind ein Symptom des paralytischen Ileus, hochstehende klingende Darmgeräusche weisen auf einen mechanischen Ileus oder Subileus hin. Neben postoperativen Komplikationen können u. a. aszendierende Infektionen, rupturierte Tubarprozesse, Metastasen, Strahlen- oder Zytostatikatherapien ileusähnliche Zustände oder ein akutes Abdomen hervorrufen.

Inspiziert und palpiert werden immer die Lymphknoten in der *Regio inguinalis*, wo sich üblicherweise reis- bis hirsekorngroße Knötchen tasten lassen. Vergrößerte Lymphknoten findet man bei entzündlichen und venerischen Genitalerkrankungen, Malignomen im Genitalbereich und bei einer Reihe systemischer Erkrankungen, wie z. B. dem M. Hodgkin. Inguinalhernien sollten ebenso wie Nabelhernien bei der gynäkologischen Untersuchung entdeckt werden. Hierzu lässt man die Patientin aktiv den intraabdominalen Druck erhöhen, d. h. Husten oder Pressen und palpiert gleichzeitig die äußere Mündung des Canalis inguinalis oder anderer Loci minores resistentiae, z. B. Narben oder den Nabel.

3.1.2 Vulva

Die Untersuchung des äußeren Genitale beginnt mit der Inspektion. Die Patientin liegt auf dem gynäkologischen Untersuchungsstuhl (Abb. 3.5).

Große und kleine Schamlippen, Klitoris, Damm, Vestibulum vaginae und Hymen werden betrachtet und systematisch auf pathologische Veränderungen oder physiologische Normvarianten hin abgesucht. Registriert werden der Behaarungstyp, Form und Beschaffenheit des Mons pubis, Ausprägung, Konsistenz und Farbe der Labien.

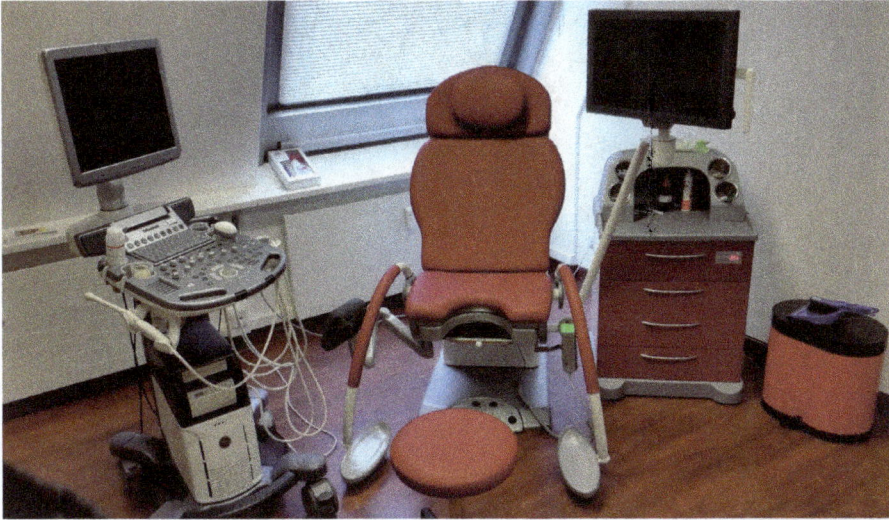

Abb. 3.5: Beispiel für eine Untersuchungseinheit mit adäquatem US-Gerät; moderner Medivan-Untersuchungsstuhl mit Videokolposkop und Bildschirm sowie rechts typischer mobiler Instrumentenschrank.

Bei Nulliparae ist der Vulvaspalt in der Regel durch das Aufeinanderliegen der Labien geschlossen. Die kleinen Labien können völlig verdeckt sein (im Kindesalter immer!) oder zwischen den großen Labien hervortreten (ethnische Unterschiede!). Bei Frauen, die geboren haben, kann die Vulva klaffen. Man achte auf Kratzwunden (Diabetes? Vulvitis?), Zeichen äußerer Gewalt, Tumoren (Abb.3.6), Naevi und andere Hautveränderungen (Abb. 3.7), Narben, die z. B. von Episiotomien herrühren können, Fehlbildungen, Entzündungszeichen oder Prellungen (Abb. 3.8).

Besondere (forensische) Bedeutung hat die Inspektion und die Befunddokumentation (Farbfoto, Video) bei Verdacht auf *Vergewaltigungsdelikte* (s. Kap. 1.3.8). Es muss der gesamte Körper der betroffenen Frau untersucht werden. Die Art und Weise der stattgefundenen Gewalteinwirkungen sollte man sich chronologisch schildern lassen. Bei Verletzungen müssen die exakte Lokalisation, die Ausdehnung und die Farbe der Läsionen angegeben werden. Prädilektionsstellen (Hals, Oberschenkel, Oberarme, Schleimhäute) werden abgesucht. Das Fehlen von Verletzungen muss nicht gegen eine Vergewaltigung sprechen. Zur Befunddokumentation gehört auch das Asservieren von Beweismitteln (Blut, Sperma, Kleidungsstücke mit Körperflüssigkeiten, Auskämmen der Schamhaare, Zytologie). Bei der schriftlichen Dokumentation ist die akribische Beschreibung der Befunde wichtiger als eine scheinbar klare Diagnose. Nach einer stumpfen Gewaltanwendung ist eine nochmalige klinische Kontrolle nach 24 Stunden erforderlich (Hämatombildung!).

Spreizt man die Labien, so blickt man auf den Introitus vaginae. Bei einer Virgo intacta befindet sich im Zentrum des Introitus der Hymen, ein Häutchen mit einer

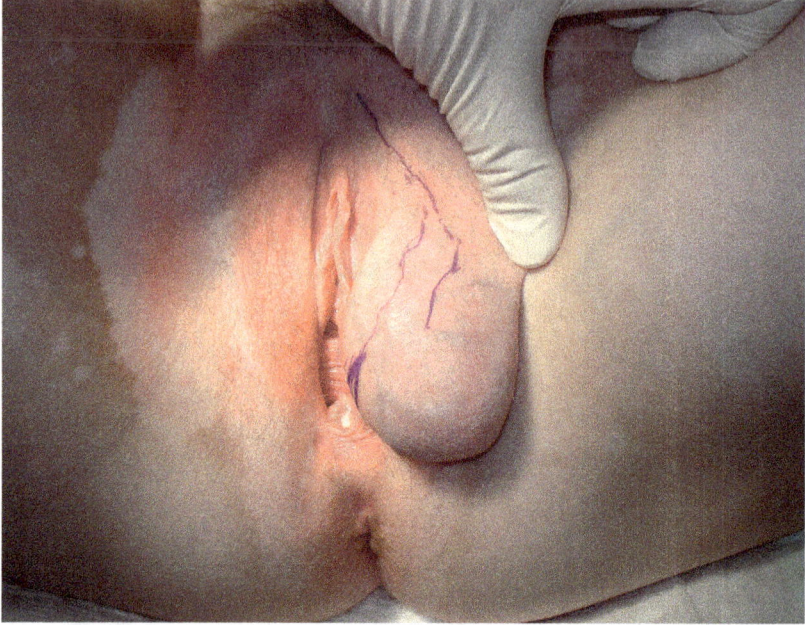

Abb. 3.6: Linksseitiges Vulvalipom mit Vitiligo und klaffender Vulva (Vulvoskopie mit Medivan-Videokolposkop).

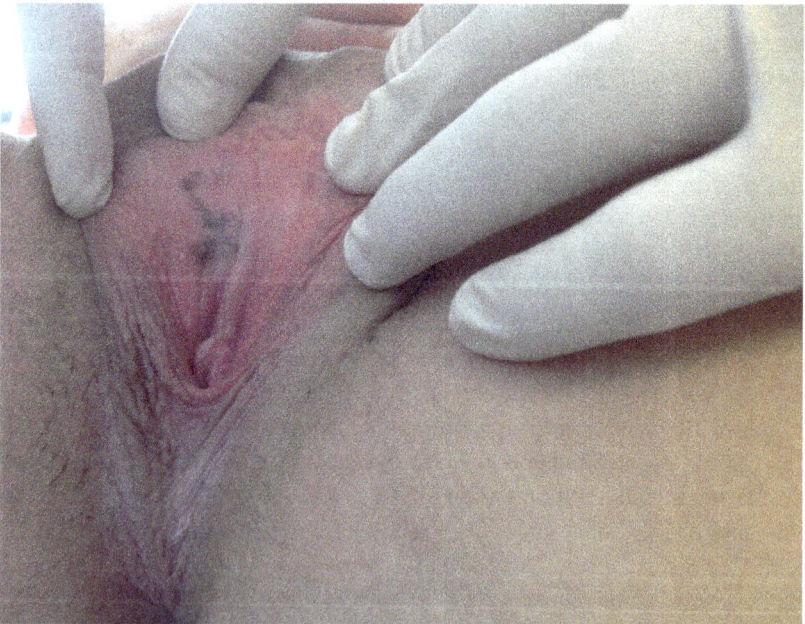

Abb. 3.7: Melanosis vulvae (Vulvoskopie mit Medivan-Videokolposkop).

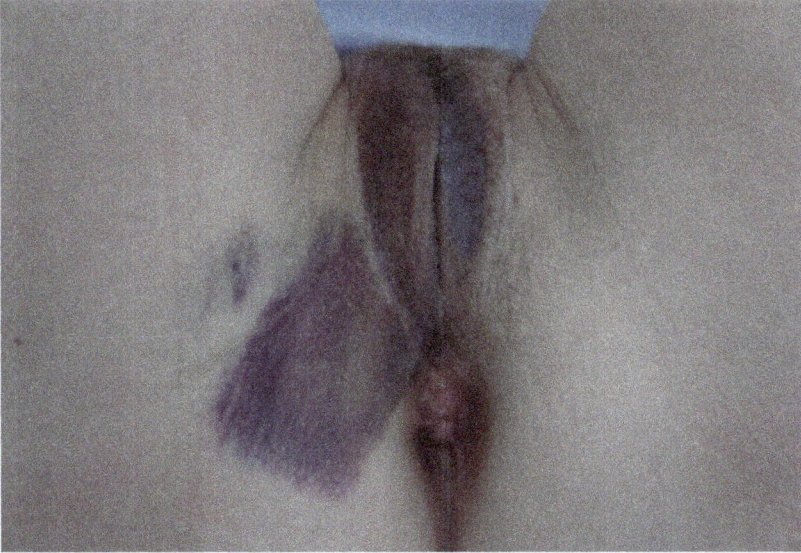

Abb. 3.8: Älteres Vulvahämatom nach Trauma.

(oder mehreren) mehr oder weniger weiten Öffnung (s. Kap. 2.1). Sowohl die Elastizität des Hymens als auch die Ausprägung des Foramen hymenalis weisen ein sehr breites Spektrum auf. Bei der Einschätzung der Virginität sollte man aus diesen Gründen sehr zurückhaltend sein. Radiäre Einrisse im Hymenalsaum sprechen für einen stattgefundenen Koitus oder sexuelle Manipulation. Ausgeprägte Einrisse, die vom Hymen nur noch zapfenartige Reste übriglassen, deuten auf Geburten in der Vorgeschichte hin.

3.1.2.1 Entzündungen und Abszesse

Entzündungen im *Vulvabereich* (Vulvitis) sind häufig (Abb. 3.9). Die Frauen klagen über Juckreiz (Pruritus) oder brennende Schmerzen, Miktions- und/oder Kohabitationsbeschwerden. Die *Ursachen* der Vulvitis kann man in vaginale, äußere und systemische unterteilen. Zu den vaginalen Ursachen zählen vor allem Mykosen, aber auch Infektionen mit anderen Erregern (z. B. Trichomonaden, Herpes-Viren).

Äußere Ursachen einer Vulvitis können mechanischer oder chemischer Natur sein, so z. B. reibende, enge Unterwäsche, Tampons und Vorlagen, Geschlechtsverkehr oder sexuelle Manipulationen, Kosmetika, Intimsprays, Seifen, Waschmittel, aber auch allergische Reaktionen, Parasiten u. ä.

Bei anhaltenden, rezidivierenden oder therapieresistenten Vulvitiden sollten Allgemeinerkrankungen, wie z. B. Diabetes mellitus, Hyperbilirubinämie, Östrogenmangel, endokrinologische Erkrankungen, vulväre Präkanzerosen sowie Malignome ausgeschlossen werden.

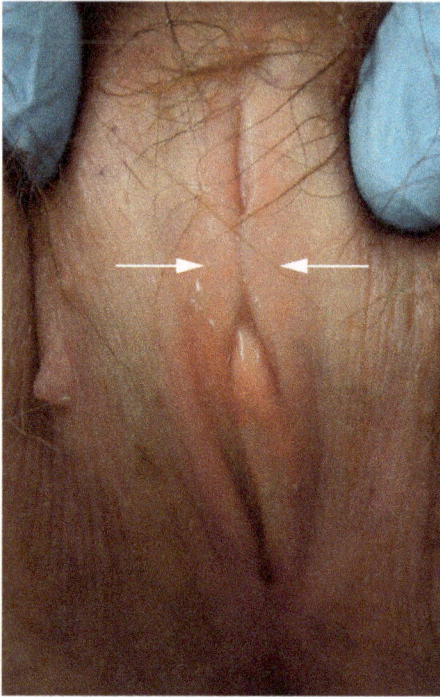

Abb. 3.9: Labiensynchie (Pfeile) als Folge einer Vulvitis (Vulvoskopie mit Medivan-Videokolposkop).

Bei der Vulvitis findet sich eine fleckige oder diffuse Rötung der Haut, die mit schmierigen Belägen bedeckt sein kann. Erosionen und Ulzera machen jede Berührung äußerst schmerzhaft. Oft ist eine innere gynäkologische Untersuchung nicht möglich. Alle klinischen Übergänge von einer leichten Rötung mit kaum merklichem, passagerem Juckreiz bis hin zur oben beschriebenen Symptomatik sind möglich.

Besonders schmerzhaft ist die Infektion der Vulva mit den verschiedenen Stämmen des DNA-Virus HSV-2 (Herpes genitalis). Brennen, Fluor, gegebenenfalls Dysurie oder Dyspareunie, verbunden mit Temperaturerhöhungen und Schwellungen der Leistenlymphknoten führen die Frau zum Arzt.

Neben lokalen Rötungen findet man ca. 2–3 mm durchmessende Bläschen mit klarem Inhalt. Diese rupturieren im weiteren Verlauf der Erkrankung und bilden scharfe, wie ausgestanzt aussehende Ulzera mit rötlichem Randsaum und Krusten. Später findet man in den Ulzerationen gelblich-weißliche Beläge. Eine HSV-Infektion geht oft mit einer *bakteriellen oder Pilzsuperinfektion* einher, so dass die Diagnose prima vista nicht einfach zu stellen ist.

Einen Abszess der Bartholin-Drüse sieht man auch ohne zusätzliches Spreizen der Labien (Abb. 3.10). Der Allgemeinzustand der Patientin ist mäßig bis stark beeinträchtigt. Sie klagt über zunehmende Schmerzen und ein Druckgefühl im Vulvabereich. Medial einer großen Schamlippe imponiert dann eine rundliche, rote, hochdolente, zystische Geschwulst. Durch eine Infektion der Drüse oder ihres Gangsystems kommt es zur entzündlichen Verklebung der Drüsenausführungsgän-

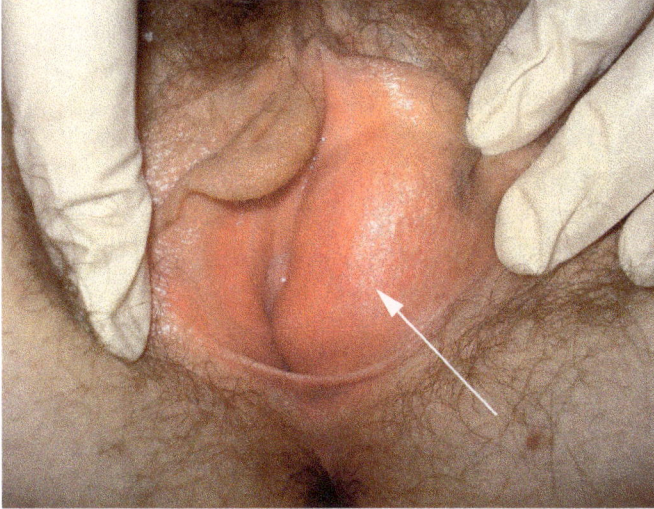

Abb. 3.10: (Pseudo-)Abszess (Pfeil) der Bartholin-Drüse (Vulvoskopie mit Medivan-Videokolposkop).

ge. Die Drüse schwillt an. Einen reifen Bartholin-Abszess (korrekt: Empyem) erkennt man an der Fluktuation des Inhaltes. Die darüberliegende Haut ist pergamentartig ausgedünnt.

Unbehandelt kann es zu einer Spontanperforation kommen. Die Therapie der Wahl besteht in der Spaltung und der Marsupialisation (Vollnarkose!) sowie in postoperativen desinfizierenden Sitzbädern. Ein bakteriologischer Abstrich ist obligat (Gonorrhoe?). Die Wunde granuliert von selbst aus, was noch einige Zeit Beschwerden machen kann. Der Allgemeinzustand der Patientin bessert sich jedoch schlagartig.

Tastet man im Bereich der Bartholin-Drüsen nur eine rundliche Geschwulst ohne Entzündungszeichen, so handelt es sich wahrscheinlich um eine Bartholin-Zyste, die bei Beschwerden marsupialisiert oder ausgeschält werden kann. Ein Karzinom der Bartholin-Drüse gehört zu den onkologischen Raritäten.

Merke: Kein Eingriff ohne Histologie!   !

3.1.2.2 Kondylome

Zu den häufigen Erkrankungen der Vulva gehören die Feigwarzen. Man unterscheidet spitze Kondylome (*Condylomata acuminata*) von flachen Kondylomen (*Condylomata lata* = vulväre Manifestationen der Syphilis). Die durch HPV (6, 11) hervorgerufenen Condylomata acuminata findet man im Vulva-, Vaginal- und Analbereich (Abb. 3.11).

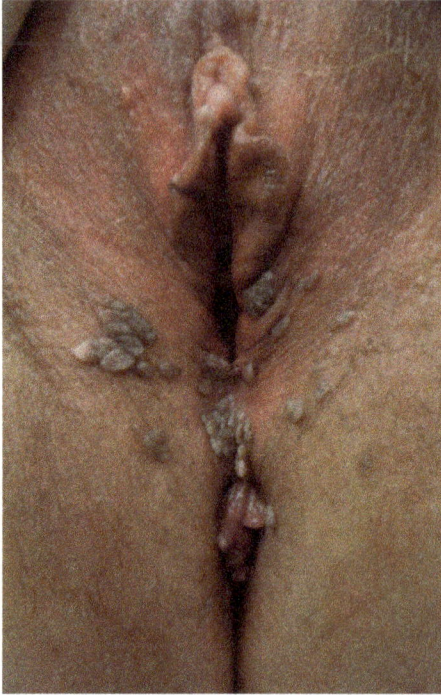

Abb. 3.11: Condylomata acuminata
(Vulvoskopie mit Medivan-Videokolposkop).

Sie wachsen beetförmig, selten solitär, meist gruppiert. Bei der Untersuchung muss immer geprüft werden, ob die Condylomata acuminata auch Scheide, Zervix oder die inneren Anteile des Analkanals befallen haben.

3.1.2.3 Geschlechtskrankheiten

Klagt die Patientin über ziehende Unterbauchschmerzen oder Symptome einer Adnexitis (s. Kap. 3.2.5.2), sollten bakterielle Abstriche nicht nur von der Zervix uteri, sondern auch aus der Urethra entnommen werden. Dies gilt auch für Patientinnen mit Zervizitis, Proktitis, Bartholinitis und Urethritis. In diesen Fällen muss eine **Gonorrhoe** (Tripper) als Entzündungsursache ausgeschlossen werden. Die Inzidenz für Sachsen (hier Labormeldepflicht) betrug 2011 ~13.7/100.000 Einwohner (Robert-Koch-Institut 2013).

> **!** **Merke:** Beweisend für die Diagnose einer Gonorrhoe ist nur der Erregernachweis von Neisseria gonorrhoeae in der Kultur. Dennoch liefern die Abstrichfärbungen mit Methylenblau und die Gramfärbung wertvolle Hinweise für das therapeutische Vorgehen. Im Methylenblau-Präparat färbt sich Neisseria gonorrhoeae blau, in der Gramfärbung rot (intrazellulär).

Man unterscheidet bei der Frau zwischen einer *unteren* und einer *oberen Gonorrhoe*. Während Pollakisurie, Algurie, putrid-grünlicher Fluor sowie ein entzündlich-

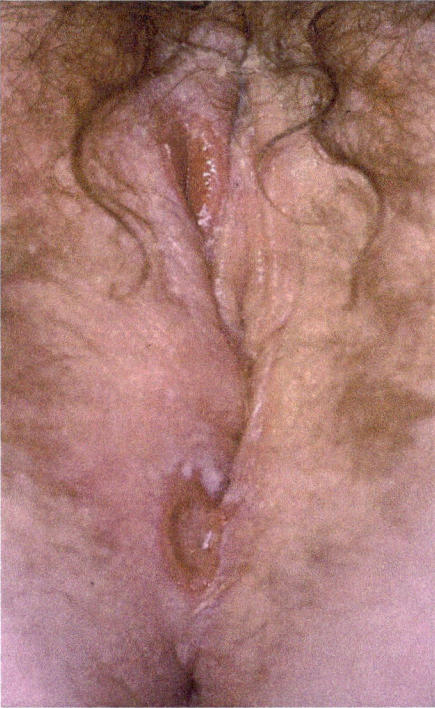

Abb. 3.12: Syphilitischer Primäraffekt im Klitorisbereich und an der hinteren Kommissur (mit herzlichem Dank an Prof. W. Mendling).

dolenter, geröteter Introitus mehr für eine untere Gonorrhoe sprechen, deuten die Symptome einer Adnexitis auf eine obere Gonorrhoe hin. Zu den *Komplikationen* des Trippers zählen, neben einer möglichen Endomyometritis, die Salpingitis und seltener die Pelveoperitonitis. Häufig verläuft eine Gonorrhoe bei der Frau auch völlig asymptomatisch. Die Gonorrhoe kann zur tubaren Sterilität führen.

Zu den häufigsten Sexually Transmitted Diseases (STD) zählen die **Chlamydien-Infektionen**. Auslöser ist meistens die Spezies Chlamydia trachomatis. Pro Jahr erkranken in Deutschland etwa 300.000 Frauen an einem Chlamydieninfekt. Die Übertragung erfolgt meist über den ungeschützten Geschlechtsverkehr. Typische Symptome einer Chlamydien-Infektion bei der Frau sind Juckreiz, Schmerzen und Brennen beim Wasserlassen sowie ein dünnflüssiger, gelblicher oder eitriger Ausfluss im Genitalbereich auf. In vielen Fällen ist die Infektion auch symptomlos. Unbehandelt kann die Chlamydien-Infektion zu schweren Entzündungen und zur Unfruchtbarkeit führen. Kondome schützen. Ein Chlamydien-Test (Urin, Abstrich) sollte aufgrund der Erkrankungszahlen einmal pro Jahr durchgeführt werden. Bis zum 25. Lebensjahr übernehmen die Krankenkassen die Kosten der Tests. Makrolide, Tetracycline, Doxycyclin oder Azithromycin gehören zu den wirksamen Therapieoptionen.

Syphilitische Primäraffekte manifestieren sich vor allem im Bereich der Vulva (Abb. 3.12). Inzidenz ~4.5/10^5/Jahr (Robert-Koch-Institut 2012).

Die **Syphilis** wird durch *Treponema pallidum* hervorgerufen und zählt neben der Gonorrhoe, dem Ulcus molle, dem Lymphogranuloma inguinale sowie dem Granuloma venereum zu den klassischen venerischen Erkrankungen.

Die Syphilis verläuft in mehreren Stadien. Ungefähr drei Wochen nach der Infektion kommt es zum Auftreten des sog. *Primäraffektes*. Meistens handelt es sich um ein lackartig glänzendes, schmutzig-braunrotes Ulkus mit derbem Randwall (Ulcus durum), das von einem Labienödem begleitet sein kann. Die Leistenlymphknoten sind vergrößert, sehr derb, aber schmerzlos. Unbehandelt bilden sich diese Befunde innerhalb der nächsten 6 Wochen zurück.

Nach ca. 8 Wochen tritt die Erkrankung in ihr *Sekundärstadium*. An den Hand- und Fußflächen bilden sich makulo-papulöse Exantheme und im Bereich der Mundschleimhaut die sogenannten Plaques lisses, hellgraue Beläge und indolente Schleimhauterosionen. Im Anogenitalbereich entstehen breite, nässende, hochkontagiöse Papeln (Condylomata lata: Abstrich!). Die klassische mottenfraßähnliche, reversible Alopecia syphilitica sieht man im Zeitalter des Penizillins in den Industrieländern nur noch selten.

Ebenfalls mit einer Ulkusbildung im Vulvabereich kann das durch Haemophilus ducreyi hervorgerufene ***Ulcus molle*** verlaufen. Neben papulopustulösen Veränderungen kommt es nach ca. 5 Tagen zu einem schmerzhaften Ulkus mit weichem Rand. Als weiterer Unterschied zum Primäraffekt der Syphilis sind die vergrößerten inguinalen Lymphknoten schmerzhaft verbacken (Bubonen) und neigen zu Einschmelzung und Spontanperforation.

Sowohl für das durch die Filzlaus (Phthirus pubis) hervorgerufene Krankheitsbild der *Pediculosis pubis* als auch für die durch Milben (Sarcoptes scabiei) verbreitete Krätze (*Scabies*) ist das typische klinische Symptom der Pruritus.

Mit dem Kolposkop, einer Lupe oder mit bloßem Auge lassen sich die Filzläuse oder ihre Nissen in den Schamhaaren bzw. die charakteristischen Papeln auf der Haut nachweisen. Genauer muss man hinsehen, wenn man die wenige Millimeter langen Milbengänge in der Hornhaut finden will. Dissiminierte Papeln und superinfizierte Kratzwunden gehören zum klinischen Bild.

3.1.2.4 Klitorishypertrophie und Polypen

Eine Klitorishypertrophie findet man in Kombination mit einer Virilisierung (Abb. 3.13).

Ursachen für ein erhöhtes Androgenangebot können u. a. hormonaktive Ovarialtumoren (z. B. Arrhenoblastom, Thekom, Hiluszelltumor), Krankheiten oder Tumoren der Nebennierenrinde (z. B. NNR-Adenom, NNR-Karzinom, AGS, M. Cushing), eine ektope ACTH-Sekretion (z. B. bei einem Bronchialkarzinom), Hypophysentumoren oder Medikamente (z. B. Anabolika, Danazol, Glukokortikoide, ACTH, Hydantoin u. v. a.) sein.

Verbunden ist dieses Merkmal mit Zyklusstörungen, Akne, Seborrhoe, einer recht tiefen Stimme, Hirsutismus sowie gelegentlich einer Alopecia androgenetica.

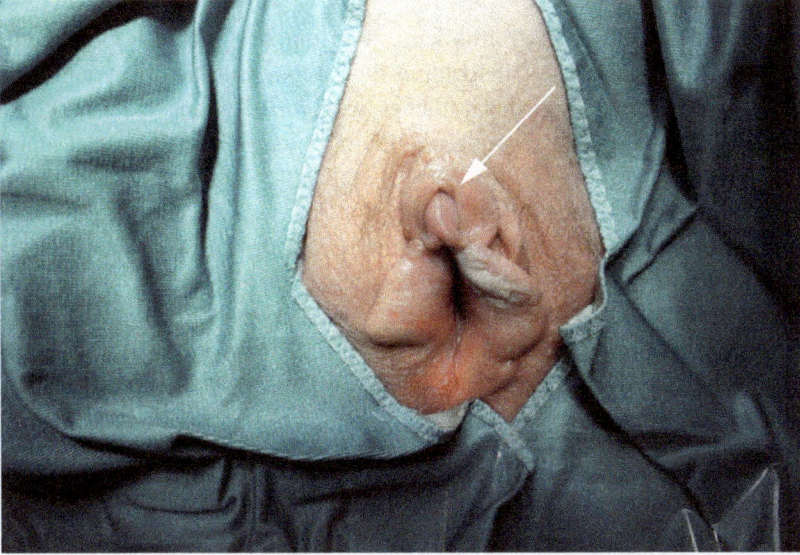

Abb.3.13: Klitorishypertrophie.

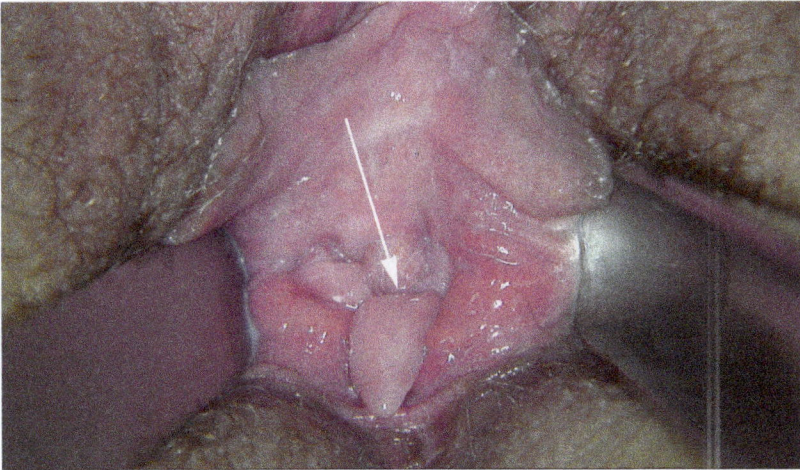

Abb. 3.14: Introitus-Polyp (Vulvoskopie mit Medivan-Videokolposkop).

Es müssen nicht alle aufgezählten Symptome vorhanden sein, um die Verdachtsdiagnose einer internistisch-endokrinologischen oder einer gynäkologisch-endokrinologischen Störung mit oder ohne onkologischem Hintergrund zu stellen.

Zu den fast immer gutartigen Veränderungen im Introitusbereich zählen die Polypen (Abb. 3.14). Diese können i. d. Regel belassen werden. Bei Beschwerden (Fluor, Dyspareunie) können diese Polypen ambulant in Lokalanästhesie problemlos entfernt werden.

3.1.2.5 Lichen sclerosus und VIN

Besonders die Vulva und den Introitus kann man mit dem Kolposkop sehr gut untersuchen. Findet man bei der Inspektion die Labien teilweise oder ganz geschrumpft und die Haut in ein narbenähnliches, weißlich-glänzendes, perlmuttfarbenes, gespanntes Gewebe umgewandelt, so handelt es sich meistens um einen *Lichen sclerosus et atrophicans* (Abb. 3.15).

Bei dieser chronisch-degenerativen Erkrankung der Dermis kommt es zu einem Schwund der elastischen Fasern verbunden mit Koriumödem, Hyperplasie, Leukoplakie und Hyperkeratose in jeweils unterschiedlicher Ausprägung.

Die Labien und auch die Klitoris der betroffenen Frauen können völlig aufgebraucht sein. Eine Untersuchung der inneren Genitalorgane kann wegen der schmerzhaften Stenose des Introitus unmöglich werden. Die Frauen klagen über brennende Schmerzen und einen unerträglichen Juckreiz im Genitalbereich, der charakteristischerweise nachts (im Bett) zunimmt. Entsprechend findet man die Vulva oft voller Kratzspuren, was über bakterielle Superinfektionen zu sekundären Vulvitiden führen kann.

Die Abgrenzung einzelner Formen des Lichen sclerosus (bzw. vulvärer Dystrophieformen) von den Präkanzerosen der Vulva kann große Schwierigkeiten bereiten, besonders wenn es sich um hyperkeratotische oder durch Infektionen kompli-

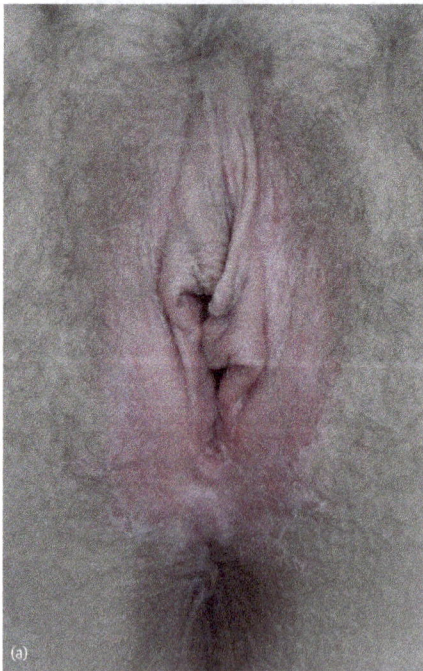

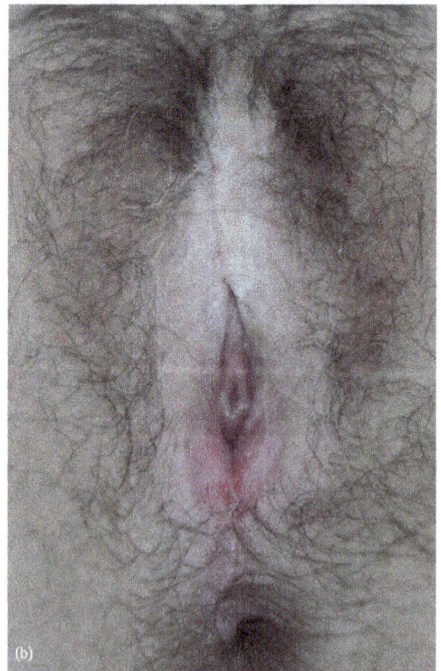

Abb. 3.15: Lichen sclerosus mit bakterieller Superinfektion (a) und heftigem Pruritus (b) (Vulvoskopie mit Medivan-Videokolposkop).

zierte Befunde handelt. Die Frauen klagen seit Jahren über Juckreiz und ein Wundheitsgefühl im Vulvabereich. Viele haben langjährige Salben- und Sitzbadbehandlungen hinter sich.

Zu den echten Präkanzerosen zählt *die vulväre intraepitheliale Neoplasie* (hier VIN III), zu den Sonderformen des Carcinoma in situ der M. Bowen, die Erythroplasia Queyrat, seltene atypische Kondylome und der M. Paget. Die Diagnose wird immer histologisch gestellt.

Klinisch können scharf umrissene, erhabene Herde mit rötlichen, teilweise psoriasisähnlichen Hautveränderungen hinweisend sein. Die Befunde sind oft multizentrisch; Leukoplakien sind möglich. Die Veränderungen finden sich überwiegend im Bereich der unbehaarten Vulva.

Während die VIN schon ab dem 20. Lebensjahr beobachtet wird, tritt der *Morbus Paget* ab dem 60. Lebensjahr auf. Die meist unilateralen Veränderungen breiten sich entlang der Hautanhangsdrüsen aus. Scharf begrenzte, teils gerötete, girlandenförmige, gelegentlich schuppende, teils leukoplakische Herde mit Indurationen und einem möglichen Übergang auf die perianale oder inguinale Haut werden beschrieben.

Diagnostische Hilfsmittel stellen die kolposkopische Betrachtung und in begrenztem Maße auch der zytologische Abstrich dar. Man sollte nie zögern, Patientinnen jeden Alters in unklaren Fällen einer Spezialsprechstunde (Dysplasie-Sprechstunde) zuzuführen.

> **Merke:** Die VIN kann auch einfach in die *uVIN* (undifferenzierte VIN) und die *dVIN* (differenzierte VIN) unterteilt werden.

3.1.2.6 Vulvamalignome

Die Karzinome der Vulva sind selten und stellen etwas mehr als 4 % aller Genitalmalignome. Meist sind ältere Frauen betroffen. Das durchschnittliche Alter bei Diagnosestellung beträgt 70–72 Jahre In dieser Altersgruppe liegt die Inzidenz bei ca. 20/100.000. Insgesamt wird von einer Inzidenz von ~5,8/10^5/Jahr ausgegangen.

Plattenepithelkarzinome stellen mit ca. 86 % aller Fälle den häufigsten histologischen Typ dar, gefolgt vom Vulvamelanom mit ca. 5 %. Die restlichen 9 % stellen Basaliome, Sarkome und Metastasen anderer Primärlokalisationen.

Juckende, teilweise nässende Ulzerationen im Vulvabereich können primär auf ein Malignom hinweisen (Abb. 3.16). Fast 70 % der Vulvakarzinome findet man im Bereich der großen oder kleinen Labien. Das Erscheinungsbild ist vielfältig. Frühe Tumorstadien können noch als gerötete, flächenhafte, verschiebbare Hautindurationen auffallen. In fortgeschrittenen Stadien (Tab. 3.3) erscheint das Vulvakarzinom als leicht vulnerable Geschwulst oder als flächiges Ulkus mit derbem Randwall, gelegentlich auch als exophytisch wuchernder Tumor, der zentral nekrotisierend zerfällt. Die inguinalen Lymphknoten können frühzeitig vergrößert sein. Sie sind

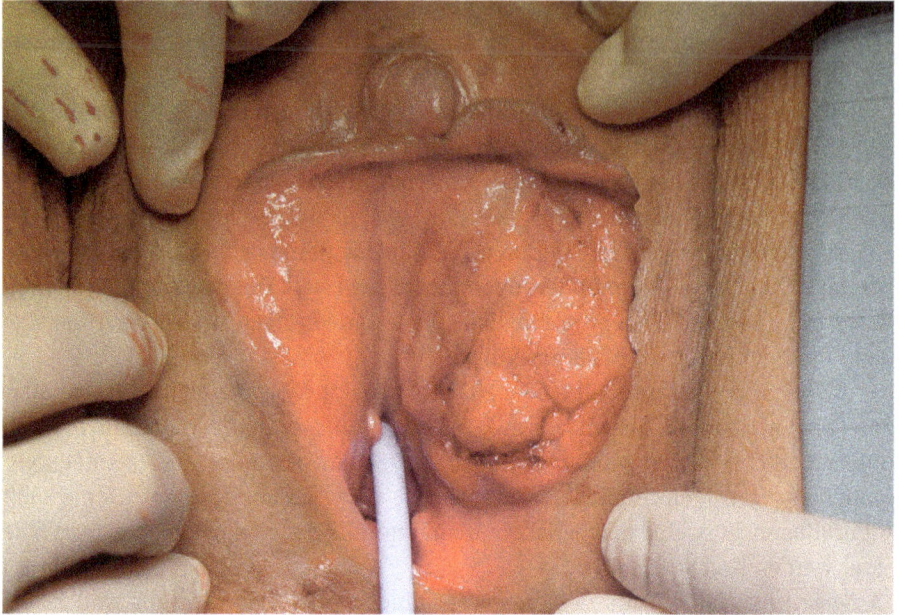

Abb. 3.16: Typisches Vulvakarzinom links.

Tab. 3.3: Aktuelle FIGO-Stadieneinteilung des Vulvakarzinoms.

FIGO-Stadien	Definition
0	Carcinoma in situ, VIN 3
I	Tumor auf Vulva und Perineum begrenzt
IA	Tumoren ≤ 2 cm und Infiltrationstiefe ≤ 1 mm
IB	Tumoren ≥ 2 cm und Infiltrationstiefe > 1 mm
II	Tumor jeglicher Größe auf Vulva oder Damm mit Ausdehnung auf Urethra (distales Drittel), Vagina (distales Drittel), Anus
III	Tumor jeglicher Größe auf Vulva oder Damm, auch mit Ausdehnung auf Urethra (distales Drittel), Vagina (distales Drittel), Anus, mit positiven Leisten-LK
IIIA	1–2 LK-Metastasen (< 5 mm)
IIIA	1 LK-Metastase (≥ 5 mm)
IIIB	≥ 3 LK-Metastasen (< 5 mm)
IIIB	≥ 2 LK-Metastasen (≥ 5 mm)
IIIC	LK-Metastasen mit Kapseldurchbruch
IVA	fixierte und ulzerierte Leisten-LK
IVA	Invasion der proximalen 2 Drittel der Urethra und/oder Vagina, Blasenmukosa, Rektummukosa oder Knochenfixation
IVB	Fernmetastasen, einschließlich pelvine LK-Metastasen

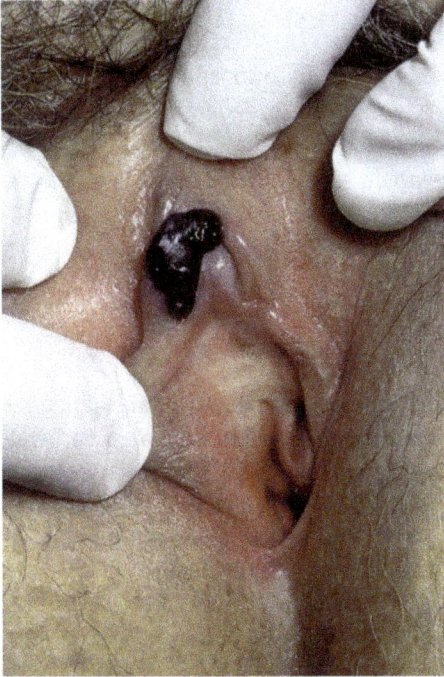

Abb. 3.17: Malignes Melanom im Bereich der rechten oberen Klitorisvorhaut.

meistens nicht dolent. Bei der Untersuchung muss man die Größe des Tumors (Länge × Breite × Höhe) und seine Verschieblichkeit dokumentieren. Auch die kontralaterale Seite der Vulva muss genau inspiziert werden (erweiterte Kolposkopie), da „Abklatschmetastasen" beobachtet werden.

Die *histologische Sicherung* des Befundes gehört in die Hand eines Gynäkopathologen oder Pathologen. Die exzidierte Probe muss alle Hautschichten und auch gesunde Areale enthalten.

Anamnestisch findet man gehäuft langjährige und frustrane Behandlungen wegen Lichen sclerosus oder Vulvadystrophie, Kondylomen bzw. persistierenden Genitalinfekten. Viele Frauen sind Raucherinnen.

Das *Klitoriskarzinom* ist eine Rarität und wird zu den Vulvakarzinomen gerechnet. Aufgrund seines zentralen Sitzes und den damit verbundenen komplexen Lymphabflusswegen gehört es zu den gynäkologischen Problemtumoren.

Das *Vulvamelanom* fällt durch seine charakteristische Pigmentierung auf (Abb. 3.17). Größenzunahme, Pigmentwechsel, Vulnerabilität, Pruritus oder Konsistenzänderungen eines bekannten oder neu aufgetretenen Naevus sind immer melanomverdächtig.

In diesen Fällen empfiehlt sich immer die interdisziplinäre Kooperation mit einem *Onkodermatologen*. Die Probeentnahme muss mit Sicherheitsabstand in sano erfolgen. Die stadiengerechte Therapie des Vulvamelanoms richtet sich – wie beim Vulvakarzinom – in erster Linie nach der Invasionstiefe der Geschwulst.

3.2 Untersuchung des inneren Genitale

Die gynäkologische Untersuchung ist ein Eingriff in die Intimsphäre der Frau. Sie muss so kurz wie nötig und so gründlich wie möglich, in jedem Fall aber dezent vorgenommen werden.

Eine Untersuchung ohne die Anwesenheit einer Schwester verbietet sich, gleichgültig, ob es sich beim Untersucher um einen Arzt oder eine Ärztin handelt, aus klinischen (Anreichen vom Instrumenten etc.) und juristischen Gründen.

3.2.1 Allgemeine Hinweise

Die Resultate der bimanuellen Untersuchung des weiblichen Genitale hängen – mehr noch als bei anderen Untersuchungsmethoden – von der optimalen Vorbereitung und Lagerung der Frau sowie von der individuellen Erfahrung des Untersuchers ab. Beim Erlernen der Untersuchungstechnik empfiehlt es sich, die gynäkologische Untersuchung zusammen mit einem erfahrenen Frauenarzt bei Frauen mit nicht allzu komplizierten Befunden vorzunehmen.

! **Merke:** Jede Möglichkeit, die eigenen Tastbefunde mit der Realität zu vergleichen, sollte genutzt werden.

Ultraschallbefunde, MRT- oder CT-Aufnahmen mit metrischen Angaben sowie die Teilnahme an laparoskopischen Operationen oder Laparotomien helfen bei der Vermittlung eines räumlichen Vorstellungsvermögens, welches anfänglich nicht mit unserem Tastsinn übereinstimmt. Nach Hysterektomien sollte man selbst den Uterus und die Adnexen betrachten und betasten, um einen Eindruck von der tatsächlichen Größe und Konsistenz der zuvor untersuchten Organe zu gewinnen.

Jeder gynäkologische Untersuchungsbefund muss immer schriftlich dokumentiert werden. Man sollte sich angewöhnen, den Palpationsbefund in Worten und in Form einer schematischen Zeichnung festzuhalten. Nur Zeichnungen geben die räumliche Vorstellung des Untersuchers vom Tastbefund wieder.

! **Merke:** Wer zeichnet, legt sich fest! Dabei ist es im Lernprozess nicht wichtig, dass sofort alle Befunde stimmen. Man braucht kein Leonardo da Vinci sein, um einen Uterus in seiner Beziehung zu anderen Organen zu zeichnen.

Wichtig ist, dass sich der Lernende unter Anleitung eines erfahrenen Frauenarztes ein plastisches, räumliches Vorstellungsvermögen von den normalen und pathologischen Befunden an den weiblichen Genitalorganen aktiv erarbeitet.

! **Merke:** Untersuche viel! Vergleiche viel! Zeichne viel! Nur so gewinnt man das nötige Maß an diagnostischer Sicherheit – und nur so lernt man auch die Grenzen der Untersuchungstechnik kennen.

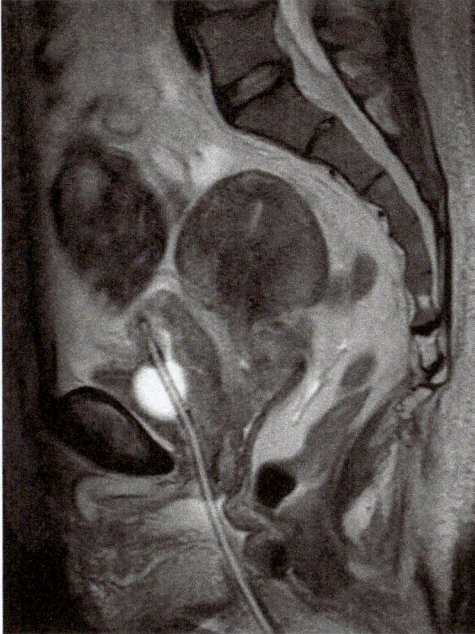

Abb. 3.18: MRT-Befund einer Patientin mit Zervixkarzinom FIGO IV. Beachte die infiltrierte Blase mit liegendem Dauerkatheter vor dem Uterus.

Vor jeder gynäkologischen Untersuchung muss dafür gesorgt werden, dass die Patientinnen Blase und Rektum entleert haben. Die volle Blase legt sich sonst wie ein Wasserkissen zwischen die äußere und die innere Hand, drängt den Uterus und die Adnexe nach dorsal und kann so gegebenenfalls einen zystischen Tumor vortäuschen (Abb. 3.18). Dieser Irrtum lässt sich bei der Ultraschalluntersuchung leicht berichtigen. Das kostet aber Zeit. Außerdem kann die Untersuchung bei gefüllter Blase schmerzhaft sein.

Die Notwendigkeit einer Katheterisierung ist nur bei psychischen oder funktionellen Harnentleerungsstörungen, Karzinomstenosen, Blasentamponaden o. ä. gegeben. Auch ein gefülltes Rektum kann zu Fehldiagnosen führen (Skybala versus retrouteriner Tumor) oder eine Untersuchung erschweren bzw. unmöglich machen.

Für eine effiziente gynäkologische Untersuchung ist die sachgerechte Lagerung der Patientin wichtig (Abb. 3.19).

Gesäß und Lendenwirbelsäule müssen einer etwas erhöhten Unterlage dicht aufliegen. Dadurch kommt es zu einer leichten Kyphose der Lendenwirbelsäule mit Verringerung der Beckenneigung, was zu einer weitgehenden Entspannung der Bauch- und Beckenmuskulatur führt. Die Organe des kleinen Beckens „verschieben" sich so in Richtung Beckenboden. Eine Lordose der Lendenwirbelsäule bewirkt eine Verstärkung der Beckenneigung, eine Spannung der Bauch- und Beckenbodenmuskulatur und somit die Entfernung der Genitalorgane in Richtung großes Becken: die Untersuchung wird unnötig erschwert. Die modernen gynäkologischen Untersuchungsstühle sind auf diese Problematik ausgerichtet. Trotzdem sollte man die Lagerung der Patientin vor der Untersuchung kurz überprüfen.

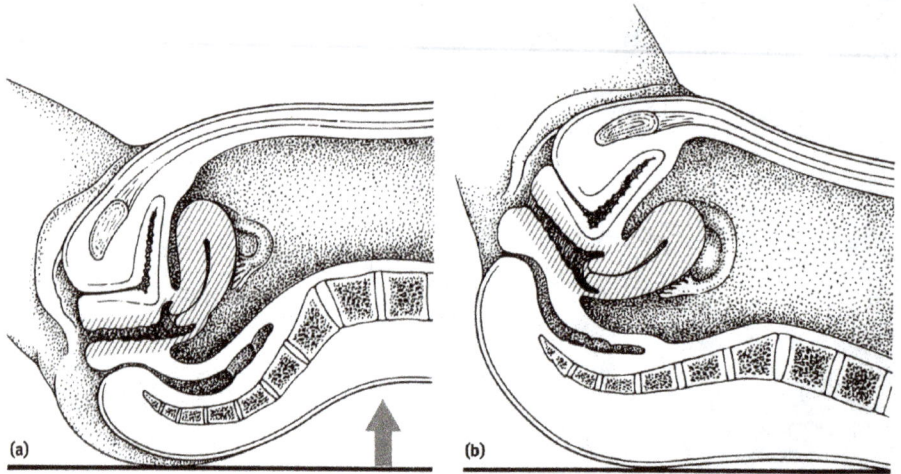

Abb. 3.19: Lagerung der Patientin: (a) falsch, (b) richtig.

Günstig wirkt es sich aus, wenn die zu untersuchende Frau gebeten wird, ihr Gesäß leicht anzuheben um es dann auf die Hände des Untersuchers niederzulassen. Zieht der Untersucher nun seine Hände sanft unter dem breit aufliegenden Körper hervor, so werden auf diese Weise die Gesäßhälften auf dem Untersuchungsstuhl „ausgestrichen", was die Lagerung optimiert. Die Erschlaffung der Mm. recti abdominis wird dadurch gefördert, dass die Frau ihre Arme auf der Brust verschränkt. Ungeduldige Ermahnungen seitens des Arztes, die Patientin möge doch die Bauchdecken entspannen, bewirken meist das Gegenteil.

3.2.2 Vagina

Alle Anteile des weiblichen Genitales, die einer direkten Betrachtung durch den untersuchenden Arzt zugänglich sind, müssen auch betrachtet werden. Dies gilt für die Scheide und die Portio ebenso wie für die Vulva oder die Analregion.

3.2.2.1 Untersuchungstechnik und Hinweise

Zur Inspektion von Scheide und Portio uteri muss die Scheide zunächst entfaltet werden. Dies erfolgt bei der bequem und möglichst entspannt auf dem Untersuchungsstuhl liegenden Patientin mit Hilfe blattförmiger Spiegel, der Spekula.

Merke: Angewärmte Spekula sind immer besser als kalte! Kalte Spekula sind heute obsolet. Die Spekula werden vor der Untersuchung zusätzlich mit lauwarmem Wasser benetzt, um eine gute Gleitfähigkeit der Instrumente in der Scheide zu gewährleisten. So werden auch bei trockener Scheide Schmerzen und damit verbundene Verspannungen vermieden.

Zuerst wird das hintere, rinnenförmige Blatt eingeführt. Dazu wird die Vulva mit den Fingern der linken Hand gespreizt. Das hintere Blatt wird in den Schrägdurchmesser des Introitus eingesetzt und sanft in den geraden Durchmesser gedreht. Gleichzeitig wird das Blatt tiefer in die Scheide geschoben, ohne dabei die Portio zu alterieren. Zieht man nun das Spekulum nach unten und betont man dabei die Spekulumspitze, so entfernt sich die hintere Scheidenwand von der vorderen.

Das hintere Blatt verbleibt während der Untersuchung oder einer Manipulation in der Hand des Untersuchers, das nun einzuführende vordere Blatt kann nach Bedarf vom Arzt selbst oder von der instrumentierenden Schwester in der gewünschten Position gehalten werden.

Das kleinere, vordere Spekulumblatt wird auf dem hinteren Blatt in die Scheide eingeführt. Dabei ist darauf zu achten, dass der höchste Punkt des vorderen Blattes im vorderen Scheidengewölbe und nicht auf der Urethra liegt. Durch spreizende Bewegungen oder Rotation beider Blätter kann man nun bei optimaler Ausleuchtung jeden beliebigen Punkt der Scheide und der Portio betrachten.

Die selbsthaltenden, sog. Entenschnabel-Spekula nach Cusco werden ebenfalls im Schrägdurchmesser eingeführt und dann in den Geraddurchmesser rotiert. In der gewünschten Stellung werden die beiden Blätter gespreizt und durch die Schraubvorrichtung in ihrer Position fixiert. Diese Spiegel haben den Vorteil, dass der Untersucher nun beide Hände frei hat. Deshalb werden die Cusco-Spekula meist bei der Kolposkopie oder bei Probeentnahmen von der Portio verwendet.

Bei der Inspektion muss der Untersucher außer der Portio tatsächlich *alle Anteile der Vagina* beurteilen, d. h. die Vorderwand, die Hinterwand und die Seitenwände. Pathologische Befunde unter einem Spekulum dürfen nicht übersehen werden!

Bei der Entfernung der Spekula sollte man diese langsam aus der Scheide herausgleiten lassen. Dabei legt sich unter Sichtkontrolle die vordere Scheidenwand von kranial nach kaudal auf die hintere.

Auf folgende Aspekte muss bei der Inspektion geachtet werden: Senkungen von Scheide und/oder Uterus? Zysto- und/oder Rektozelen? Inkontinenz? Entzündungen? Fluor? Prurituszeichen? Tumoren? Fehlbildungen? Fisteln?

3.2.2.2 Senkungszustände und Inkontinenz

Senkungszustände des inneren Genitale beruhen meist auf einer Insuffizienz des Beckenbodens und/oder des Halteapparates. Geburten bzw. Geburtsverletzungen, Adipositas per magna bzw. körperliche Belastungen sind die üblichen Ursachen.

Neben Inkontinenzproblemen klagen Frauen mit Senkungen des Genitale über Schmerzen im Unterleib, im Rücken, über ein Fremdkörpergefühl oder ein unangenehmes Druckgefühl im Vulvo-Vaginalbereich. Rezidivierende Zystitiden (hohes Restharnvolumen, Diabetes), verstärkter Ausfluss als Zeichen einer Kolpitis, Schmierblutungen (Druckulzera?) und Obstipation werden angegeben.

Vor dem Einsetzen der Spekula bittet man die Patientin, kräftig nach unten zu pressen oder zu husten. Durch die Erhöhung des intraabdominalen Druckes kommen Senkungen der Scheide oder des Uterus sehr gut zur Darstellung.

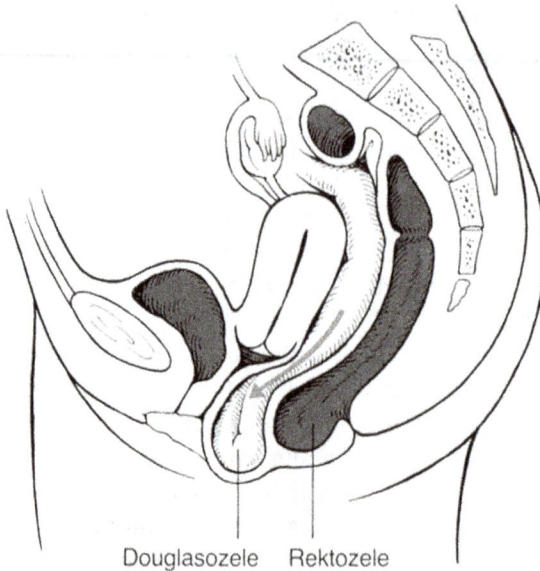

Douglasozele   Rektozele

Abb. 3.20: Enterozele [Martius, Breckwoldt, Pfleiderer 1994].

Im Bereich der Scheide kann es zu einer Senkung der vorderen oder der hinteren Vaginalwand bzw. beider Wände kommen. Tritt der Blasenboden tiefer, handelt es sich um eine Zystozele (Abb. 3.20), bei Vorwölbung des Rektums in die Scheide oder vor den Introitus um eine Rektozele. Die Kombination beider Befunde ist häufig (Abb. 3.21).

Beim *Descensus uteri* kann sich die Gebärmutter bis zum Introitus senken, beim Subtotalprolaps tritt sie teilweise vor die Vulva und beim Totalprolaps völlig vor den Scheideneingang (Abb. 3.22, Abb. 3.23). In Abhängigkeit vom Stand der Portio in der Scheide unterscheidet man einen geringgradigen (Portio im oberen Scheidendrittel), einen mittelgradigen (Portio im mittleren Scheidendrittel) und einen hochgradigen Descensus uteri (unteres Scheidendrittel).

Fast immer wird die Inkontinenz von Patientinnen mit Descensus als eines der Hauptprobleme genannt. Dabei handelt es sich um eine Stress- bzw. Belastungsinkontinenz, der häufigsten Form der Harninkontinenz überhaupt (ca. 60–80 %), bei der eine Insuffizienz der Urethraverschlussfunktion besteht. Der unwillkürliche, meist geringgradige Harnabgang erfolgt ohne Vorankündigung bei intraabdomineller Drucksteigerung. In der Anamnese werden Geburten, schwere Arbeit, chronische Hustenzustände und Obstipation angegeben. Die Frauen sind i. d. Regel adipös.

Für die Beurteilung des Schweregrades einer Stress- bzw. Belastungsinkontinenz wurde eine einfache und klinisch gut handhabbare Einteilung (nach Ingelmann-Sundberg) eingeführt (siehe Tab. 3.4).

Das Miktionsintervall beträgt ca. 3 Stunden, ein willkürlicher Miktionsstop ist meist noch möglich.

Zystozele   Rektozele

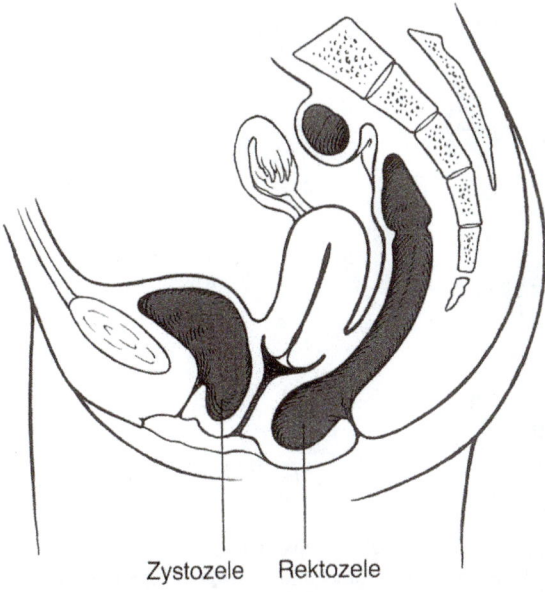

Abb. 3.21: Kombination von Zystozele und Rektozele [Martius, Breckwoldt, Pfleiderer 1994].

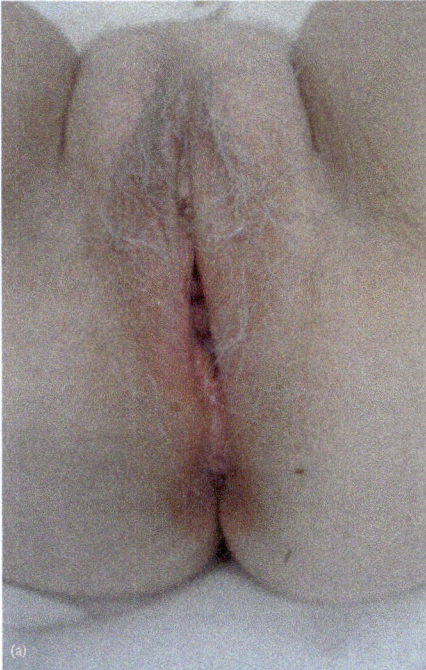

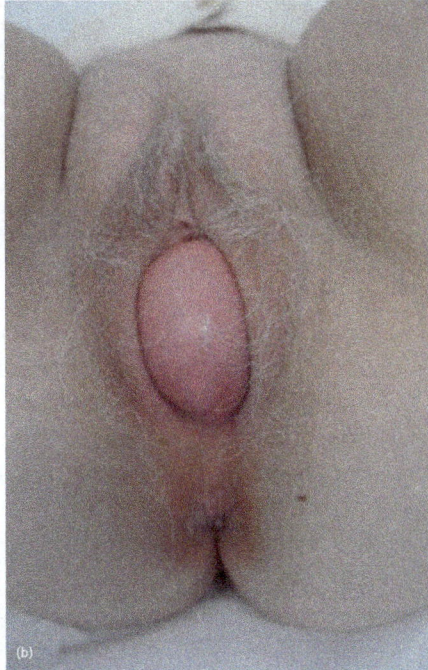

Abb. 3.22: Subtotalprolaps uteri: (a) Ausgangssituation; (b) Patientin presst nach unten.

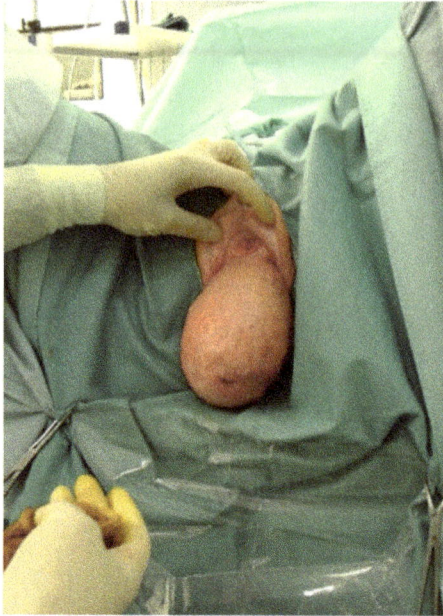

Abb. 3.23: Operativer Situs: Totalprolaps des Uterus mit palpatorisch und sonografisch gesicherter Enterozele.

Tab. 3.4: Belastungsinkontinenz – klinische Einteilung der Schweregrade.

Harninkontinenz I. Grades	Urinabgang beim Husten, Niesen, Lachen oder Pressen
Harninkontinenz II. Grades	Urinabgang beim Treppensteigen, Aufstehen, Laufen bzw. leichter körperlicher Arbeit
Harninkontinenz III. Grades	Urinabgang ohne körperlicher Belastung, im Stehen, nicht im Liegen
Harninkontinenz IV. Grades	unwillkürlicher Urinabgang auch im Liegen

Zu den weiteren Inkontinenzformen zählen die Urge-Inkontinenz, die Reflexinkontinenz, die Überlaufinkontinenz und die extraurethrale Inkontinenz:

Bei der **Urge-(Drang-)Inkontinenz** (ca. 10–15 %) kommt es wegen nicht unterdrückbarer Kontraktionen des Musculus detrusor vesicae (Detrusorhyperreflexie) zu einem imperativen Harndrang mit unwillkürlichem Urinabgang ohne körperliche Belastung, häufig kurz vor dem geplanten Wasserlassen („auf dem Weg zur Toilette"). Die Beschwerden können auch nachts auftreten. Das Miktionsintervall ist nicht selten kürzer als eine Stunde, ein willkürlicher Miktionsstop ist eher die Ausnahme. Gehäufte Entzündungen der Blase und der Urethra, Steinleiden, Genitaloperationen, Dysmenorrhoen und Dyspareunie finden sich in der Anamnese dieser Patientinnen. Allgemeinanamnestisch werden Allergien, Nikotin- und Alkoholabusus und Traumata beschrieben sowie berufsanamnestisch überwiegend geistige Berufe angegeben. Die anatomischen Verhältnisse von Blase, Urethra und pelvinem Halteapparat sind bei der reinen Form der Urge-Inkontinenz intakt.

Seltener wird man in der Gynäkologie mit der **Reflexinkontinenz** konfrontiert, bei der aufgrund anormaler spinaler Reflexaktivitäten überhaupt kein Harndrang besteht. Dies ist z. B. beim Querschnittssyndrom der Fall.

Übersteigt der intravesikale Druck den Urethraverschlußdruck und geht ohne Detrusoraktivität (z. B. nach Wertheim-Operation, schweren Endometrioseoperationen oder komplizierter Hysterektomie) bei voller Blase Urin ab, so spricht man von einer Überlaufblase bzw. einer **Überlaufinkontinenz**.

Ursächlich kommen operativ bedingte Nervenläsionen, aber auch diabetische Neuropathien, seltener eine zytostatikabedingte Polyneuropathie oder Tabes dorsalis in Frage. Eine weitere Ursache für die Überlaufinkontinenz liegt in Abflusshindernissen oder einer Detrusordekompensation, z. B. bei Harnröhrenstenose oder Sphinktersklerose (gynäkologische Strahlentherapie) bzw. auch bei hochgradigen Senkungen des inneren Genitale (Quetschharnmechanismus bei Subtotalprolaps bzw. Totalprolaps).

Bei Harnwegsfisteln oder Fehlbildungen findet man im Sinne einer **extraurethralen Harninkontinenz** ohne Belastung einen kontinuierlichen, tröpfelnden Harnabgang (absolute Harninkontinenz). Eine gründliche Anamnese in Verbindung mit den klinischen Symptomen weist auf die vorliegende Form der Inkontinenz hin.

Mischformen sind jedoch häufig, so dass vor jeder operativen Intervention zumindest eine Zystotonometrie durchgeführt werden sollte, um neurologische oder Urge-Inkontinenzursachen auszuschließen. Nur eine exakte Diagnose erlaubt Aussagen über den möglichen Erfolg eventueller Operationen. Der Leidensdruck der Frauen ist oft groß, denn eine Harninkontinenz kann die betroffene Patientin kontinuierlich ins soziale Abseits zwingen. Ständiger Urinabgang, der Uringeruch und die daraus resultierende psychische Unsicherheit führen nicht nur bei älteren Frauen zur Isolation.

Zum Methodenspektrum der Abklärung einer Harninkontinenz gehören neben der Anamnese, der Inspektion und der Palpation auch Funktionstests, die sogenannte Urodynamik und die Harnuntersuchung. Außerdem wurden verschiedene Interview-Fragebögen entwickelt und standardisiert.

3.2.2.3 Entzündungen

Die häufigsten Erkrankungen der Scheide sind Entzündungen (Kolpitiden). Sie entstehen durch bakterielle Infektionen, Mykosen, virale, chemische oder mechanische Alterationen des Scheidenmilieus, nicht selten im Gefolge systemischer Erkrankungen (Abb. 3.24).

Das Scheidenepithel unterliegt einer andauernden, zyklusabhängigen Regeneration. Die oberflächlichen Zellschichten gehen zugrunde und werden in das Scheidenlumen abgeschilfert. Die zerfallenden Epithelien bilden zusammen mit dem

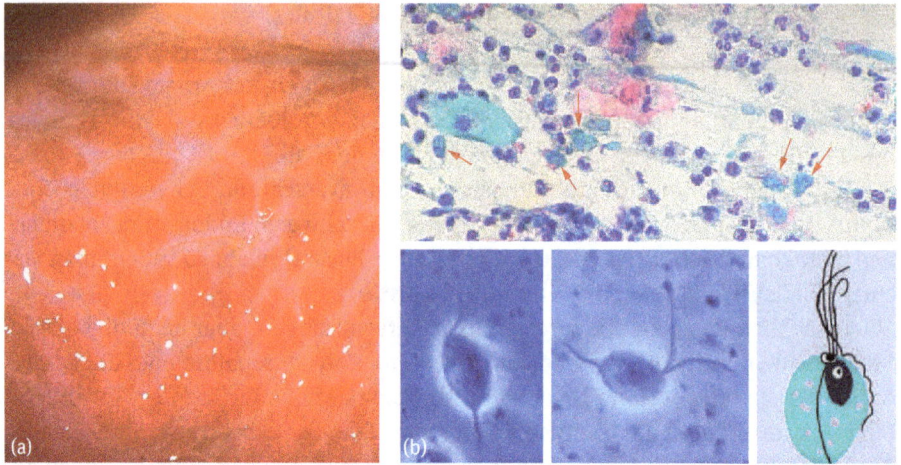

Abb. 3.24: Typisches Kolposkopie-Bild („Trichomonadenstraßen") bei einer Trichomonaden-Kolpitis (a). Abbildung (b) zeigt oben einen nach Giemsa gefärbten Vaginalabstrich. Nach dieser Färbemethode färben sich die Trichomonaden blau (rote Pfeile) an. Unten sind zwei phasenkontrastmikroskopische Aufnahmen von Trichomonas vaginalis dargestellt. Unten rechts: Trichomonas vaginalis als vereinfachte schematische Darstellung [Blohmer et al. 2018].

Transsudat der Scheide und dem Zervixsekret den physiologischen Fluor vaginalis. Das Glykogen der Epithelien wird von den Döderleinschen Milchsäurebakterien (produzieren auch H_2O_2) in Laktat gespalten. Daraus resultiert ein Scheiden-pH von 3,8–4,5, der zu den effektivsten Faktoren der Selbstreinigung der Scheide zählt. Die meisten Keime können sich bei diesem pH nicht oder kaum vermehren. Wesentlich für das normale Scheidenmilieu sind drei Faktoren: 1. die normale Scheidenflora, 2. der Glykogengehalt des Scheidenepithels und 3. der saure pH der Scheide.

Nach ihrem Entstehungsmechanismus unterscheidet man eine *primäre* von einer *sekundären Kolpitis*.

Primäre Kolpitis: massive Einschwemmung pathogener oder fakultativ pathogener Keime (Geschlechtsverkehr, falsche Intimhygiene). Die Schutzmechanismen der Scheide brechen zusammen.

Sekundäre Kolpitis: Das Scheidenmilieu wird durch internistische Erkrankungen (z. B. Diabetes mellitus), durch Östrogenmangel, Antibiotika, Chemo- oder Strahlentherapie alteriert. Bei einem basischen Scheiden-pH (pH >5) kommt es zur Keimvermehrung.

! **Merke:** Der „Klassiker" bei der peri-postmenopausalen Frau ist die atrophische Hormonmangel-Kolpitis, die sich mit Östradiol- bzw. Östriol-Präparaten gut behandeln lässt.

Das Überwiegen pathogener oder fakultativ pathogener Keime führt zu einer in der Scheidenhaut ablaufenden Entzündung. Die *Leitsymptome* sind Rötung, Schwellung und Vulnerabilität des Epithels, Brennen, eventueller Juckreiz und ein starker vaginaler Ausfluss.

Aussehen, Farbe, Konsistenz und Geruch des Ausflusses (Fluor) können Hinweise auf die ursächlichen Keime geben. Weißlich-gelber, bröckliger Fluor vaginalis spricht für eine Candidose, während gelb-grünlicher, schaumiger Fluor auf eine Trichomonadeninfektion hindeutet. Grau-wäßrigen, fischig riechenden Ausfluss findet man bei einer Gardnerella vaginalis-Infektion (bakterielle Vaginose). Bei bräunlich-wäßrigem, blutig tingiertem Ausfluss sollte auch an ein Malignom der Zervix, des Korpus uteri oder – selten – der Tube (Hydrops tubae profluens) gedacht werden.

Zur schnellen Beurteilung des Vaginalsekretes wird ein Nativpräparat hergestellt und unter dem Mikroskop untersucht. Diese Untersuchung ist einfach durchführbar: Aus dem hinteren Scheidengewölbe wird mit dem hinteren Spekulumblatt oder einer Metallöse Sekret gewonnen und auf zwei Obektträgern dünn ausgestrichen. Auf den einen Objektträger gibt man einen Tropfen physiologischer Kochsalzlösung und deckt das aufgeschwemmte Material mit einem Deckglas ab. Anstelle der Kochsalzlösung tropft man auf den anderen Abstrich 10 % Kalilauge (KOH). Verstärkt sich nun ein typisch fischartiger Geruch, so erhärtet sich der Verdacht auf eine sogenannte *Aminkolpitis*, hervorgerufen durch Gardnerella vaginalis.

In den Nativpräparaten können nun folgende Befunde erhoben werden:
- Candida albicans   fadenförmiges, verzweigtes Pseudomyzel
- Kokken   massenweise runde Zellen
- Gardnerella   kurze Stäbchenbakterien, Clue cells
- Leptothrix   dünne, unverzweigte, haarförmige Fädchen
- Trichomonaden   Geißeltierchen
- Mischflora   Differenzierung im Präparat nicht möglich: Kultur

Mykoplasmen und *Chlamydien* lassen sich im Nativpräparat nicht darstellen. Beide Erregerformen haben große klinische Bedeutung. Es wurden verschiedene Spezialtests entwickelt (ELISA, PCR).

3.2.2.4 Fehlbildungen

Embryologisch entwickelt sich das weibliche Genitale aus den bilateralen Müller- und den Wolff-Gängen. Die Wolff-Gänge bilden sich beim weiblichen Individuum wegen des fehlenden Testosterons zurück: Gartner-Gang, Paroophoron. Die oberen Anteile der Gänge bilden die Tuben. Die mittleren und unteren Anteile der Müller-Gänge verschmelzen und bilden den Uterus sowie die oberen Anteile des Sinus urogenitalis. Störungen der Embryogenese in Urogenitalbereich können verschiedenste klinische Ausprägungen zur Folge haben. Sie reichen von der Hymenalatresie, Fehlbildungen der Scheide (Agenesie, Aplasie, Atresie) bis hin zum Fehlen von Scheide und Uterus.

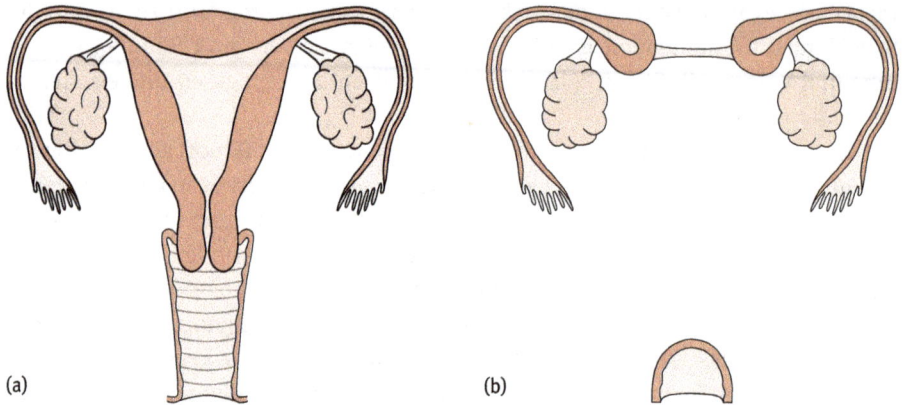

(a)   (b)

Abb. 3.25: Befunde beim Mayer-von-Rokitansky-Küster-Syndrom.

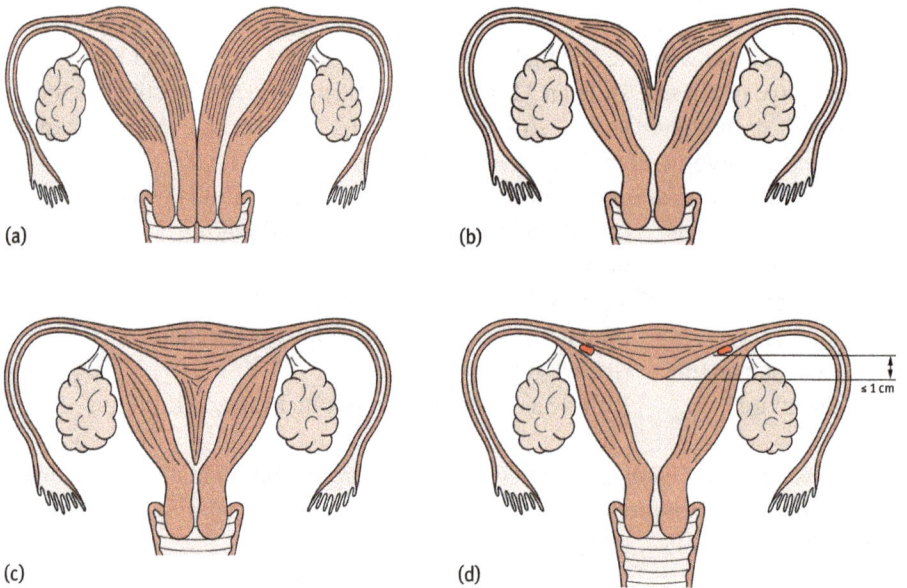

(a)   (b)

(c)   (d)

Abb. 3.26: Uterusfehlbildungen [aus Römer FATB 2011]. (a) Uterus didelphys, (b) Uterus bicornis, (c) Uterus septus, (d) Uterus arcuatus.

Auf die klinische Symptomatik der Hymenalatresie (Molimina menstrualia sine menstruatione, Hämatokolpos, Hämatometra, Hämatosalpinx, Hämatoperitoneum) wurde bereits hingewiesen (s. Kap. 2.1). Die häufigste und zugleich extremste Form dieser Entwicklungsstörung ist das *Mayer- von Rokitansky-Küster-Syndrom*, eine Aplasie von Scheide und Uterus (Abb. 3.25). Der Phänotyp ist aufgrund der funktionell intakten Gonaden unauffällig. Die Brustentwicklung ist vorhanden. Die Hormonwerte sind meistens im Normbereich. Der Tastbefund wird aufgrund der feh-

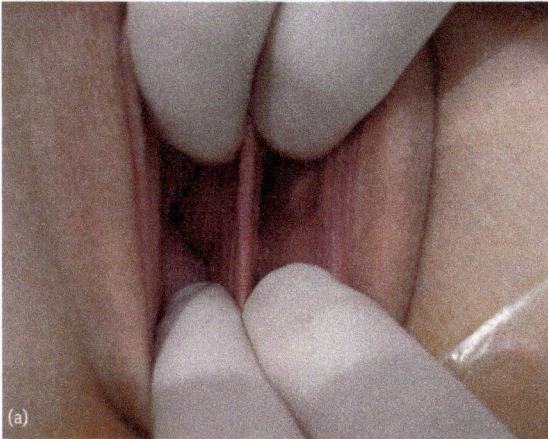

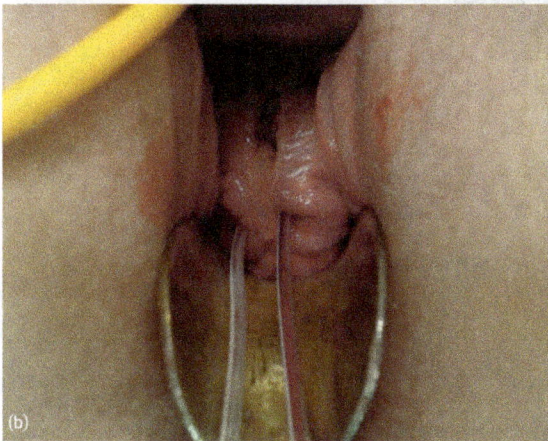

Abb. 3.27: Uterus bicornis bicollis (a): Die Katheder liegen nach der Septumresektion in jeweils einem Zervikalkanal (b).

lenden oder stark verkürzten Scheide bei unauffälliger Vulva (aber häufig fehlendem Introitus) immer rektal erhoben.

Folge einer unvollständigen Verschmelzung der Müller-Gänge sind auch *Uterussepten* und/oder *Vaginalsepten*. Uterussepten sind bei der bimanuellen Untersuchung nicht zu diagnostizieren. Inkomplette oder komplette Vaginalsepten werden bei der gynäkologischen Untersuchung oft zufällig gefunden. Häufig machen sie keine Beschwerden. Probleme ergeben sich manchmal bei einer Entbindung (Abb. 3.26).

Vaginalsepten können Hinweiszeichen für Septierungen oder Doppelbildungen des Uterus sein. Bei der inneren Untersuchung fallen Doppelbildungen des Uterus, z. B. Uterus bicornis unicollis, manchmal aufgrund der Unregelmäßigkeiten im Fundusbereich auf. Manchmal wird die Verdachtsdiagnose *Uterus myomatosus* gestellt,

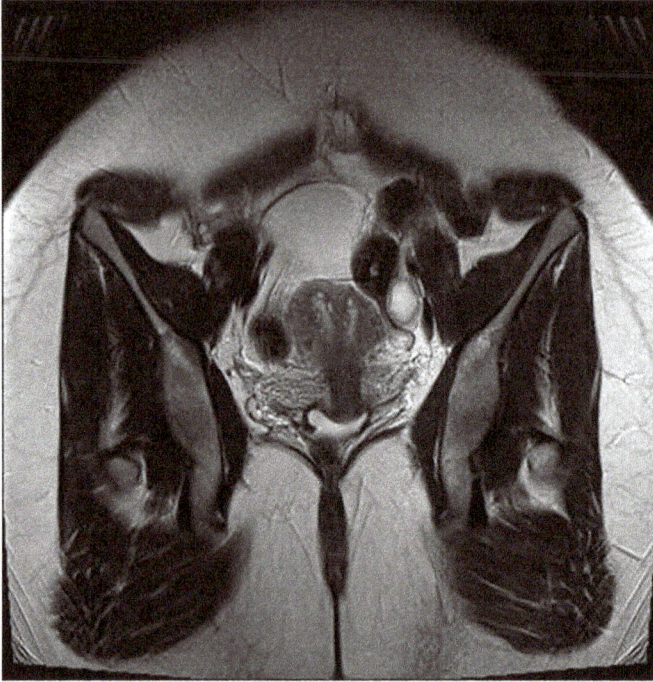

Abb. 3.28: Die Magnetresonanztomografie (MRT) ist ein wertvolles diagnostisches Instrument zur Beurteilung des Uterus.

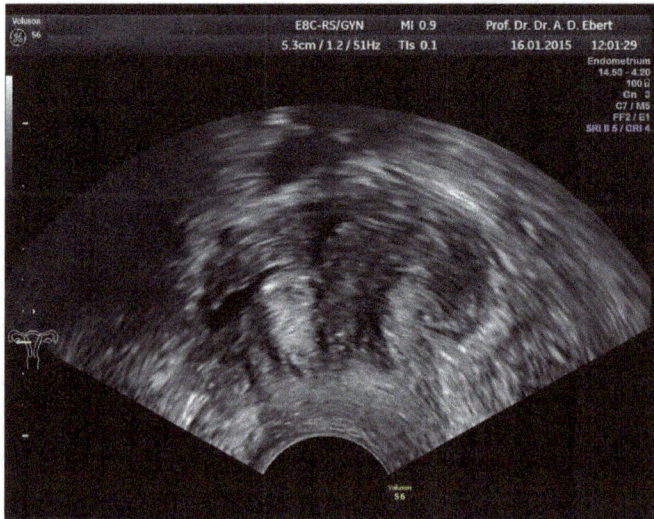

Abb. 3.29: Das sonografische „Eulenaugen"-Phänomen bei Uterus duplex oder Uterus bicornis.

da ein Uterushorn als myomatöse Ausbuchtung gedeutet wird. Auch eine Verwechslung mit dem Piskaczek-Schwangerschaftszeichen oder einer Extrauteringravidität ist palpatorisch (Schwangerschaftstest!) möglich. Einen Uterus bicornis bicollis erkennt man an der doppelten Portio bei der Spekulumeinstellung (Abb. 3.27).

Merke: Alle Fehlbildungen von Vagina und Uterus sollten Untersuchungen der Nieren sowie der ableitenden Harnwege zur Folge haben, da kombinierte Entwicklungsstörungen beider Organsysteme (Doppelniere, Ureter duplex etc.) häufig sind!

3.2.2.5 Fisteln

Wenn die Patientin während der Anamneseerhebung angibt, dass nach einer komplizierten Entbindung, einer gynäkologischen Operation oder in Zusammenhang mit einer Krebserkrankung (z. B. nach Radiatio) ständig unwillkürlich Urin abgeht, so handelt es sich mit großer Wahrscheinlichkeit um eine Fistel, wenn keine anderen Inkontinenzursachen vorliegen (Abb. 3.30). Man unterscheidet

– Ureterscheidenfisteln
– Blasenscheidenfistel
– Blasenzervixfisteln

Neben der Inspektion, der Palpation und gegebenenfalls einer Sondierung der Fistel sollte die Verdachtsdiagnose durch eine *retrograde Farbstoffauffüllung* der Blase oder eine Chromozystoskopie abgeklärt werden.

Dazu legt man in die Scheide einen weißen Tupfer ein und füllt die Blase langsam mit lauwarmer, indigokarmingefärbter physiologischer Kochsalzlösung auf. Dann klemmt man den Blasenkatheter ab und überprüft den Tupfer. Eine Blaufärbung spricht für eine Blasenscheidenfistel.

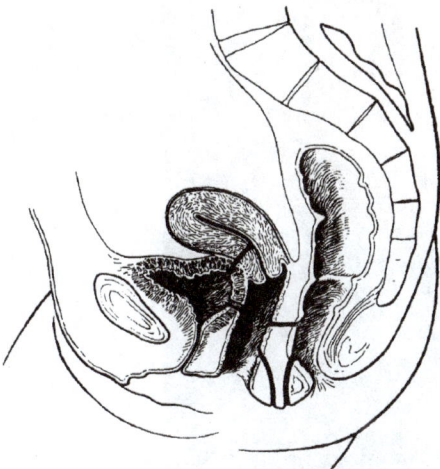

Abb. 3.30: Fistelmöglichkeiten im Bereich des weiblichen Genitale [Weibel 1942].

Weist der Tupfer keine Blaufärbung auf, wird der Patientin im Rahmen einer Zystoskopie Indigokarmin intravenös appliziert. Im Zystoskop kann man nach 2 bis 4 Minuten den Austritt des Farbstoffes aus den Ureteren in die Blase beobachten, da der tiefblaue Farbstoff renal ausgeschieden wird. Wird nun nur durch einen Harnleiter Urin in die Blase abgegeben, während der andere keine Funktion zeigt, so besteht bei gleichzeitigem Urinabgang in die Scheide (blaugefärbter Tupfer!) eine Ureterscheidenfistel. Ein i. v.-Pyelogramm wird später den Defekt genau lokalisieren. Die eventuelle transurethrale Sondierung des Harnleiters sollte von Urogynäkologen oder Urologen vorgenommen werden.

Nach größeren Karzinomoperationen nach kurativen oder palliativen Strahlentherapien oder bei fortgeschrittenen Genitaltumoren können Frauen auch über Gas- oder Stuhlabgang aus der Scheide klagen. Diese Beschwerden sind typisch für *Kotfisteln* (DD: M. Crohn!), die sich in der hinteren Scheidenwand oder im Dammbereich befinden können. Bei fortgeschrittenen Zervixkarzinomen (z. B. nach Strahlentherapie) ist manchmal das gesamte innere und äußere Genitale in eine einzige Kloake umgewandelt.

3.2.2.6 Gutartige Veränderungen der Scheide

Zu den gutartigen Tumoren, die man besonders im Bereich der seitlichen Scheidenwände finden kann, gehören die *Vaginalzysten* (Abb. 3.31). Dabei handelt es sich um glatte, gelegentlich durchscheinende Tumoren, bei denen manchmal verzweigte oder bizarre Gefäße auffallen. Vaginalzysten können zufällig bei der rektovaginalen Untersuchung gefunden werden. Oft machen sie keinerlei Beschwerden. Fibrome oder Myome der Scheide sind selten.

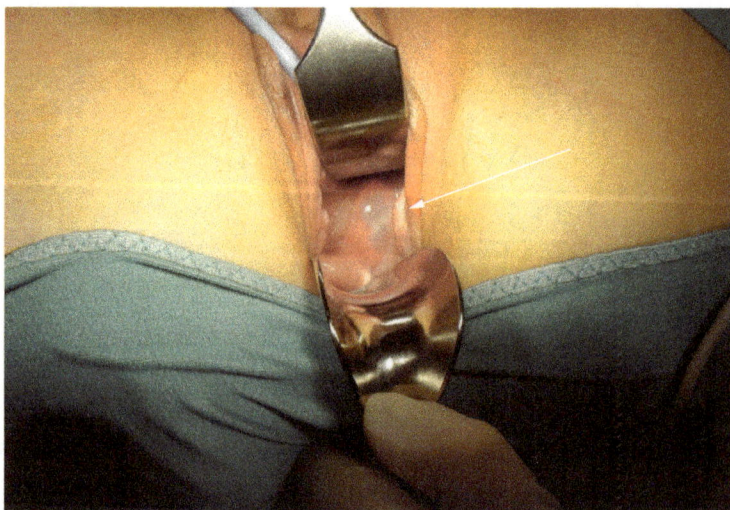

Abb. 3.31: Vaginalzysten.

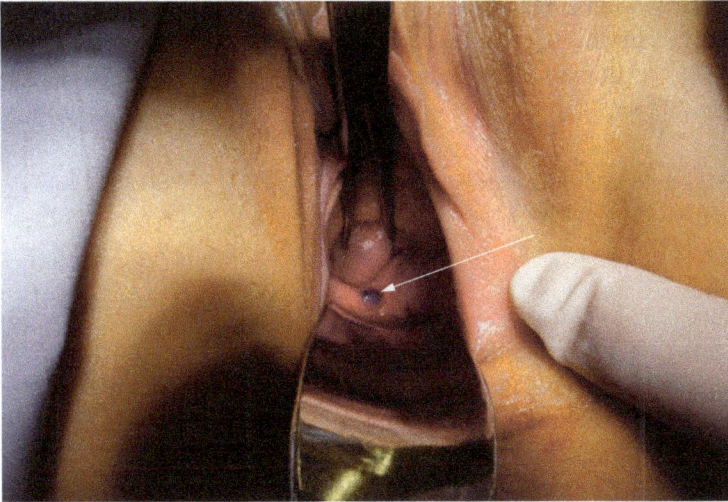

Abb. 3.32: Endometriose im oberen Scheidendrittel.

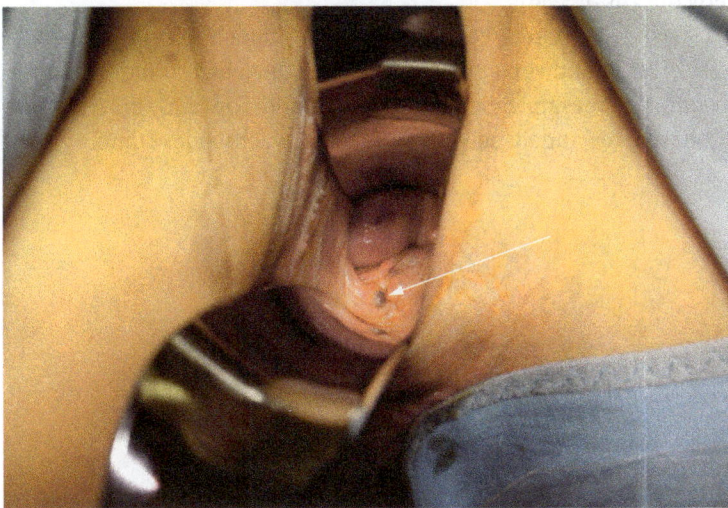

Abb. 3.33: Endometriose im mittleren Scheidendrittel.

Eine Scheidenendometriose lässt sich häufiger beobachten. Im hinteren Scheidengewölbe sieht man bläuliche Knötchen, die bluten können (Abb. 3.32). Man tastet
derbe, dolente Infiltrate (Abb. 3.33). Endometrioseherde können in allen Bereichen
der Scheide auftreten. Bei der Palpation tastet man zusätzlich derbe Infiltrate oder
zarte Narbenstränge. Die anamnestische Angabe einer Dysmenorrhoe (und anderer
Endometriosesymptome) untermauert den klinischen Verdacht.

Patientinnen, die wegen eines Descensus uteri ein Scheidenpessar tragen, haben gelegentlich Druckulzera. Nach Ausschluss bösartiger Veränderungen (Zytologie, Kolposkopie, Probeentnahme) kann die Scheide mit östrogenhaltigen Salben behandelt werden.

> **!** **Merke:** Im Falle vulvärer Kondylome ist immer die Suche nach *vaginalen*, *zervikalen* und *analen* Kondylommanifestationen (Analverkehr?) obligat.

3.2.2.7 Malignome der Scheide

Bei den bösartigen Tumoren der Scheide handelt sich entweder um das seltene primäre plattenepitheliale Vaginalkarzinom (0.3 % aller gynäkologischen Malignome, Inzidenz ca. 1/100.000 Frauen) oder – häufiger – um *Metastasen* (von Malignomen der Zervix oder des Korpus uteri).

Die Präkanzerose (Vaginale Intraepitheliale Neoplasie, VAIN) ist selten zu diagnostizieren, meist multilokulär und – wenn überhaupt – im oberen Scheidendrittel zu finden.

Das primäre Vaginalkarzinom findet man vor allem im Fornix vaginae oder an der Vaginalhinterwand (Abb. 3.34).

Die primären bzw. sekundären Vaginalmalignome bilden Ulzera, die flach, beetartig, hart oder brüchig und von einem derben Wall umgeben sind. Sie infiltrieren die Vaginalwand. Die gesamte Scheide kann tumorös in ein starres, kaum durchgängiges Rohr umgewandelt sein. Exophytisch wachsende Tumoren sind

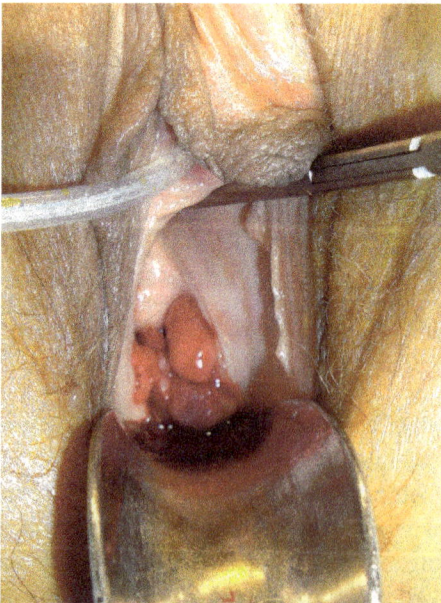

Abb. 3.34: Vaginalkarzinom.

Tab. 3.5: FIGO-/TNM-Stadieneinteilung des Vaginalkarzinoms.

FIGO	TNM	Beschreibung
0	Tis	Carcinoma in situ
I	T1	Tumor auf die Vaginalwand beschränkt
II	T2	Tumor infiltriert das paravaginale Gewebe, ohne die Beckenwand zu erreichen
III	T3	Tumorausdehnung bis zur Beckenwand
IVa	T4	Mukosa-Infiltration von Blase oder Darm
IVb	M1	Fernmetastasen
IVb	N1	Regionäre Lymphknotenfiliae (Becken, Inguinalregion)

eher selten. Blutiger oder fleischwasserfarbener Fluor genitalis, Kontaktblutungen, in fortgeschrittenen Fällen auch Schmerzen, Dysurie, Hämaturie sowie blutige Stuhlauflagerungen werden angegeben. Bei vulvanahem Tumorsitz können die inguinalen Lymphknoten früh indolent vergrößert sein.

Bei der Untersuchung stellt man die Tumorgröße, den Tumorsitz (in welchem Scheidendrittel?) und die eventuelle Ausbreitung auf das umgebende Gewebe fest (Tab. 3.5). Man untersucht rektal oder rektovaginal, ob das paravaginale Gewebe weich oder hart, d. h. infiltriert ist, ob sich feine oder grobe Knoten tasten lassen und ob die Rektumschleimhaut über dem Tumor verschieblich ist.

Ist die Schleimhaut unverschieblich, so hat der Tumor wahrscheinlich bereits auf die Rektumwand übergegriffen. Nach der rektalen Untersuchung muss unbedingt darauf geachtet werden, ob sich Blut am Fingerling befindet. Die sichere klinische Abgrenzung eines fortgeschrittenen Vaginalkarzinoms von einem Rektumkarzinom ist schwierig. Die Mehrzahl der primären Vaginalkarzinome sind Plattenepithelkarzinome (90 %). Neben einem Hämookkult-Test sollten Rektoskopie bzw. Rekto-Sigmoideoskopie veranlasst oder durchgeführt werden.

Zu den obligaten Untersuchungen zählen: Kolposkopie mit Zytologie, repräsentative Probeentnahme in Vollnarkose mit gleichzeitiger fraktionierter Kürettage, Zystoskopie, Rekto-Sigmoidoskopie, ggf. Computertomografie oder MR-Tomografie.

Bei hohem Tumorsitz ist nicht immer klar, ob es sich tatsächlich um ein primäres Vaginalkarzinom oder um ein in die Scheide hinunterwachsendes Zervixkarzinom handelt: Das gleiche Problem ergibt sich bei tiefem Sitz unter Einbeziehung der Vulva. Viele dieser Fälle bleiben unklar und werden entweder wie ein Zervixkarzinom oder wie ein Vulvakarzinom behandelt. Therapiert wird dann entweder wie beim Zervixkarzinom oder wie beim Vulvakarzinom.

3.2.3 Portio vaginalis

Die Portio kann bei der Inspektion und mit dem tastenden Finger oberflächlich gut beurteilt werden.

3.2.3.1 Technik und Hinweise

Die Darstellung der Portio erfolgt entsprechend den Hinweisen, die für die Untersuchung der Scheide beschrieben wurden (s. Kap. 3.2.2.1). Die Portio wird inspiziert, betastet und kolposkopisch betrachtet. Mikrobiologische und zytologische Abstriche werden in Abhängigkeit vom Grund der Untersuchung entnommen. Die Kolposkopie spielt gestern wie heute eine essentielle Rolle.

3.2.3.2 Makroskopische Inspektionsbefunde

Der äußere Muttermund ist bei Nulliparae meist rund und grübchenförmig, bei Frauen, die geboren haben, eher quergespalten. Unter der Geburt kann es zu relativ weiten seitlichen Einrissen der Zervix uteri kommen (Emmet-Risse).

Die Konsistenz der Portio ist gewöhnlich elastisch-derb. Bei Auflockerungen der Portio mit gleichzeitiger livider Verfärbung muss man an eine Schwangerschaft denken (unsicheres Schwangerschaftszeichen: β-HCG! Ultraschall!). Durch frische Entzündungen, Kolpitiden oder Zervizitiden kann der Eindruck einer ödematösen Schwellung entstehen. Die Portio ist dann gerötet und aus dem Zervikalkanal kann putrides Sekret austreten.

Manchmal findet man bei der gynäkologischen Untersuchung eine verlängerte Zervix uteri (*Elongatio colli*). Andererseits kann es nach dem Klimakterium oder im Senium zu einer derartigen Uterus- und Zervixatrophie kommen, dass es schwerfällt, überhaupt noch eine Portio auszumachen. Dann findet man im Niveau des Scheidendomes gerade noch einen häufig verklebten Muttermund. Die Entnahme eines zytologischen Abstriches sowie Kürettagen können dadurch erschwert werden. Gleiches gilt für Voroperationen, wie Konisationen oder Trachelektomien.

3.2.3.3 Kolposkopische Inspektionsbefunde

Zur Inspektion der Portio genügt die Betrachtung mit dem bloßen Auge nicht, da sich die charakteristischen physiologischen und pathologischen Veränderungen des Epithels häufig nur mit Hilfe eines Kolposkopes (s. Kap. 5.2) darstellen lassen (Abb. 3.35).

> **!** **Merke:** Kolposkopiere immer!

Die Portio uteri ist von normalem Plattenepithel überzogen (Abb. 3.36). Kolposkopisch sieht man bei der geschlechtsreifen Frau eine glatte, spiegelnde, blassrötliche Portiooberfläche. Gefäße sind wegen der Epitheldichte nur vereinzelt oder gar nicht sichtbar. Bei der älteren Frau wird das Plattenepithel dünner, d. h. Gefäße stellen sich gut dar. Sieht man bei der geschlechtsreifen Frau in der Umgebung des äußeren Muttermundes ein hellrotes, samtartiges, manchmal auch feinkörniges, gegenüber dem Plattenepithel scharf abgegrenztes und scheinbar aus dem Zervikalkanal hervorwachsendes Areal, so handelt es sich um eine *Ektopie* (Zylinderepithel) (Abb. 3.37).

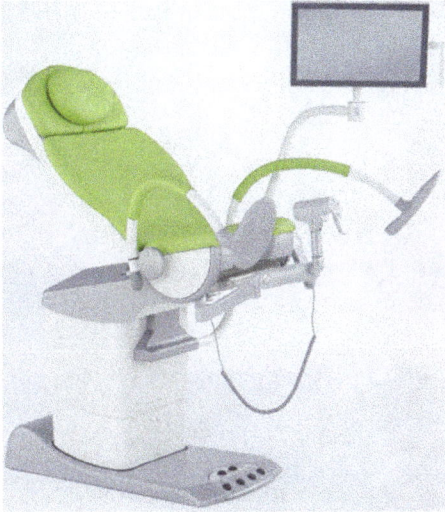

Abb. 3.35: Beispiel für moderne Kolposkopie – digitalesdigitales Videokolposkop, Medivan. Die Befunde werden direkt in die digitale Krankenakte eingelesen. Die Patientinnen können – wenn sie es wollen – die Befunde auf dem Bildschirm sehen.

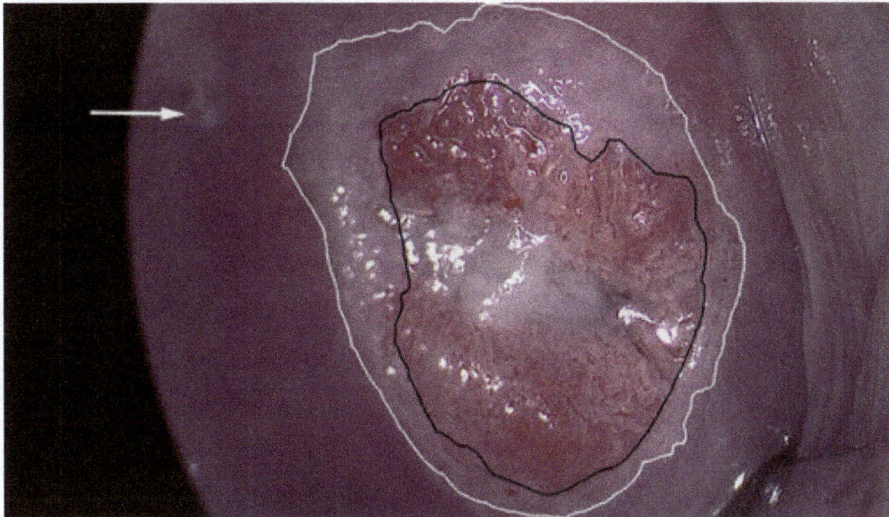

Abb. 3.36: Ektozervix einer jungen Frau mit physiologischen anatomischen Epithelveränderungen. Weiße Umrandung: Kongenitale Plattenepithel-Zylinderepithelgrenze (PZG). Schwarze Umrandung: Adulte PZG. Innerhalb der Transformationszone metaplastisches Epithel und zahlreiche Krypten-öffnungen. Im Bild oben links bei 10 Uhr Kryptenöffnung (Pfeil) als Hinweis, dass die kongenitale PZG ursprünglich noch weiter lateral lag [Kühn, Heinrich 2013].

Betupft man diese Ektopie mit 3 oder 5 %iger Essigsäure (Einwirkdauer ca. 20–30 Sekunden), so erscheint bei der kolposkopischen Betrachtung die feine oder grobe Träubchenbildung des Zylinderepithels.

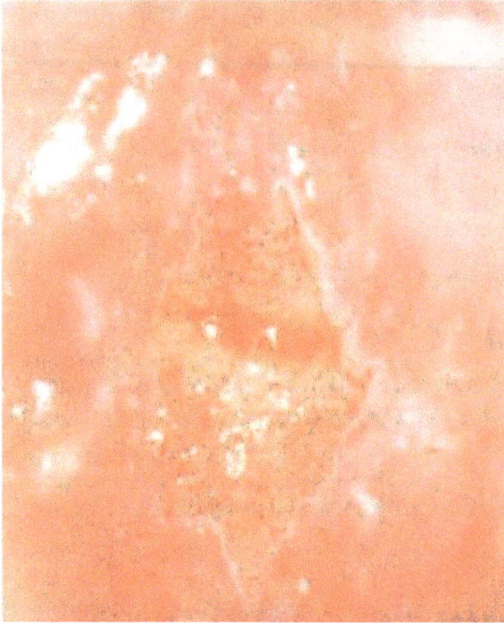

Abb. 3.37: Ektopie. Gut sichtbar das träubchenförmige Zylinderepithel des Zervikalkanals und seine scharfe Abgrenzung vom ektozervikalen Plattenepithel [Pschyrembel 1990].

Das ektope Zylinderepithel ist an der Portio weiblicher Neugeborener oder junger Mädchen vor der Menarche wenig ausgeprägt. Gleiches gilt für das Senium, wo sich das Zylinderepithel tief in den Zervikalkanal zurückzieht.

Große Ektopien können zu lästigem Fluor oder zu Kontaktblutungen bei der Kohabitation führen. Destruierende Maßnahmen (Laservaporisation, Kryotherapie) dürfen erst nach Ausschluß eines CIN III oder invasiven Karzinoms durchgeführt werden.

!   **Merke:** Keine destruierenden Maßnahmen ohne vorherige Histologie!

Der häufigste kolposkopische Befund wird unter dem Begriff Umwandlungszone (*Transformationszone, TZ*) zusammengefasst: Auf der Portio überwiegt das Plattenepithel. Nur vereinzelte ektopische Zylinderepithelinseln bleiben sichtbar bestehen. Andererseits kann auch eine Ektopie so massiv überwiegen, dass nur einzelne Plattenepithelareale vom Rand dachförmig oder zentralmetaplastisch auffallen. Zwischen diesen Extremen sind alle Variationen möglich. Bei älteren Umwandlungsprozessen sieht man offene oder geschlossene Drüsen. Die geschlossenen, manchmal fast 0,5 cm großen Drüsen bilden Retentionszysten, die *Ovula Nabothi*. Diese sind oft von zweigartigen Gefäßen überzogen (Abb. 3.38). Portioerosionen sind umschriebene, flache Epitheldefekte, die entzündlicher Genese sein können.

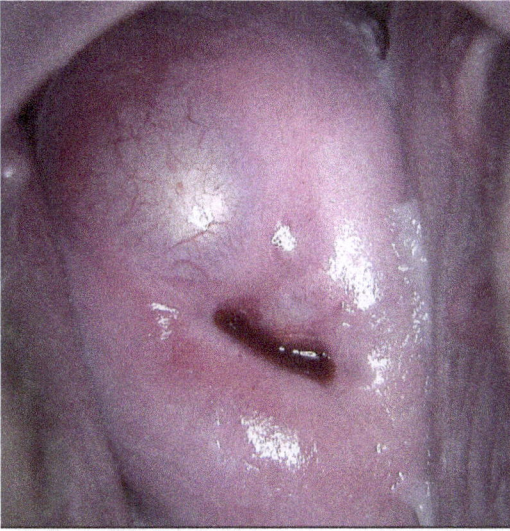

Abb. 3.38: Ovulum Nabothi
(Vulvoskopie mit
Medivan-Videokolposkop).

Merke: *Erosionen* sind solange malignomverdächtig, bis durch eine gezielte Probeentnahme histologisch das Gegenteil bewiesen ist. Gerade vor dem Hintergrund einer *Entzündung* ist die kolposkopische Beurteilung der Erosion aufgrund der diffusen Vaskularisation und der multiplen kleinen, eventuell blutenden Läsionen extrem kompliziert. Lokale Behandlungsversuche (Östrogen, Braunovidon, Betaisodona) sollten nicht protrahiert werden.

Bei atrophischen Veränderungen findet man ein dünnes, durchschimmerndes, leicht vulnerables Epithel, in dem nicht selten petechiale Einblutungen beobachtet werden. Die Atrophie ist für postmenopausale Frauen oder für junge Frauen mit ovarieller Insuffizienz (oder nach medikamentöser, radiogener bzw. chirurgischer Kastration) charakteristisch.

Kolposkopische Stadieneinteilung s. Tab. 5.2.

3.2.3.4 Gutartige Tumoren

Kondylome können – wie oben beschrieben – auch die Portio befallen und sollten nicht übersehen werden.

Neben den vielfältigen und für den Anfänger nicht einfach beurteilbaren, meist physiologischen Epithelveränderungen findet man im Bereich der Portio verschiedene Polypformen. Dabei kann es sich um Portiopolypen, Zervix- oder Korpuspolypen handeln (Abb. 3.39).

Die Frauen kommen oft wegen Zusatzblutungen zum Arzt. Bei der Spiegeleinstellung sieht man einen meist gut durchbluteten, rot-samtig erscheinenden Tumor von der Portio ausgehend oder aus dem Zervikalkanal herausragend. Polypen können alle möglichen Größen und Formen haben.

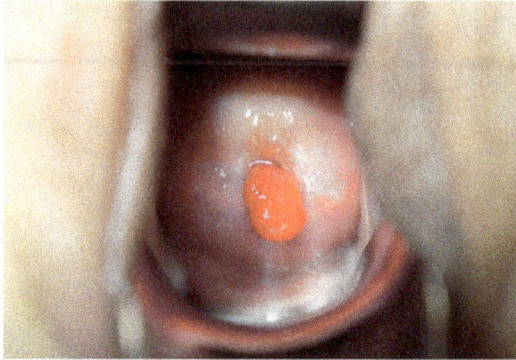

Abb. 3.39: Kolposkopisch dargestellter Zervikalpolyp (Vulvoskopie mit Medivan-Videokolposkop).

> **Merke:** Eine definitive Klärung der Herkunft kann nur *histologisch* erfolgen. Maligne Entartungen sind selten, dennoch empfiehlt sich die Zervixkürettage mit Polypentfernung. Bei der Therapie ist darauf zu achten, dass bei der Polypentfernung auch sicher die Basis des Polypen oder seines Stiels mit entfernt wird (Histologie obligat!).

Zu den seltenen Befunden der Portio gehören die meist intramuralen *Portio-* oder *Zervixmyome*. Manchmal kann ein vom Cavum uteri ausgehendes Myoma in statu nascendi bei der Inspektion einen Polypen oder ein Karzinom vortäuschen.

3.2.3.5 Zervixkarzinom

Das Zervixkarzinom entsteht überwiegend im Bereich des Überganges von Plattenepithel (Portio) zum Zylinderepithel (Zervikalkanal).

In den letzten Jahren konnte eine Abnahme der Inzidenz des Zervixkarzinoms festgestellt werden. Die altersstandartisierte Inzidenz wird derzeit mit 9,3/100.000 (Europa) angegeben. Das Zervixkarzinom liegt somit, nach dem Mammakarzinom, dem Endometriumkarzinom und dem Ovarialkarzinom, vor dem Vulvakarzinom an 4. Stelle der Erkrankungshäufigkeiten gynäkologischer Maloignome. Gleichzeitig kam es zu einer Zunahme diagnostizierter intraepithelialer Neoplasien (Carcinoma in situ), was wohl auf die vermehrte Inanspruchnahme von Früherkennungsuntersuchungen (Pap-Abstrich, Kolposkopie) zurückzuführen ist (s. Kap. 5.2). Dabei verlagerte sich der Gipfel des Alters bei Erstdiagnose hin zu jüngeren Frauen.

Bei allen Frauen mit suspekten Portiobefunden (Pap-Befunde, HPV-Status, Kolposkopie) und auffälliger Anamnese (frühe Kohabitarche, häufig wechselnde Sexualpartner, Familienanamnese, auffälliger Sexualhygiene, Nikotinabusus u. a.) muss ein Zervixkarzinom ausgeschlossen werden.

Weder das Carcinoma in situ noch das mikroinvasive Zervixkarzinom machen Frühsymptome. Bei Tumorulzerationen können Fluor vaginalis oder Kontaktblu-

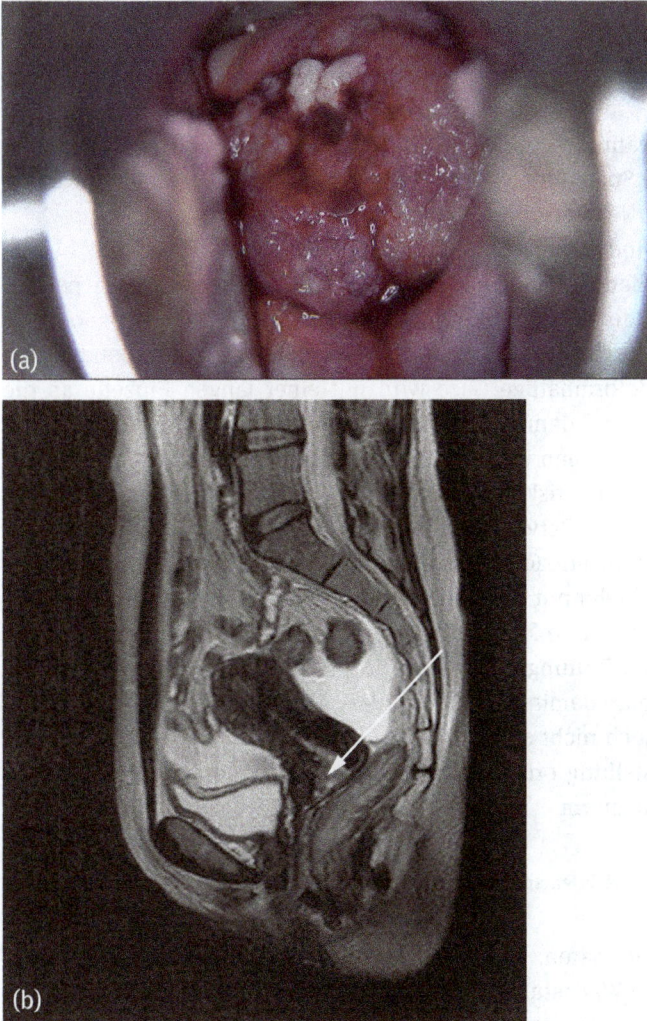

Abb. 3.40: (a) Videokolposkopische Darstellung eines typischen Zervixkarzinoms, (b) das gleiche Zervixkarzinom im MRT (Pfeil).

tungen hinweisend sein. Schmerzen treten erst beim Überschreiten der Organgrenzen durch das Karzinom auf.

Merke: Die Pap-Abstrichtechnik ist entscheidend für eine sichere Karzinomfrüherkennung. Wenn möglich, sollte zusätzlich ein HPV-Abstrich entnommen werden, da in ca. 80 % aller Zervixkarzinome virale DNA nachweisbar ist (HPV 16, 18, 31, 33, 45, 51, 52, 56 u. a.).

Merke: Die moderne HPV-Impfung von Mädchen **und** Jungen vor der Kohabitarche könnte mit wenigen Ausnahmen zur Ausrottung dieses Tumors führen.

Die Verdachtsdiagnose eines *frühen Zervixkarzinoms* wird überwiegend zytologisch-kolposkopisch gestellt und histologisch durch eine gezielte Probeentnahme, eventuell mit Zervixkürettage bzw. durch eine Konisation mit fraktionierter Abrasio gesichert.

Manchmal „fällt" während der Spiegeleinstellung bei exophytischen Tumoren Gewebe auf das hintere Spekulum, welches immer histologisch untersucht werden sollte (Achtung: wegen Nekrosen oft eingeschränkte Beurteilbarkeit!).

Probeentnahmen sind beim Zervixkarzinom nicht unproblematisch, heftige Blutungen aus atypischen Karzinomgefäßen sind keine Seltenheit. Wie bei der spontanen, anämisierenden Karzinomblutung kann man beim Zervixkarzinom versuchen, diese Blutung durch eine kräftige vorübergehende Vaginaltamponade zum Stehen zu bringen. Iodoformhaltige Gaze wird mit einer langen Pinzette an die Blutungsquelle gebracht und dann Schicht für Schicht fest in die Scheide gestopft. Spritzende Gefäße versucht man in Narkose vorsichtig zu umstechen, was wegen der Brüchigkeit des Gewebes riskant und frustran sein kann. Bekommt man die Blutung aus einem größeren Zervixkarzinom nicht zum Stehen, so kann man sie mit einer intrazervikalen Afterloading-Applikation (z. B. ED 8 Gy in Punkt A) angehen. Als letzter Ausweg bleibt nur die Embolisation, was die Prognose der Patientin verschlechtert, da eine Radiatio kaum noch wirksam ist. Eine Vaginaltamponade darf bei starken uterinen Blutungen, z. B. bei Korpuskarzinom oder Myomen, nie verwendet werden, da man damit de facto nur den „Abfluss" verlegt, die intrakavitäre Blutungsquelle jedoch nicht erreicht

Bei der Spiegeleinstellung orientiert man sich über die vermeintliche Tumorgröße und die Wachstumsform.

> **!** **Merke:** Die sichtbare Tumorgröße entspricht meist nicht der tatsächlichen Tumorausdehnung.

Neben den einfach erkennbaren, blumenkohlartigen (exophytischen) oder kraterförmigen (endophytisch) Wachstumsformen des Tumors gibt es noch das in seinen frühen Stadien schwer zu diagnostizierende endozervikal sich ausbreitende Tonnenkarzinom.

Die *rektovaginale Untersuchung* beurteilt den Tumor und seine Beziehungen zu den Nachbarorganen oder Geweben. Zunächst klärt man jene Tastbefunde, die sich als auffälligste Anomalie präsentieren und orientiert sich dann über deren Größe, Form, Lage, Mobilität etc. Bei kleinen *Zervixkarzinomen* (FIGO Ia und Ib) kann der Uterus palpatorisch unauffällig sein. Wichtig ist die rektovaginale Beurteilung der Parametrien.

> **!** **Merke:** Das Zervixkarzinom kann im Unterschied zum Korpuskarzinom schon früh ins Parametrium hineinwuchern und später die Nachbarorgane Blase oder Rektum befallen. Kriterien der Operabilität sind Tumorgröße, Parametrieninfiltration, Beckenwandbefall, Blasenbefall, Rektuminfiltration und Fernmetastasen.

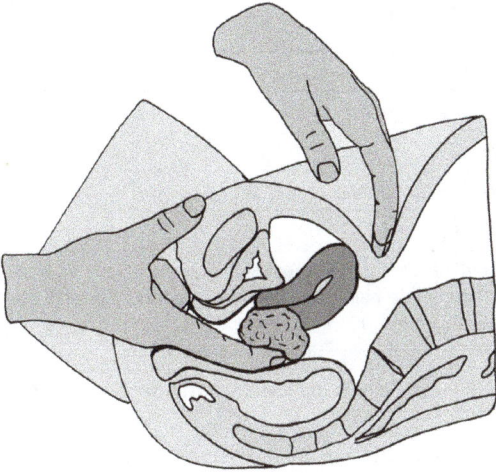

Abb. 3.41: Bimanuelle Palpation eines von der hinteren Muttermundslippe ausgehenden Zervixkarzinoms.

Ist das Karzinom auf die Zervix beschränkt und das benachbarte Bindegewebe noch tumorfrei, so fühlen sich die zwischen Zeige- und Mittelfinger der inneren Hand liegenden Parametrien weich und elastisch an. Tastet man seitlich neben der Zervix in den Parametrien strangförmige oder fein- bis grobknotige indolente Verhärtungen, die von der Zervix ausgehend bis an die Beckenwand reichen bzw. mit der Beckenwand breit verbacken sind, dann muss man klinisch von Karzinomen der FIGO-Stadien IIb-IIIB ausgehen (s. Tab. 3.6).

Fühlt sich ein Teil des Scheidengewölbes derb, derb-knotig oder rauh an, so besteht der Verdacht auf eine Infiltration der entsprechenden Vaginalanteile (Stadien IIa oder IIIa).

Die Tumorausbreitung kann nur durch die kombinierte rektovaginale Untersuchung beurteilt werden, denn von der Scheide her lassen sich höchstens die unteren Anteile der eventuell infiltrierten Parametrien tasten (Abb. 3.41). Die Beziehung des Tumorinfiltrates zur Beckenwand ist vom Rektum her besser zu beurteilen. Bei der rektalen Austastung kann man gleichzeitig prüfen, ob der maligne Prozess bereits auf den Darm übergegriffen hat (Abb. 3.42). Die Rektumschleimhaut über dem Tumor oder dem Infiltrat ist dann unverschieblich. In fortgeschrittenen Fällen tastet man an der Stelle, an der das Karzinom die Rektumwand durchbrochen hat, ein in Größe, Form und Ausprägung sehr variables Ulkus. Blut am Fingerling ist dann mehr oder weniger obligat.

Palpatorisch schwierig oder unmöglich ist die Beurteilung einer *Infiltration der Blase.* Oft lassen sich durch die bimanuelle Palpation nur indirekte Hinweise für einen Blasenbefall finden. Eine Blaseninfiltration ist wahrscheinlich, wenn das vordere Scheidengewölbe eingezogen, tumorös fixiert und induriert ist oder wenn das vordere Scheidengewölbe nur noch aus einer Tumorplatte besteht.

Zystoskopie, Ultraschall, CT oder MRT bringen wesentlich effizientere diagnostische Ergebnisse. Ein i. v.-Pyelogramm gibt zusätzliche Informationen über den

Tab. 3.6: FIGO- und TNM-Stadieneinteilung des Zervixkarzinoms.

TNM	FIGO	Beschreibung
Tx		Primärtumor kann nicht beurteilt werden.
T0	*	Kein Anhalt für Primärtumor.
Tis	0	Carcinoma in situ (präinvasives Karzinom).
T1	I	Karzinom auf Zervix uteri beschränkt.[1]
T1a**	IA	Invasives Karzinom, ausschließlich durch Mikroskopie diagnostiziert. Stromainvasion bis maximal 5,00 mm Tiefe gemessen von der Basis des Epitehls und einer horizontalen Ausbreitung von 7,00 mm oder weniger. Alle makroskopisch erkennbaren Läsionen werden dem Stadium Ib zugerechnet.
T1a1***	IA1	Gemessene Stromainvasion bis 3,0 mm in die Tiefe, Oberflächenausdehnung maximal bis 7,00 mm.
T1a2***	IA2	Gemessene Stromainvasion bis 5,00 mm in die Tiefe, Oberflächenausdehnung bis maximal 7,00 mm.
T1b	IB	Klinisch erkennbare Läsionen bzw. alle anderen Fälle, die größer als Ia2 sind.
T2	II	Uterus ist überschritten, Beckenwand und unteres 1/3 der Scheide nicht erreicht.
T2a	IIA	Nur die Vagina befallen.
T2b	IIB	Parametrien oder Parametrien und Vagina befallen.
T3	III	Befall der Parametrien bis zur Beckenwand und/oder Befall des unteren Scheidendrittels und/oder Hydronephrose oder stumme Niere.
T3a	IIIA	Befall des unteren Scheidendrittels.
T3b	IIIB	Befall der Beckenwand und/oder Hydronephrose oder stumme Niere.
T4	IVA	Infiltration von Blasen- und/oder Rektumschleimhaut.[2,3]
M1	IVB	(Fern-)Metastasen außerhalb des kleinen Beckens (M0 = keine Fermetastasen).
N1		Regionäre Lymphknoten befallen (bis Lig. inguinale und Bifurcatio aortae).
N4		Lymphknotenbefall unterhalb des Lig. inguinale oder oberhalb der Aortenbifurkation.

*	FIGO enthält nicht mehr das Stadium 0.
**	Alle makroskopisch sichtbaren Läsionen sogar mit nur oberflächlicher Infiltration sind als T1b/IB zu klassifizieren.
***	Gefäßinfiltration (Blutgefäße oder Lymphgefäße) beeinflusst die Klassifikation nicht.
[1]	Die Ausdehnung auf das Corpus uteri sollte dabei berücksichtigt bleiben.
[2]	Das Vorhandensein eines bullösen Ödems genügt nicht, um einen Tumor als T4 zu klassifizieren.
[3]	Eine Invasion der Schleimhaut von Blase und/oder Rektum bedarf der Sicherung durch eine Biopsie.

N   Regionäre Lymphknoten
NX   Regionäre Lymphknoten nicht beurteilbar
N0   Kein Lymphknotenbefall
N1   Regionäre Lymphknotenmetastasen
M   Fernmetastasen
M0   Keine Fernmetastasen
M1   Fernmetastasen

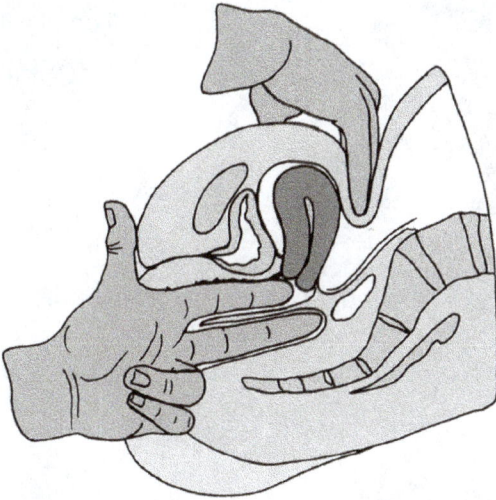

Abb. 3.42: Prinzip der kombinierten rektovaginalen Untersuchung.

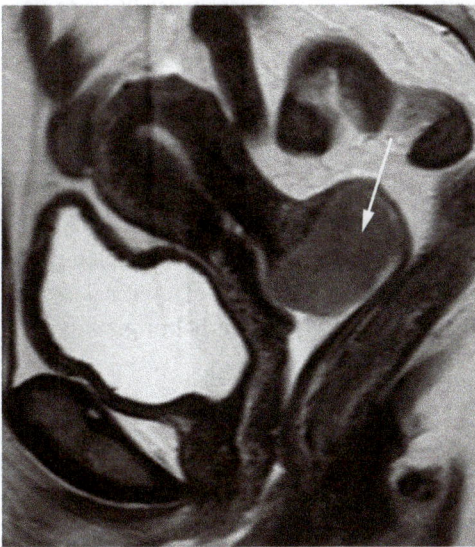

Abb. 3.43: MRT-Befund bei Zervixkarzinom FIGO Ib (mit herzlichem Dank an Herrn Priv.-Doz. Dr. med. Karsten Krüger, Vivantes Humboldt-Klinikum).

Zustand der Harnleiter, ihren Verlauf und die Passagefähigkeit. Wenn das Karzinom einen oder beide Harnleiter ummauert, kommt es zu einem Harnstau, später zu einer stummen Niere oder zu einer postrenalen Niereninsuffizienz. In fortgeschrittenen Fällen führt dies zu einer Urämie mit letalem Ausgang.

Zur *Stadieneinteilung des Zervixkarzinoms* (FIGO vs. TNM, Tab. 3.6) werden bisher nur die Ergebnisse der gynäkologischen Untersuchung, der Zysto- und Rektoskopie, des Röntgen-Thorax und des Urogramms herangezogen. Dennoch sollten vor der definitiven Stadieneinteilung die Befunde bildgebender Verfahren (Vaginalsonographie, MRT) berücksichtigt werden (Abb. 3.43).

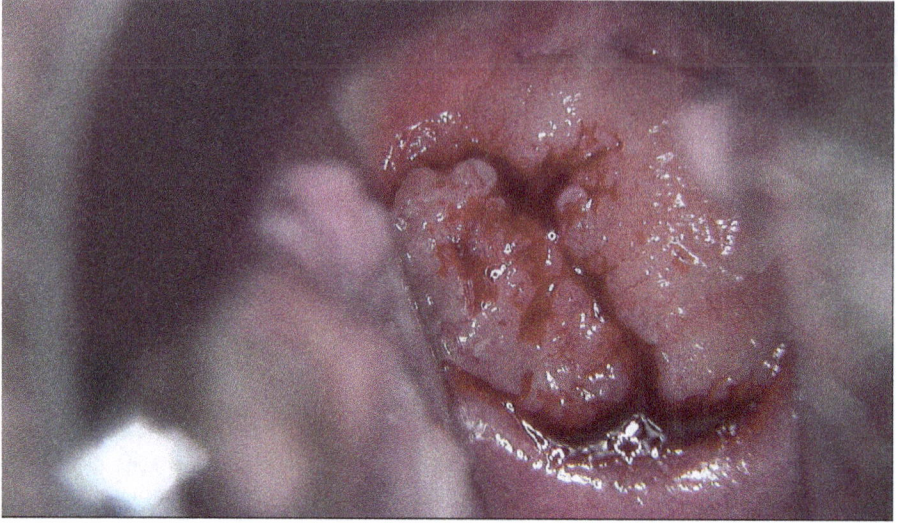

Abb. 3.44: Die Klassifikation des Stadiums I erfolgt histologisch und/oder klinisch (Vulvoskopie mit Medivan-Videokolposkop).

Folgende Untersuchungen gehören zur obligaten Ausbreitungsdiagnostik: Gynäkologische Untersuchung, Vaginalsonographie, Zysto-Rektoskopie, Röntgen-Thorax, CT oder MRT des Beckens, i. v.-Pyelogramm oder wenigstens eine Nierensonographie. Tumormarker (SCC, CEA, CYFRA 21) haben nur geringe klinische Relevanz.

Man sollte nie darauf verzichten, die Skalenus-Lymphknoten zu palpieren. Bei suspekten Halslymphknotenschwellungen oder bei Verdacht auf Fernmetastasierung muss eine Staging-Biopsie mit eiliger histologischer Aufarbeitung erfolgen.

3.2.4 Korpus uteri

> Der Uterus ist das Tastzentrum für die innere Untersuchung,
> zu dem alle anderen Tastbefunde in Beziehung gebracht werden.
> *W. Stoeckel*

3.2.4.1 Untersuchungstechnik und Hinweise

Es ist für die Palpation der Gebärmutter günstig, aber nicht unbedingt erforderlich, wenn zwei Finger der inneren (vaginalen) Hand eingesetzt werden können, da räumlich-taktile Reize vom Untersucher plastischer, verarbeitet werden können. Gewöhnlich ist das bei Frauen, die geboren haben, problemlos möglich. Man sollte mit den Fingerbeeren und nicht mit den Fingerspitzen zu palpieren.

! **Merke:** Das Korpus uteri wird immer bimanuell untersucht.

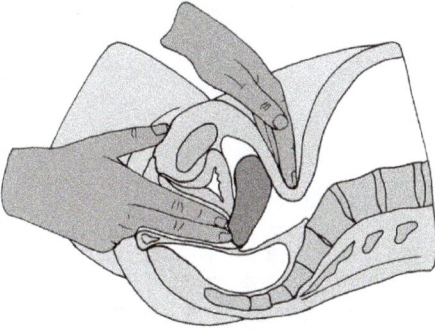

Abb. 3.45: Die innere Hand wird zur Portio geführt. Die äußere Hand sucht über der Symphyse den Fundus uteri.

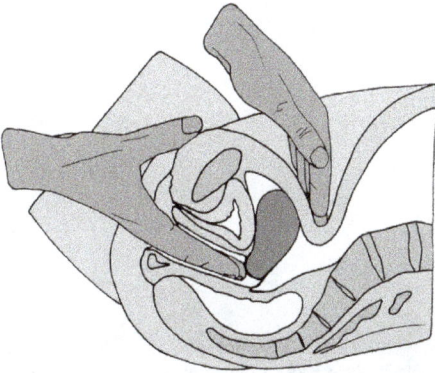

Abb. 3.46: Prüfung der Uterusgröße. Die innere Hand ist das Widerlager. Die äußere Hand findet den Fundus uteri.

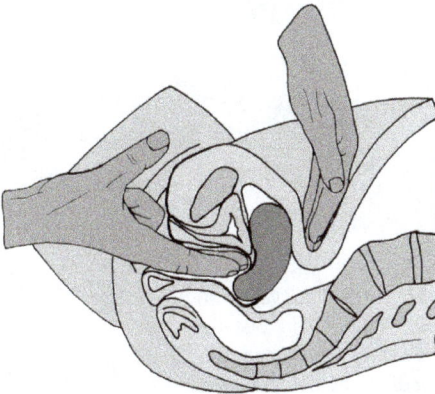

Abb. 3.47: Das Korpus uteri liegt zwischen der inneren und der äußeren Hand. Prüfung der Größe, der Konsistenz und der Druckdolenz.

Die Finger der inneren Hand liegen an der Portio bzw. im hinteren Scheidengewölbe, während die äußere Hand flach, mit sanftem Druck über der Symphyse den Fundus uteri in die Tiefe drückt. Die innere Hand dient dabei als eine Art Widerlager. Sie schiebt bzw. hebt den Uterus der äußeren Hand sanft entgegen. Bei schlanken Frauen kann Größe, Lage, Konsistenz, Druckdolenz und Mobilität problemlos geprüft werden (Abb. 3.45 bis Abb. 3.48). Bei adipösen Patientinnen oder retroflek-

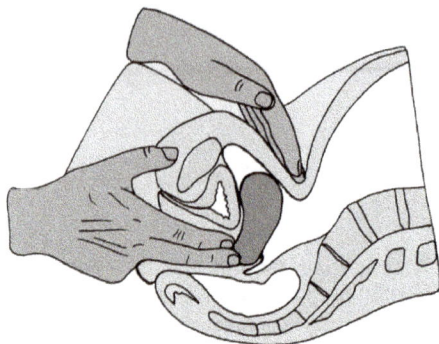

Abb. 3.48: Die innere Hand liegt im hinteren Scheidengewölbe und schiebt den Uterus nach ventral. Die äußere Hand tastet den Fundus uteri.

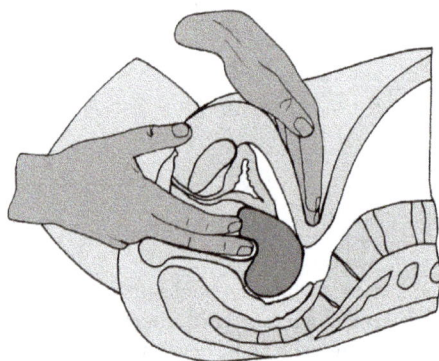

Abb. 3.49: Retroflexio uteri. Die äußere Hand findet keinen Fundus uteri.

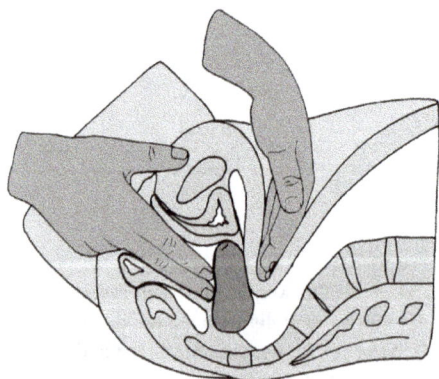

Abb. 3.50: Retroversio uteri. Die äußere Hand tastet nur bei sehr schlanken Frauen isthmische Uterusanteile.

tierten Organen ist die Befundinterpretation schwieriger und abhängig vom Grad der Adipositas bzw. von Lage und Größe der Gebärmutter (Abb. 3.49 bis Abb. 3.51).

Vom Uterus gleitet die äußere Hand nach rechts bzw. links zur Beckenwand, während die innere Hand sich „im Prozess dieses Suchens und Findens" (Stoeckel) schräg gegen das entsprechende Vaginalgewölbe vorschiebt. Zur Prüfung der Uterusmobilität drängt die äußere Hand das Korpus nach dorsal, während die innere

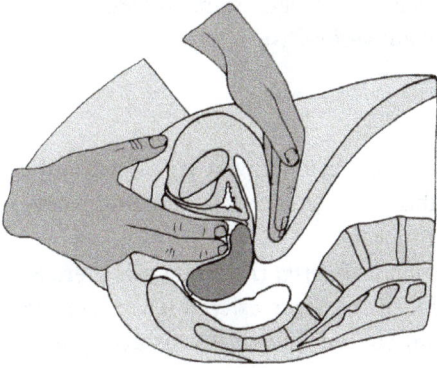

Abb. 3.51: Retroflexio-Retroversio.
Nur die innere Hand tastet den Uterus.

Hand die Portio nach vorn oder hinten, rechts bzw. links schiebt. Diese Untersuchung kann schmerzhaft sein. Durch horizontal palpierende Bewegungen im hinteren Scheidengewölbe kann man V-förmig die Ligamenta sacrouterina tasten.

> **Merke:** Während der Untersuchung sollte man unauffällig auf das Gesicht der Patientin achten. Schmerzbedingte Gesten, leichtes Zucken der Mundwinkel, Schließen der Augen oder laute Schmerzäußerungen werden registriert. Die druckempfindliche Stelle am inneren Genitale wird im Verlauf der Untersuchung noch einmal berührt, um sich zu vergewissern. Andrerseits achten die untersuchten Frauen auch genau auf das Mienenspiel des Untersuchers. Weder Überraschung noch Ratlosigkeit noch Bestürzung sollten bei der Untersuchung zum Ausdruck gebracht werden.

3.2.4.2 Entzündungen

Die *Gebärmutterschleimhautentzündung* (Endometritis) wird meist durch aszendierende Keime (E. coli, Staphylokokken, Streptokokken u. a.) hervorgerufen.

Am häufigsten beobachtet man die Endometritis im Wochenbett, nach verschleppten oder artifiziellen Aborten, selten bei alten Frauen im Rahmen einer malignen Gebärmuttererkrankung. Mangelnde Sterilität des Instrumentariums bei diagnostischen und therapeutischen Eingriffen begünstigt die Keimeinschleppung. Die Folge einer Endometritis ist die *Endomyometritis*, d. h. das Übergreifen der Entzündung auf das Myometrium. Letztlich gehören zu den Folgen der Keimaszension auch die Salpingitis bis hin zum akuten Abdomen. Die Diagnose wird durch Anamnese und Klinik gestellt.

Bei Beschwerden handelt es sich gewöhnlich bereits um eine *Endomyometritis*. Die Frauen beschreiben zunehmende Unterbauchschmerzen nach Entbindungen, Schwangerschaftsabbrüchen oder kleineren gynäkologischen Eingriffen. Zusätzlich werden häufig Blutungsanomalien wie Menometrorrhagien oder „spottings" angegeben. Das Allgemeinbefinden kann bei schweren Verläufen stark reduziert sein.

Bei der für die Patientin unangenehmen Untersuchung des inneren Genitale fällt ein Druckschmerz im Bereich des Korpus uteri (Uteruskantenschmerz) auf. Die

Gebärmutter kann dezent vergrößert und etwas aufgelockert sein. Eine Begleitzystitis kann differentialdiagnostische Probleme aufwerfen.

3.2.4.3 Endometriose und Adenomyosis

Unter einer Endometriose versteht man ektope Absiedlungen von Gebärmutterschleimhaut außerhalb des Cavum uteri (Abb. 3.52). Ursächlich ist die Adenomyosis, eine Erkrankung des Uterus und seiner Gewebe.

Man unterscheidet die *Endometriosis genitalis interna* (Adenomyosis uteri, Salpingitis isthmica nodosa) und die *Endometriosis genitalis externa* (Ovar, Peritoneum, Vulva, Vagina, Douglas, Lig. rotundum) von der *Endometriosis extragenitalis* (Bauchraum, extraperitoneal*)*.

> **!** **Merke:** Adenomyosis und Endometriose sind die Folge von Erkrankungen des Uterus und seiner Gewebe.

Patientinnen mit Endometriose klagen häufig über schwere, teilweise unerträgliche Dysmenorrhoen, über progrediente zyklusabhängige oder zyklusunabhängige Schmerzen im Beckenbereich (Abb. 3.32 und Abb. 3.33).

Meistens handelt es sich um eine sekundäre Dysmenorrhoe, die pathognomonisch für eine Adenomyosis uteri ist (Abb. 3.53, Abb. 3.54). Bei der primären Dysmenorrhoe (seit der Menarche bestehend) liegt selten nur eine einfache Endometriose vor. Häufig findet sich die primäre Dysmenorrhoe bei Patientinnen mit ausgeprägter tief-infiltrierender Endometriose (TIE) (Abb. 3.55).

Die Endometriose ist häufig mit Sterilität verbunden. In fortgeschrittenen Fällen werden diffuse Beckenschmerzen, prämenstruelle Schmierblutungen, Hypermenorrhoen, suprapubische Schmerzen, Dyspareunien, schmerzhafte Defäkationen oder Dysurie (Abb. 3.56) angegeben.

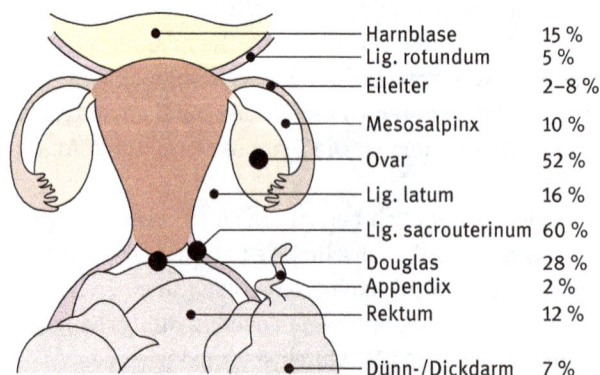

Harnblase	15 %
Lig. rotundum	5 %
Eileiter	2–8 %
Mesosalpinx	10 %
Ovar	52 %
Lig. latum	16 %
Lig. sacrouterinum	60 %
Douglas	28 %
Appendix	2 %
Rektum	12 %
Dünn-/Dickdarm	7 %

Abb. 3.52: Verteilung der Endometrioselokalisation.

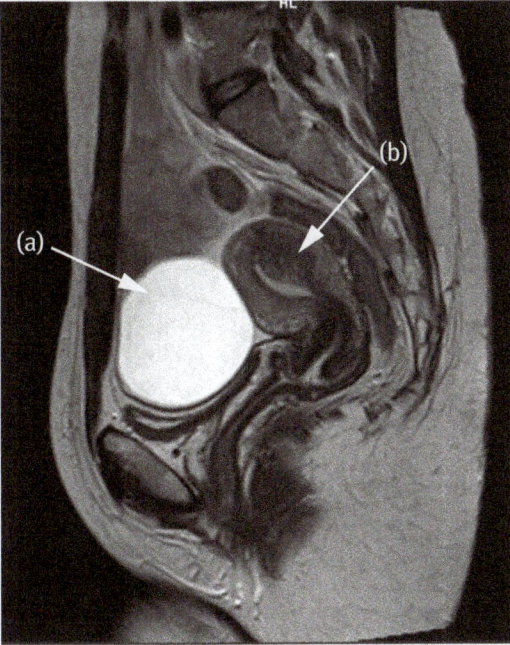

Abb. 3.53: MRT-Befund; (a) präuterin liegende Ovarialzyste; (b) Uterus mit deutlicher Adenomyosis uteri der Hinterwand.

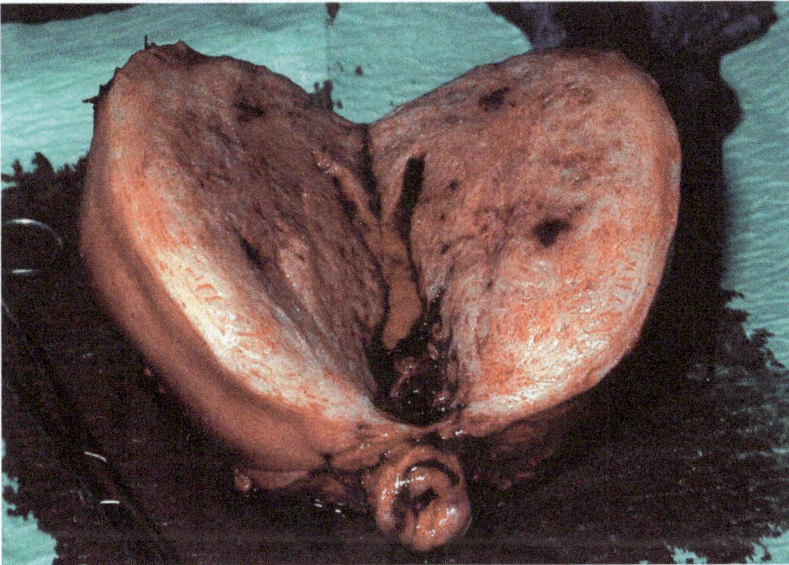

Abb. 3.54: Ausgedehnte Adenomyosis uteri. Problem: unerfüllter Kinderwunsch bei massiver primärer Dysmenorrhoe.

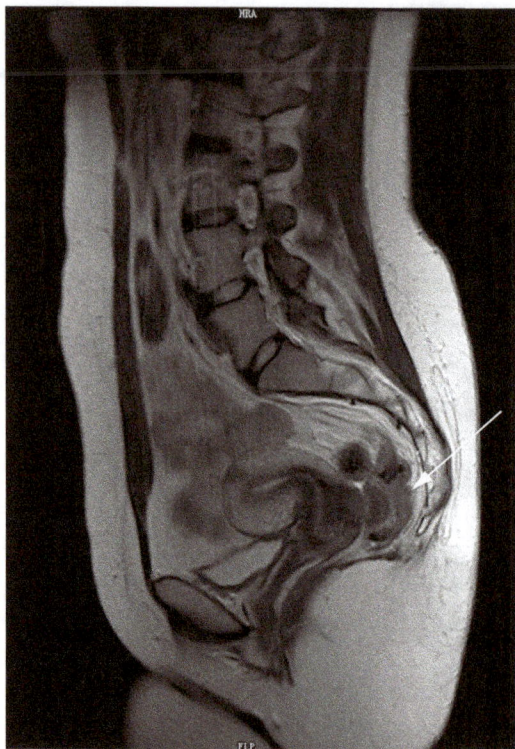

Abb. 3.55: MRT-Befund bei ausgeprägter Douglas-Endometriose mit Darmbefall. Die Patientin wurde spontan schwanger.

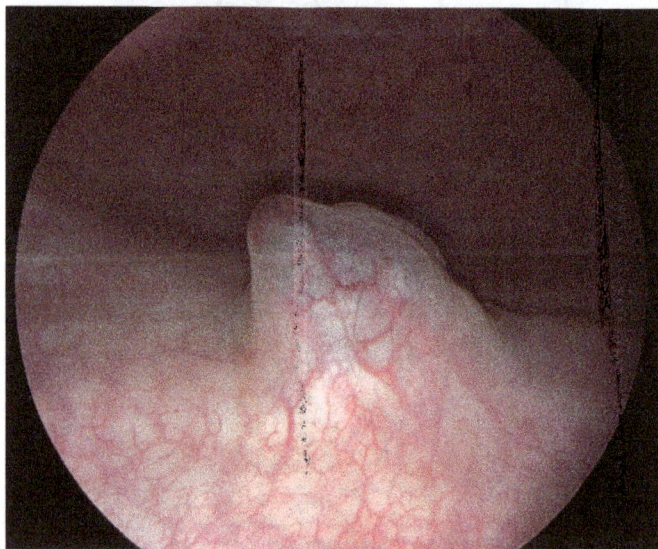

Abb. 3.56: Zytoskopie-Befund bei ausgeprägter Blasenendometriose. Die Patitntin litt unter massiver Dysurie mit Hämatourie.

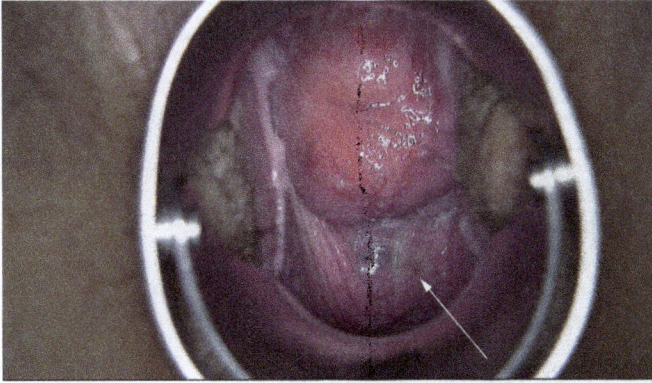

Abb. 3.57: Polypöse Ektopie und rektovaginale Endometriose (Videokolposkop Medivan).

Bei der äußeren Untersuchung ist auf eventuelle vulväre Endometriosemanifestationen zu achten, die offenbar narbige Veränderungen (z. B. Episiotomienarben) bevorzugen. Während der Inspektion von Scheide und Portio ist besonders das hintere obere Scheidengewölbe sowie die retrozervikale Region nach leicht vulnerablen, bläulich schimmernden Knötchen sorgfältig abzusuchen (Abb. 3.57). Der richtige Umgang mit den Spekula ist hier extrem wichtig: Anheben der Portio mit dem vorderen Blatt!

Der Schweregrad der Erkrankung und die Intensität der Symptome müssen nicht korrelieren. Kleine Endometrioseherde können mit massiven Beschwerden einhergehen, während ausgeprägte endometriotische Veränderungen auch symptomlos bleiben können. Das typische Alter bei der Erstdiagnose liegt zwischen dem 20. und dem 40. Lebensjahr.

3.2.4.4 Frühschwangerschaft und Abort

Die Diagnose einer Schwangerschaft erfolgt heute meistens in den ersten 5–10 Schwangerschaftswochen post menstruationem (ß-HCG, Ultraschall) (Abb. 3.58).

Typischerweise führen *unsichere Schwangerschaftszeichen* die Frau zum Hausarzt oder zum Gynäkologen: Amenorrhoe, Übelkeit, morgendliches Erbrechen, häufiges Wasserlassen, Obstipation, mentale Verstimmungen, Hautveränderungen (Chloasma uterinum), Vergrößerung der Mammae, Spannen in den Brüsten, Vormilch.

Im Verdachtsfall sollte die Patientin noch vor der gynäkologischen Untersuchung Urin für den obligaten Schwangerschaftstest abgeben (Vorteil: leere Blase). Durch den HCG-Nachweis im Urin hat man die Möglichkeit, sich noch während der Anamneseerhebung über eine eventuelle Gravidität zu orientieren (z. B. letzte Regel? Schwangerschaften? Geburten? Rötelnschutz? etc.)

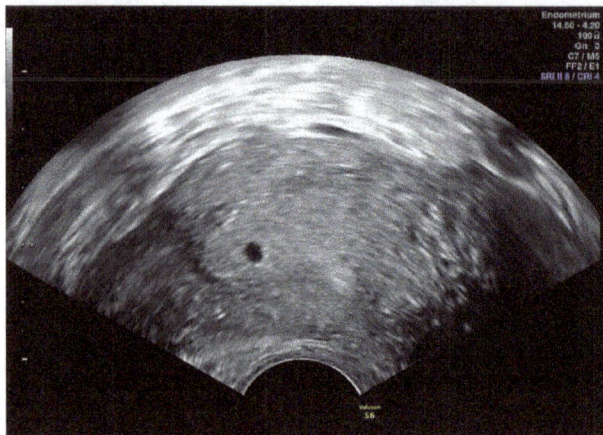

Abb. 3.58: Intrauterine Schwangerschaft in der 5 + 0 SSW.

Tab. 3.7: Beurteilung der Uterusgröße entsprechend der Schwangerschaftsdauer (nach Kyank).

Schwangerschaftswoche	Uterusgröße
Normal	Hühnereigroß
Ende 4. SSW	kaum vergrößert, aber aufgelockert
Ende 8. SSW	Gänseeigroß
Ende 12. SSW	Mannsfaustgroß
Ende 16. SSW	kindskopfgroß, Fundus zwischen Nabel und Symphyse
22. SSW	Nabelhöhe

> **!** **Merke:** Machen Sie im Verdachtsfall lieber einmal zu viel einen Schwangerschaftstest als einmal zu wenig.

Bei der Untersuchung beginnt man mit der Inspektion von Vulva, Introitus, Damm und Anus. Neben den üblichen Aspekten wird besonders auf die *Scheidenzeichen* (Lividität des Introitus und der Vagina infolge der Hyperämie) geachtet.

Die bimanuelle Untersuchung dient der Größenbestimmung des Uterus, der Höhe des Fundusstandes sowie der Gebärmutterkonsistenz. Dabei erfolgt ein orientierender Vergleich mit den Angaben der Frau bezüglich der letzten Regelblutung und dem sich daraus errechneten Schwangerschaftsalter (Gravidarium, Naegel-Regel).

Zur Beurteilung der Uterusgröße entsprechend der Schwangerschaftsdauer haben sich die Kriterien nach Kyank etabliert (Tab. 3.7).

Nach der 16. Schwangerschaftswoche erfolgt der Vergleich zwischen dem errechneten Schwangerschaftsalter und der Uterusgröße durch die äußere Untersuchung.

Die schwangerschaftsbedingten Veränderungen des Uterus („Uteruszeichen") werden als *wahrscheinliche Schwangerschaftszeichen* bezeichnet. Hierzu zählen:

1. Vergrößerung des Korpus uteri. Die Feststellung der Uterusgröße in der Frühgravidität ist kein genaues Maß für das Schwangerschaftsalter, da die Größe des graviden und nichtgraviden Uterus individuell sehr verschieden ist. Bei Mehrgebärenden bildet sich der Uterus post partum nicht immer vollständig zurück, so dass bei gleichem Schwangerschaftsalter a priori ein Größenunterschied im Vergleich zu einer Erstgebärenden in der Frühschwangerschaft bestehen kann. Zudem zeigt die Größenzunahme des Uterus in den ersten Schwangerschaftswochen von Frau zu Frau eine unterschiedliche Dynamik.

Stellt sich der Uterus bei der Untersuchung kleiner dar, als es der errechneten Schwangerschaftsdauer entsprechen würde, ergibt sich der Verdacht auf eine missed abortion. Wird zusätzlich über Blutungen berichtet, muss ein Abort ausgeschlossen werden. Wird der Uterus größer getastet als dies zu erwarten wäre, so ist an eine Blasenmole, ein Hydramnion, an Mehrlinge oder vor allem an eine ältere Gravidität, an unkorrekte Angaben zur letzten Regel bzw. eine missdeutete Blutung in der Frühgravidität zu denken.

2. Auflockerung der Uterusmuskulatur. Im Vergleich zum derben, nichtgraviden Uterus tastet sich der schwangere Uterus weicher und *eindrückbarer* an.

3. Konsistenzwechsel. Die bimanuelle Untersuchung kann zu einer lokalen oder allgemeinen Kontraktion der Uterusmuskulatur führen, die einen passageren Konsistenzwechsel und Verformungen des Korpus uteri bewirkt (Holzapfel-Zeichen). Dieser Konsistenzwechsel findet auch spontan während der gesamten Frühgravidität statt.

4. Ausladung des Korpus an der Nidationsstelle (Abb. 3.59). In Abhängigkeit vom Nidationsort kommt es häufig zu asymmetrischen Veränderungen der Korpusform (Piskaczek-Zeichen). Differentialdiagnostisch sollte wegen ähnlicher Tastbefunde an eine Tubargravidität, an entzündliche Adnexprozesse, subseröse Myome oder Ovarialzysten gedacht werden (Sonographie!).

5. Kugelform des Uterus (Nobel-Zeichen).

6. Leichte Zusammendrückbarkeit des unteren Uterinsegmentes. Die Auflockerung der Gebärmutter in der Frühschwangerschaft betrifft nicht alle uterinen Strukturen zeitgleich. So weist das dünne untere Uterinsegment als erstes eine weiche Konsistenz auf. Die leichtere Komprimierbarkeit des unteren Uterinsegmentes bei noch derber Zervix uteri ist am eindrucksvollsten im 3. und 4. Schwangerschaftsmonat zu prüfen (Hegar-Zeichen).

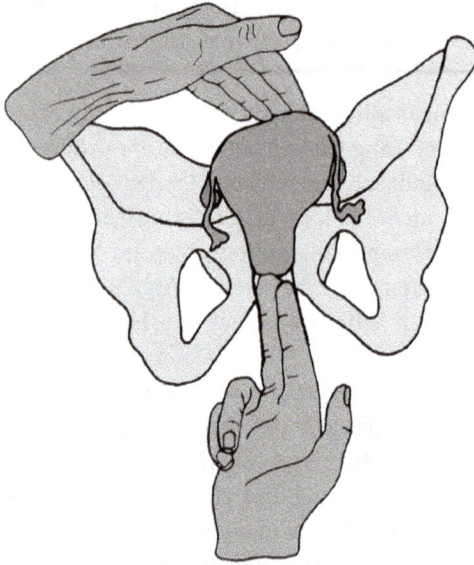

Abb. 3.59: Piskaček-Schwangerschaftszeichen.

7. Verschiebbarkeit der Zervix gegen das Korpus uteri (Gauß-Zeichen).

8. Palpierbare Pulsationen der Arteria uterina vom seitlichen Scheidengewölbe aus (Osiander-Zeichen).

9. Konsistenzunterschiede innerhalb der Portio vaginalis (*Stock-Tuch-Zeichen* nach W. Pschyrembel): man tastet einen derben, zentralen Teil, der von einem weichen Gewebemantel umgeben ist. Die Vergleichbarkeit mit einem Stock, der in weiches Tuch gehüllt ist, hat diesem Schwangerschaftszeichen den Namen gegeben (Pschyrembel).

10. Ballottement von Kindsteilen. Vor vollendeter 16. SSW ist das Pinard-Zeichen nicht nachweisbar.

Die beschriebenen Zeichen einer (Früh-)Schwangerschaft werden heute bei der Erstuntersuchung nicht mehr geprüft. Ihre Bedeutung relativiert sich vor dem Hintergrund der immunologischen *Schwangerschaftstests* und vor allem durch die Exaktheit der frühen *Ultraschallbefunde*!

Der moderne Frühultraschall sichert die Verdachtsdiagnose und gibt Aufschluss über den regelrechten intrauterinen Sitz einer intakten Gravidität. Über die Messung der Scheitelsteißlänge und des biparietalen Duchmessers (BIP) wird eine sehr genaue Einschätzung des Schwangerschaftsalters möglich. Im Mutterpass werden die sonographischen Messpunkte abgefragt.

Kontrolliert werden heute meist nur die Vergrößerung und Auflockerung der Gebärmutter, die als die wichtigsten schwangerschaftsbedingten Veränderungen des inneren Genitale gelten.

Zum Abschluss der Untersuchung macht sich der Untersucher auch ein Bild über den *Adnexstatus*. Dieser Untersuchungsgang unterscheidet sich nicht von der üblichen bimanuellen Adnexpalpation. Eine kleine oder größere Corpus luteum-Zyste gehört zum Normalbefund in der Frühgravidität. Auch hierbei handelt es sich heute um eine Domäne des vaginalen Ultraschalls.

Bei der Diagnose der verschiedenen *Abortformen* spielen die Größe der Gebärmutter sowie die Beschaffenheit der Zervix uteri eine wichtige Rolle. So werden unterregelstarke, schmerzlose, vaginale Blutungen bei palpatorisch geschlossenem Muttermund, normentsprechendem Uterus und sonographisch intakter Gravidität als *Abortus imminens* definiert. Bei regelstarker oder überregelstarker Blutung mit Koagula- oder Gewebeabgang aus dem geöffneten Zervikalkanal bei normalgroßem oder verkleinertem, jedenfalls kontrahiertem Uterus, spricht man von einem *Abortus incipiens*. Dieser geht mit wehenartigen Schmerzen einher und kann als *Abortus incompletus* (Abortgewebe in der Vagina) oder *Abortus completus* enden. Tastet man bei positivem HCG-Test einen (zu) kleinen, nicht der letzten Regel entsprechend vergrößerten, derben Uterus mit geschlossenem Zervikalkanal und gibt die Patientin zusätzlich bräunliche Schmierblutungen an, so liegt die Verdachtsdiagnose „missed abortion" nahe, welche sonographisch zu sichern ist. Kläre: Habitueller Abort? Krimineller Abort? Septischer Abort?

Merke: Anamnese, Tast- und Sonografiebefunde bilden eine diagnostische Einheit. !

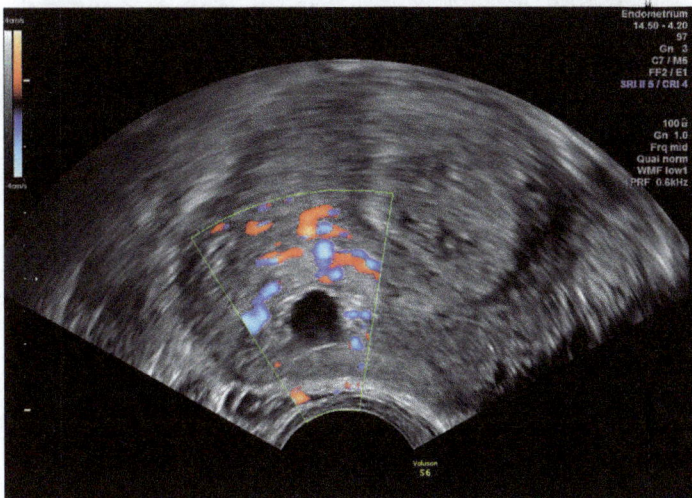

Abb. 3.60: Problemfall: Die Patientin wurde laparoskopisch wegen eines Myoms organerhaltend operiert. Nun findet sich in der 8. SSW eine nichtintakte Gravidität im ehemaligen OP-Gebiet. Das Endometrium ist entsprechend hoch.

3.2.4.5 Gutartige Tumoren

Die häufigsten gutartigen Neubildungen der Gebärmutter sind die Fibromyome (*Myoma uteri*). Sie führen zur Vergrößerung des Uterus und sind häufig Ursache von Blutungsanomalien. Die Myome führen zur Beeinträchtigung der Uteruskontraktilität und zu Zirkulationsstörungen in der Schleimhaut, was Hypermenorrhoen zur Folge hat.

Das Wachstum der Myome ist hormonabhängig. Im Alter kommt es gewöhnlich zur Regression der Tumoren. Die Myome entwickeln sich direkt in der Gebärmutterwand (*intramural*) oder unter der Mucosa uteri (*submukös*) bzw. unter der Serosa (*subserös*) (Abb. 3.61). Sie können solitär oder multipel auftreten (Abb. 3.62). Multiple intramurale oder subseröse Myome können dem Uterus eine höckerige, z. T. bizarre Form geben, während submukös wachsende Myome mehr zu einer homogenen Vergrößerung der Gebärmutter führen (Abb. 3.63).

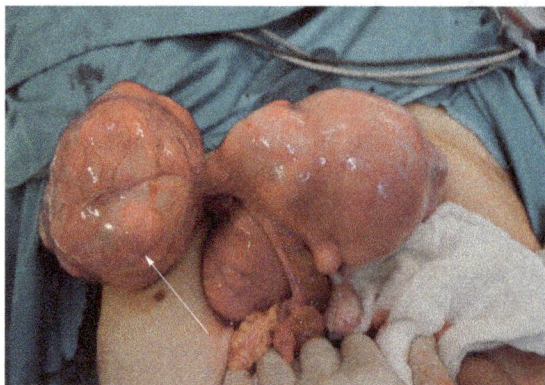

Abb. 3.61: Linksseitiges gestieltes subseröses Myom (Pfeil). Das linke Ovar und die linke Tube sind unauffällig (DD: Adnextumor).

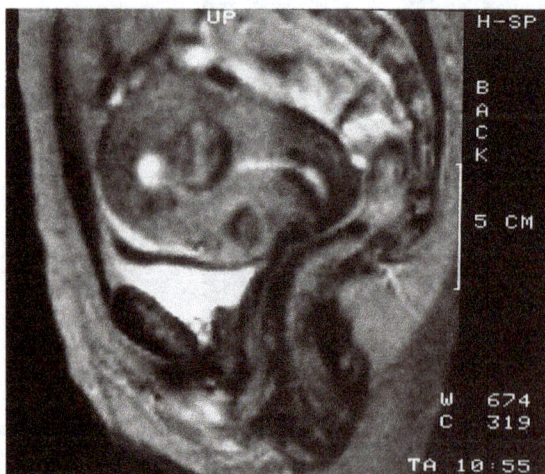

Abb. 3.62: MRT-Befund bei Uterus myomatosus. In das Cavum uteri ragt ein intramurales, fast schon submuköses Myom hinein.

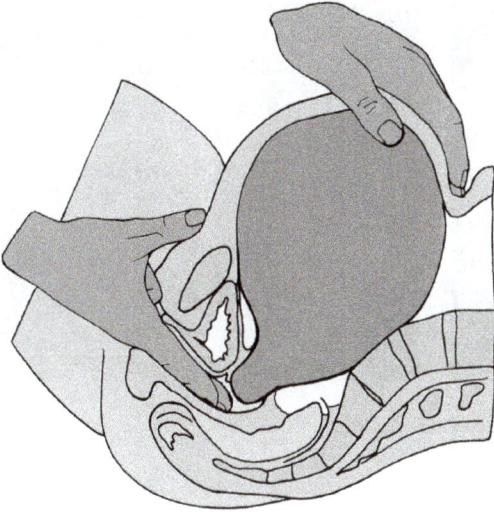

Abb. 3.63: Bimanuelle Palpation eines großen homogenen Uterus myomatosus.

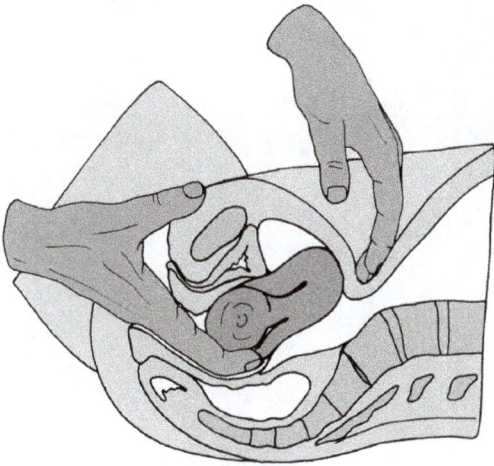

Abb. 3.64: Bimanuelle Palpation eines Myoma in statu nascendi. Beachte den von der Korpushinterwand ausgehenden Myomstiel. Meist handelt es sich um intracavitär gelegene submuköse Myome, die hysteroskopisch reseziert werden können.

Der Uterus ist durch Myome vergrößert. Die Schwankungsbreite reicht von leicht vergrößert bis hin zu den riesigen, das kleine Becken und sogar den ganzen Mittelbauch völlig ausfüllenden Tumoren. Die Konsistenz der Myome ist unterschiedlich. Durch Kalkeinlagerungen können sie härter als das eigentliche Uterusgewebe sein. Nekrosen, Zirkulationsstörungen oder Ödeme können selten zu einer Myomerweichung, meist verbunden mit Unterleibsschmerzen, führen. Stielbildungen führen bei submukösen Myomen zur klinischen Problematik eines *Myoma in statu nascendi* (Abb. 3.64 und Abb. 3.65). Intraligamentäre Myome können bei der Palpation Adnextumoren unterschiedlicher Größe vortäuschen: Sonographie obligat! (Abb. 3.66).

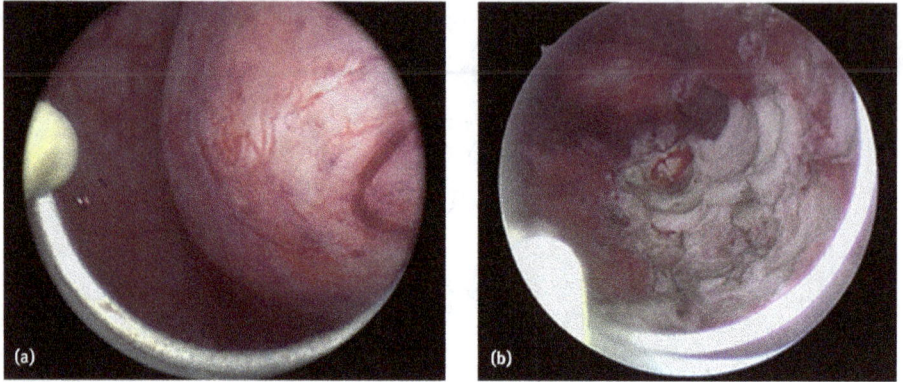

Abb. 3.65: Submuköses Myom vor (a) und nach Resektion (b).

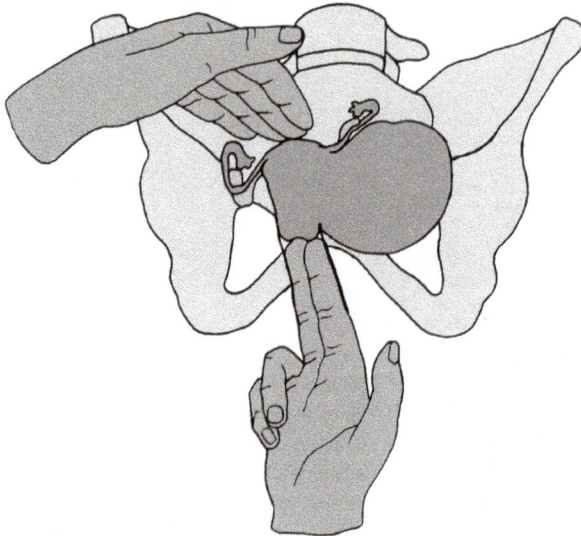

Abb. 3.66: Beurteilung der Uterusgröße bei intraligamentärem Myom. DD: Adnextumor.

Grundsätzlich werden nur symptomatische Myome behandelt. Heute kann der betroffenen Frau eine sehr differenzierte Behandlung angeboten werden, die von der effektiven medikamentösen Therapie mit Ulipristalacetat (Esmya©), über die Myomembolisation (UAE), die MRT-gestützte Ultraschallverkochung (HiFUS), operativen Hysteroskopie, die organerhaltende Laparoskopie bis hin zu verschieden operativen Optionen oder Kombinationen von Behandlungsoptionen reicht.

! **Merke:** Ulipristalacetat ist wirksam, verursacht aber typische reversible Endometriumveränderungen (PAEC, progesteron-receptor-modulator associated endometrical changes).

3.2.4.6 Korpusmalignome

Das Korpuskarzinom (*Endometriumkarzinom*) ist das häufigste Malignom der Gebärmutter.

In Deutschland erkranken etwa 11.300 Frauen pro Jahr an einem Korpuskarzinom. Bei 75 % der Patientinnen handelt es sich um postmenopausale Frauen, ca. 5 % von ihnen sind jünger als 40 Jahre. Für die Ätiologie des Tumors ist eine langandauernde exogene oder endogene Östrogenzufuhr ohne Progesteroneinfluss wesentlich. Viele Frauen geben eine frühe Menarche und eine späte Menopause an. Nulliparität erhöht das Erkrankungsrisiko. Häufig sind die Patientinnen adipös, leiden an Hypertonie oder Diabetes mellitus (diese Trias bei der Untersuchung immer beachten!) (Abb. 3.67).

Zu den obligaten *Präkanzerosen* zählt man die atypische Hyperplasie (Entartungsrisiko ca. 29 %) und das Carcinoma in situ. Beide werden nur zufällig diagnostiziert.

Die Erstsymptome sind sehr charakteristisch: blutig tingierter, fleischwasserfarbener, teilweise fötide riechender Fluor, postmenopausale Blutungen oder „spottings". Ein bestehender, kleiner Uterus myomatosus kann durch Blutungsunregelmäßigkeiten das Karzinom maskieren. Schmerzen, Stuhlunregelmäßigkeiten oder Dysurie zählen zu den Spätsymptomen.

Bei der bimanuellen (immer rektovaginalen!) Untersuchung tastet man einen normalgroßen oder dezent vergrößerten, meist nicht altersentsprechenden Uterus (FIGO I, siehe Tab. 3.8: FIGO-Stadieneinteilung). Natürlich kommen auch deutliche Organvergrößerungen vor, so z. B. im Stadium FIGO III (Abb. 3.68). In fortgeschritteneren Fällen ist es neben der Vergrößerung des Uterus die inhomogene Konsistenz des Organs, die klinisch insbesondere bei älteren Frauen an ein Malignom

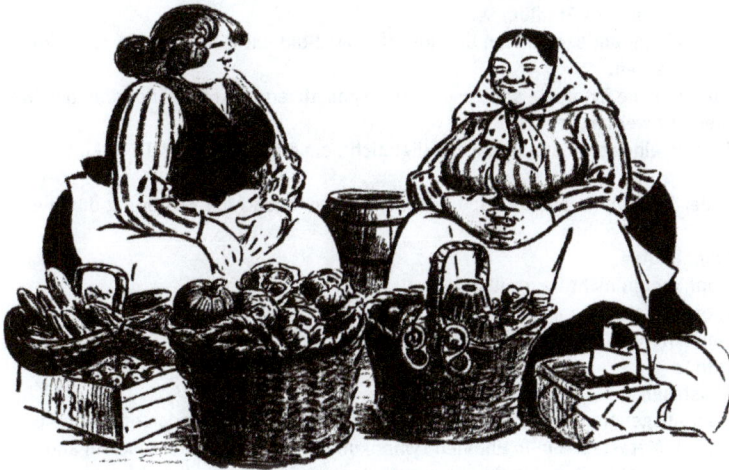

Abb. 3.67: Typischer Phänotyp der Typ-I-Karzinompatientinnen
[aus: Zille, H., Berliner Geschichten und Bilder, Wiesbaden 2003].

Tab. 3.8: TNM- und FIGO-Stadieneinteilung des Korpuskarzinoms.

TNM	FIGO	Beschreibung
Tx		Primärtumor kann nicht beurteilt werden.
T0		Kein Anhalt für Primärtumor.
Tis	*	Carcinoma in situ.
T1	I	Karzinom auf Corpus uteri beschränkt.
T1a	IA	Tumor begrenzt auf das Endometrium oder infiltriert weniger als die Hälfte des Myometriums.
T1b	IB	Tumor infiltriert die Hälfte oder mehr des Myometriums.
T2	II	Tumor infiltriert das Stroma des Cervix uteri, breitet sich aber nicht jenseits des Uterus aus.[1]
T3 und/oder N1	III	Lokale und oder regionäre Ausbreitung, wie nachfolgend beschrieben.
T3a	IIIA	Tumor befällt Serosa des Corpus uteri und/oder der Adnexe (direkte Ausbreitung oder Metastasen).[2]
T3b	IIIB	Vaginalbefall und/oder Befall der Parametrien (direkte Ausbreitung oder Metastasen).
N1 oder N2		Metastasen in Becken- und/oder paraaortalen Lymphknoten.
N1		Metastasen in Beckenlymphknoten.
N2		Metastasen in paraaortalen Lymphknoten mit/ohne Metastasen in Beckenlymphknoten.
T4	IVA	Tumor infiltriert die Blasen- und/oder Darmschleimhaut.[3,4]
M1	IVB	Fernmetastasen einschließlich intraabdominaler Metastasen und/oder inguinaler Lymphknotenmetastasen.

* FIGO enthält nicht mehr das Stadium 0.

[1] Infiltration lediglich der endozervikalen Drüsen sollte als Stadium T1/I und nicht als Stadium T2/II klassifiziert werden.

[2] Eine positive peritoneale Zytologie soll gesondert diagnostiziert und ohne Änderung des Stadiums dokumentiert werden.

[3] Das Vorhandensein eines bullösen Ödems genügt nicht, um einen Tumor als T4 zu klassifizieren.

[4] Eine Invasion der Schleimhaut von Blase und/oder Rektum bedarf der Sicherung durch eine Biopsie.

N Regionäre Lymphknoten
NX Regionäre Lymphknoten nicht beurteilbar
N0 Kein Lymphknotenbefall
N1 Regionäre Lymphknotenmetastasen
M Fernmetastasen
M0 Keine Fernmetastasen
M1 Fernmetastasen. Ausgenommen Metastasen in der Vagina, der Beckenserosa oder den Adnexen, einschließlich Metastasen in inguinalen Lymphknoten und/oder Metastasen in anderen intraabdominalen Lymphknoten, als den paraaortalen und/oder Beckenlymphknoten.

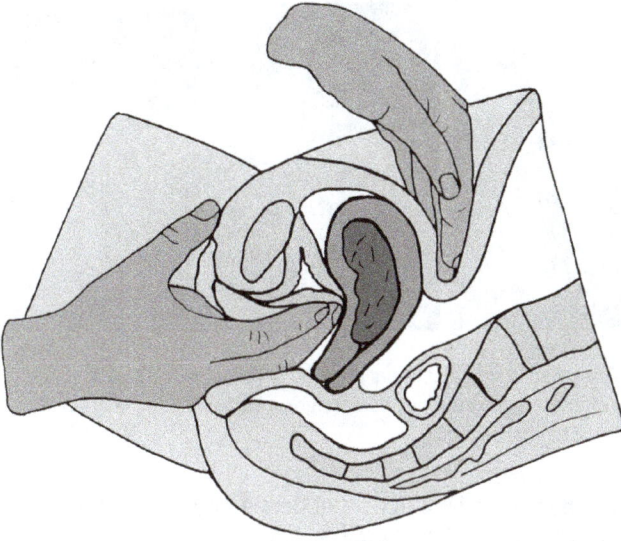

Abb. 3.68: Palpationsbefund bei Korpuskarzinom: Uterus etwas vergrößert und relativ weich. Beachte: der Tumor füllt das Cavum uteri aus. Die Gebärmutter kann aber auch von normaler, altersentsprechender Größe sein.

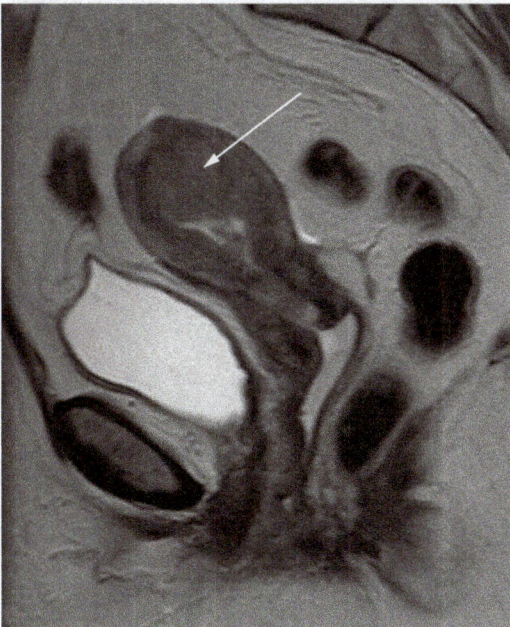

Abb. 3.69: MRT-Befund bei Endometriumkarzinom. Tumor auf Corpus begrenzt. Prävesikale Fettlamelle intakt. Maximale Myometriuminfiltration im Fundusbereich < 50 % (mit herzlichem Dank an Herrn Priv.-Doz. Dr. med. Karsten Krüger, Vivantes Humboldt-Klinikum).

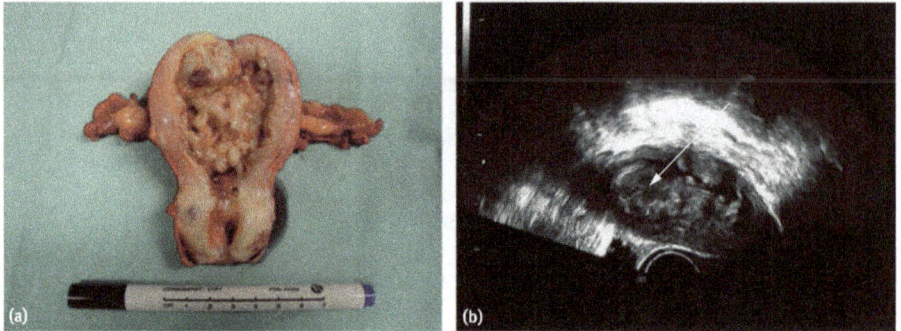

Abb. 3.70: (a) Endometrioides Adenokarzinom des Corpus uteri, PT1a pN0 (0/41) G3 L0 V0 M0; (b) im intravaginalen Ultraschall ließen sich bestimmte Tumoreigenschaften wie Myometrium-infiltration und Wachstumstyp bereits abschätzen.

denken lassen. Selten findet man noch jene Fälle, bei denen hochsuspektes Gewebematerial aus dem leicht eröffneten Zervikalkanal quillt.

Das Korpuskarzinom wächst langsam exophytisch in das Cavum uteri oder endophytisch-infiltrierend in das Myometrium. Wesentlich später als z. B. das Zervixkarzinom geht dieser Tumor auf die umgebenden Gewebe über, d. h. der Uterus ist gewöhnlich noch mobil und die Parametrien sind nicht infiltriert (Abb. 3.69). Der Befall der Nachbarstrukturen bzw. -organe erfolgt durch kontinuierliches Wachstum (z. B. Zervix, Tuben, Blase und Rektum). Die Metastasierung kann lymphogen, hämatogen und per continuitatem (Tuba uterina) erfolgen.

Zur obligaten Staging-Diagnostik zählen:

– klinische Untersuchung, zytologischer Abstrich (PAP), Vaginalsonographie (eine doppelte Endometriumdicke bei postmenopausalen Frauen >5 mm ist suspekt!), Hysteroskopie mit fraktionierter Kürettage, laparoskopisches Staging und Therapie.
– Fakultative Diagnostik: Zystoskopie, Rektoskopie, i. v.-Pyelogramm, CT oder MRT, Rö-Thorax, ggf. Oberbauchsonographie, ggf. Darmdiagnostik.

3.2.4.7 Uterussarkom

Bei sehr schnell wachsendem „Uterus myomatosus" mit Blutungsanomalien und eventuell uncharakteristischen Zusatzsymptomen (z. B. Gewichtsabnahme, Luftnot, drastischer LDH-Anstieg) muss man an das sehr seltene Uterussarkom denken. Die Symptome und der palpatorische Befund weisen meist auf ein weiches „Myom" hin.

! **Merke:** Selten bleibt selten. Das „schnell wachsende Myom" ist heute keine onkogynäkologische OP-Indikation mehr.

Sonographie oder Computertomografie liefern oft falsch-negative Befunde. Auch eine Kürettage bringt nicht die notwendige diagnostische Sicherheit, so dass Uterussarkome, insbesondere die Leiomyosarkome, selten primär diagnostiziert, sondern als *überraschende* Zufallsbefunde nach einer vaginalen oder abdominalen Hysterektomie auch in näherer Zukunft gefunden werden. Die aktuelle Diskussion um das Morcellement bei laparoskopischen und vaginalen Eingriffen wird daran nichts ändern. Die Patientinnen müssen präoperativ – wie immer – gut aufgeklärt und auf die seltene Möglichkeit eines Sarkoms hingewiesen werden.

3.2.5 Adnexe

Die Diagnostik von Adnextumoren ist heute eine Domäne des transvaginalen Ultraschalls. Dennoch steht die bimanuelle Untersuchung immer am Anfang der Adnexdiagnostik, da sie wichtige orientierende Informationen liefert.

Merke:
Basisdiagnostik = Anamnese + Inspektion + bimanuelle Untersuchung + Vaginalsonografie

Unter einem *Adnextumor* versteht man eine Erkrankung, die vom Ovar, von der Tube, vom Parovarium ausgeht oder alle genannten Strukturen einbeziehen kann. Es ist palpatorisch nicht immer möglich, das erkrankte Organ klar von anderen abzugrenzen. Der Begriff „Tumor" ist im Sinne einer Geschwulst weit gefasst, ohne eine Aussage über die Dignität zu treffen. Also können sowohl entzündliche Prozesse, Funktionszysten oder Extrauteringraviditäten als auch das Ovarialkarzinom zunächst unter dem Begriff Adnextumor subsumiert werden.

3.2.5.1 Untersuchungstechnik und Hinweise

Die meisten Adnextumoren sind palpatorisch vom Uterus relativ gut abgrenzbar (Abb. 3.71). Bei der bimanuellen Untersuchung tastet man eine Resistenz, die meist seitlich, aber auch hinter oder seltener vor dem Uterus liegt (Abb. 3.72, Abb. 3.73).

Bei Tumoren, die vor dem Uterus in der Excavatio vesicouterina liegen, handelt es sich oft um kleine, derbe Dermoidtumoren oder Parovarialzysten.

Die palpablen Konturen eines Adnextumors sind gut umschrieben, wenn kein Aszites, keine Adipositas oder Verwachsungen vorliegen. Er kann rund, oval, posthorn- oder wurstförmig, aber auch völlig unregelmäßig zu tasten sein. Die Konsistenz der Tastbefunde variiert von derb, weich bis prall-elastisch. Häufig ist der Tumor frei beweglich, jedenfalls wesentlich beweglicher, als dies beim Uterus der Fall sein kann. Aber auch wenig mobile oder ganz unbewegliche Befunde werden erhoben.

Bei schlanken Frauen oder schlaffen Bauchdecken können manchmal stielähnliche Strukturen zwischen Uterus und Tumor getastet werden. Palpatorisch versucht man einen Adnextumor vom Uterus abzugrenzen. Das gelingt nicht immer sicher, da die Tumoren dem Uterus auch eng anliegen können (Abb. 3.74). Findet man zwischen Uterus und Tastbefund keine Verbindung, liegt der Befund weit an der Beckenwand oder handelt es sich eventuell um einen bilateralen Tastbefund, so kann man palpatorisch die Verdachtsdiagnose eines *Adnextumors* stellen.

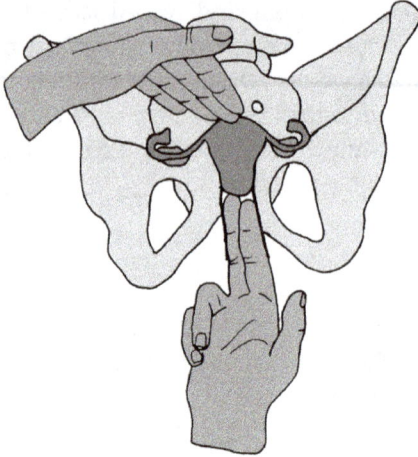

Abb. 3.71: Erster Schritt der Adnexpalpation: Abgrenzung des Uterus.

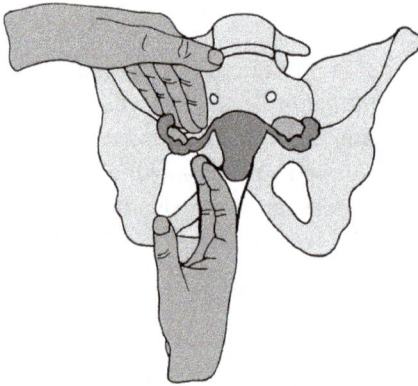

Abb. 3.72: Zweiter Schritt der Adnexpalpation: Darstellung der rechten Adnexe.

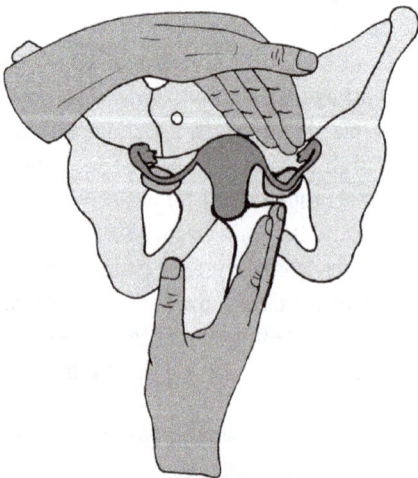

Abb. 3.73: Dritter Schritt der Adnexpalpation. Darstellung der linken Adnexe.

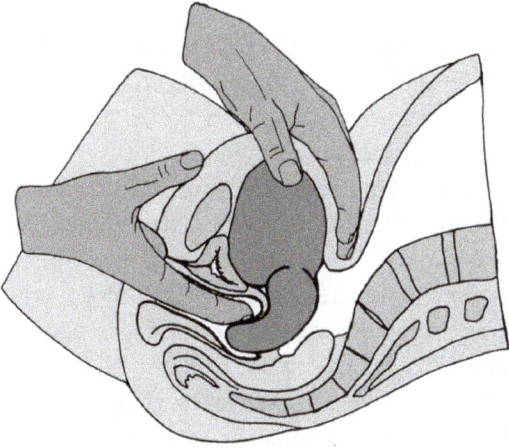

Abb. 3.74: Rechtsseitiger Adnextumor.
Palpatorisch wird versucht,
den Befund vom Uterus abzugrenzen.

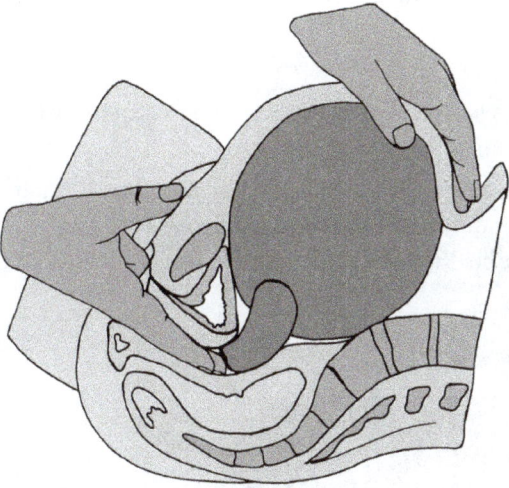

Abb. 3.75: Palpationsbefund bei
großem rechtsseitigem Ovarialkystom.
Der Uterus wäre wahrscheinlich nur
noch rektal von einem Adnextumor
abgrenzbar.

Adnextumoren sind unbeweglich, wenn sie einen großen Teil der Bauchhöhle einnehmen oder, eingekeilt im Douglas-Raum, scheinbar das gesamte kleine Becken ausmauern. Weiterhin sind Adnexprozesse, die sich zwischen den Blättern des Ligamentum latum entwickeln, recht immobil. Postentzündliche oder entzündliche Adhäsionen bzw. tumorbedingte Infiltrationen schränken die Beweglichkeit eines Adnextumors ebenfalls ein oder heben sie völlig auf (Adhäsionen).

Adnextumoren können den Uterus erheblich zur Seite oder nach hinten verdrängen. Manchmal ist die Gebärmutter dann nur noch von rektal zu tasten (Abb. 3.75).

Merke: Die Palpationstechnik kann nur durch ständige Übung erlernt werden. Niemals sollte ein Tastbefund erzwungen werden. Grobe Manipulationen können zu gefährlichen Rupturen von Zysten, Eileitergraviditäten oder Pyosalpingitiden führen.

3.2.5.2 Entzündungen

Die Entzündungen der Adnexe werden überwiegend durch *aszendierende Infektionen* hervorgerufen. Daraus können schwere Verwachsungen resultieren. Besonders bei bilateralen Prozessen kann es dann schwer sein, den Uterus von einem entzündlichen oder postentzündlichen Konglomerat abzugrenzen.

In solchen Fällen versucht man, mit den Fingern der inneren Hand die Portio zur Seite oder nach ventral der äußeren Hand rhythmisch *entgegenzudrücken*. Der Fundus uteri befindet sich dort, wo die die Bauchdecke tief eindrückende äußere Hand einen Gegendruck erzeugt. Bei entzündlichen Adnexerkrankungen kann dieses Manöver der Patientin Beschwerden im Sinne eines Portioschiebeschmerzes unterschiedlicher Intensität bereiten. Bei der akuten Adnexitis ist diese Untersuchung nicht möglich. Wenn der Uterus tief ins kleine Becken verdrängt oder stark retroflektiert ist, dann hilft oft auch diese Technik nicht weiter. Gleiches gilt für adipöse Frauen. Die innere Untersuchung ohne transvaginalen Ultraschall ist obsolet – der transvaginale Ultraschall ohne vorherige innere Untersuchung ebenso.

> **!** **Merke:** Keine Untersuchung ohne Ultraschall, kein Ultraschall ohne vorherige Untersuchung!

Der entzündete Eileiter ist verdickt, teigig und sehr druckdolent (Abb. 3.76). Im akuten Stadium der Entzündung findet man einen ausgeprägten Portioschiebeschmerz und eine Abwehrspannung bei insgesamt reduziertem Allgemeinzustand, verbunden mit Temperaturen.

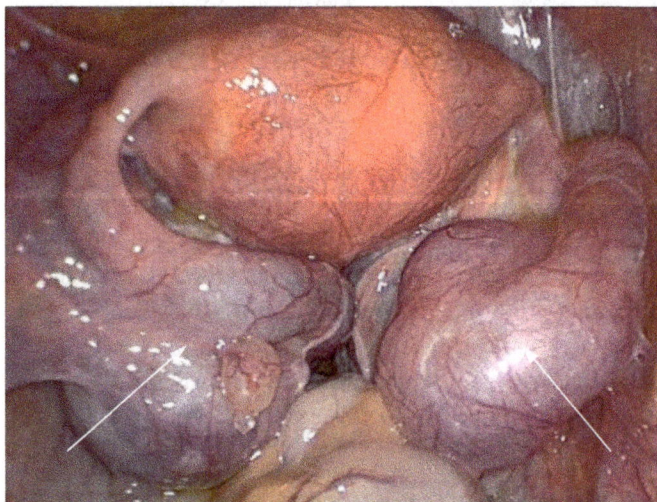

Abb. 3.76: Posthornförmig aufgetriebene Tuben mit Verwachsungen.

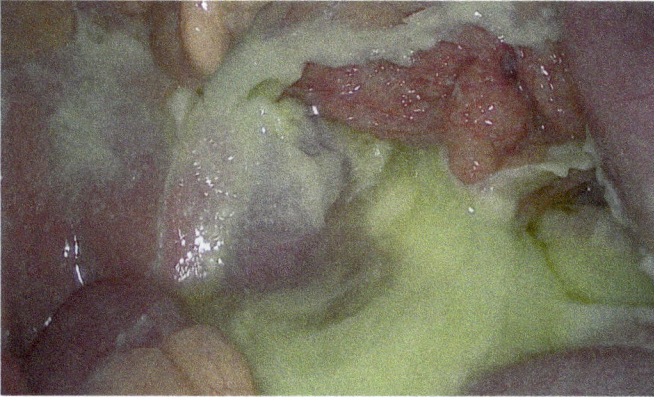

Abb. 3.77: Sogenannter Eiterbauch im laparoskopischen Situs.

Anamnestisch kann ein Zusammenhang mit Kohabitationen, der abklingenden Menstruation, einem Abort oder kleineren ärztlichen Eingriffen gegeben sein. Fragen Sie danach!!!

Verklebt der Fimbrientrichter, schwillt die Tube und nimmt eine charakteristische Posthornform an. Bei der bimanuellen Untersuchung weist die unregelmäßige Form und der weiche, weniger pralle Tastbefund auf eine Hydro- oder Pyosalpinx eher hin als auf eine Ovarialzyste. Bei einer Hydrosalpinx lässt sich gelegentlich, ebenso wie bei der Hämatosalpinx, eine gewisse Mobilität des Befundes feststellen, während bei einer Pyosalpinx der Befund meist entzündungsbedingt immobil-adhärent ist. Bleibt die distale Tubenverklebung aus, so kann sich eine Pelveoperitonitis bzw. ein Douglas-Abszess entwickeln, bei Befall des Ovars eine Perioophoritis oder ein Tuboovarialabszess. Bei der chronischen Adnexitis findet sich ein geringer Druckschmerz in der strängigen Adnexregion (Abb. 3.78).

Zwischen dem Appendix vermiformis und dem rechten Ovar bestehen enge anatomische Beziehungen. Eine Appendizitis kann auf die Adnexe übergreifen, und umgekehrt kann eine Adnexentzündung den Blinddarm alterieren.

Bei fortgeschrittenen Appendizitiden oder gar perforierten Entzündungen kann man aufgrund der starken Peritonealreizung keine Unterschiede mehr tasten. Das akute Abdomen zwingt zur Operation (Laparoskopie, Laparotomie).

Differentialdiagnostischer Hinweis: Die Keimaszension betrifft zuerst die Zervix uteri, dann das Cavum uteri und schließlich die Eileiter. Im Nativabstrich von der Zervix (CK-Abstrich) findet man neben Bakterien massenweise Leukozyten. **!**

Merke: (Fast) keine Adnexitis ohne Zervizitis! Bei einer Appendizitis werden fast keine Leukozyten im CK-Abstrich nachgewiesen. **!**

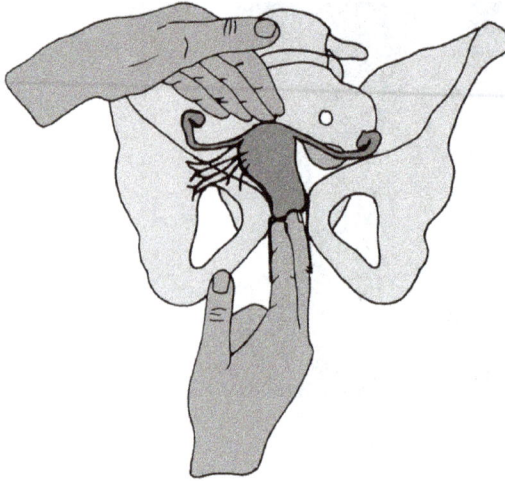

Abb. 3.78: Postentzündliche Verwachsungen in der rechten Adnexregion. Der Uterus wird durch die Adhäsionen nach rechts verzogen.

3.2.5.3 Extrauteringravidität

Bei der Extrauteringravidität kommt es zur Nidation der befruchteten Eizelle außerhalb des Gebärmutterkörpers, meist in der Tuba uterina (Abb. 3.79). Für die Diagnose sind Zyklusanamnese und die Durchführung eines Schwangerschaftstests ebenso entscheidend wie die gynäkologische Untersuchung und ein Vaginalultraschallbefund.

Extrauteringravidität

Inzidenz steigend   – ca. 2 %
Infertilität nach EUG   – ca. 50 %
Wiederholungsrisiko   – ca. 15 %

Anamnestisch werden unsichere Schwangerschaftszeichen wie Brustspannen oder morgendliche Übelkeit bei sekundärer Amenorrhoe angegeben. Bräunliche, ältere oder frische Schmierblutungen unterschiedlicher Stärke werden beobachtet oder bei der Spekulumeinstellung festgestellt.

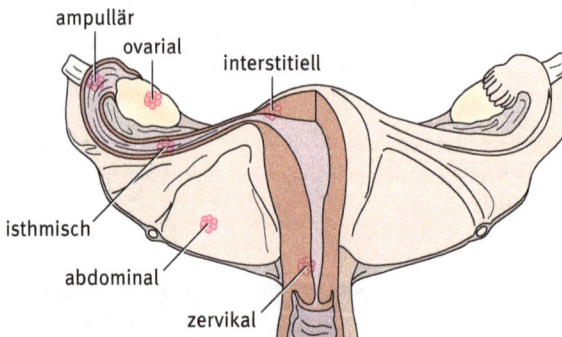

ampullär
ovarial
interstitiell
isthmisch
abdominal
zervikal

Abb. 3.79: Mögliche Nidationsstellen einer Extrauteringravidität.

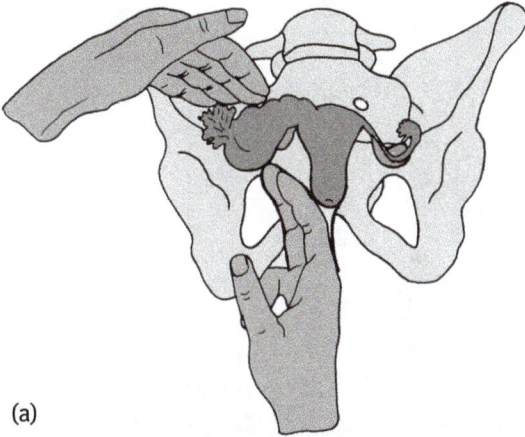

(a)

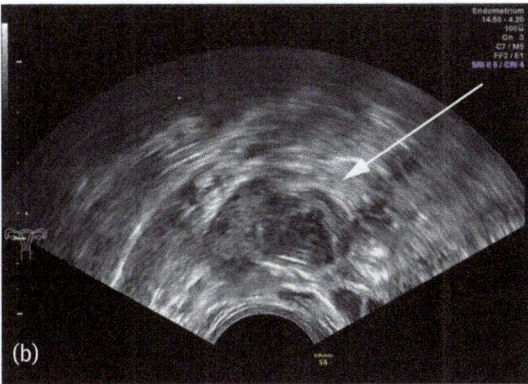

(b)

Abb. 3.80: (a) Palpationsbefund bei Eileiterschwangerschaft: teigige, vergrößerte, druckdolente Resistenz lateral oder hinter dem Uterus. (b) Sonografie: Ringstruktur neben Uterus, oft schon freie Flüssigkeit; Cavum leer, ß-HCG positiv, sekundäre Amenorrhoe, Unterbauchschmerzen.

Bei der inneren Untersuchung tastet man in Abhängigkeit von der Gestationsdauer eine etwas teigig vergrößerte, druckdolente Resistenz lateral oder knapp hinter dem Korpus uteri (Abb. 3.80). Der Befund ist immer einseitig (cave: kontralaterales Corpus luteum!), der Uterus selbst aufgelockert, aber kleiner als es dem errechneten Schwangerschaftsalter entsprechen würde. Schmerzbedingte abdominale Abwehrspannung und ein unterschiedlich ausgeprägter Portioschiebeschmerz sind die Regel. Eine frühe Extrauteringravidität ist oft nicht tastbar.

Die Eileiterschwangerschaft kann in seltenen Fällen frühzeitig absterben und ohne Symptome resorbiert werden (β-HCG-Kontrollen!) oder sie endet unbehandelt entweder in einem Tubarabort (ampulärer Sitz) bzw. in der gefürchteten Tubarruptur (isthmischer Sitz). Progrediente krampfartige, einseitige Unterbauchschmerzen nach sekundärer Amenorrhoe führen die Frauen zum Frauenarzt oder gleich in die Notaufnahme. Für die Tubarruptur sind akut einsetzende, messerstichartige,

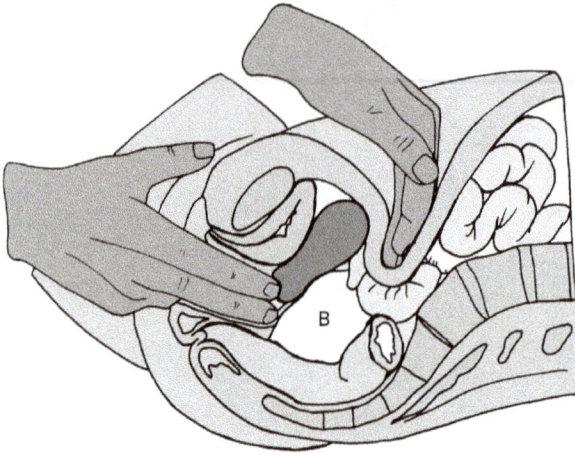

Abb. 3.81: Mit Blut (B) gefüllter, prall-elastisch vorgewölbter, dolenter Douglas-Raum bei rupturierter Eileitergravidität.

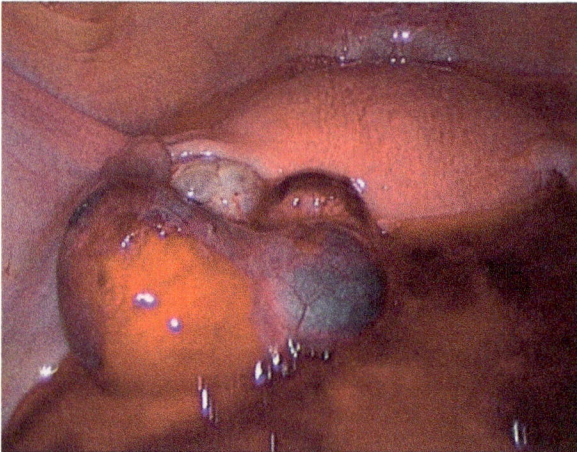

Abb. 3.82: Typisches Bild einer blutenden extrauterinen Gravidität (EUG) links mit dem sichtversperrenden Blutkuchen im kleinen Becken. Jetzt gleich Kopftieflage veranlassen!

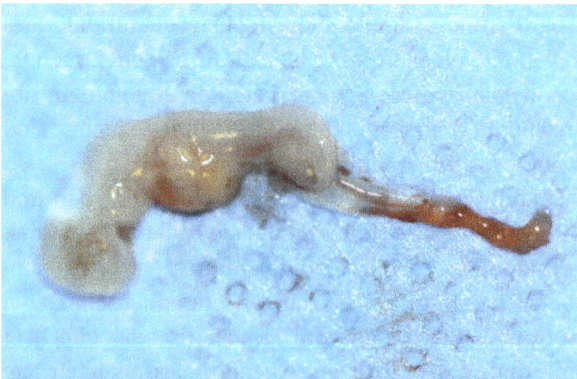

Abb. 3.83: Sehr seltener Befund einer vitalen Abdominalgravidität. Der ß-HCG war typisch erhöht, die Sonografiebefunde ergaben nichts. Die Patientin war symptomatisch. Nach laparoskopischem OP-Beginn musste konvertiert werden. Die Schwangerschaft fand sich dann in der Radix mesenterii.

seitenbetonte, extreme Unterbauchschmerzen charakteristisch. Nach kurzer Zeit wird das Vollbild eines akuten Abdomens entwickelt. Kollaps- und Ohnmachtszustände können durch Schmerz und/oder intraabdominalen Blutverlust bedingt sein. Häufig klagen die Frauen über zusätzliche Schmerzen im Schulterbereich. Wenn eine innere Untersuchung noch möglich ist, tastet man häufig eine blutungsbedingte Vorwölbung des Douglas-Raumes (Abb. 3.81).

Das therapeutische Prozedere besteht im Versuch der organerhaltenden Operation (Laparoskopie). Diskutiert wird auch die systemische oder lokale Applikation von Substanzen (z. B. Methotrexat, Prostaglandin F2alpha oder hochosmolare Glukose). Die lokale Applikation kann laparoskopisch oder sonographiegestützt erfolgen.

3.2.5.4 Gutartige Adnextumoren

Gutartige Adnextumoren können unterschiedlicher Genese sein. Kleine Adnextumoren können sich einer klaren palpatorischen Beurteilung weitgehend entziehen (Abb. 3.84).

Prinzipiell kann es sich um
– entzündliche oder postentzündliche Veränderungen der Tube (Salpingitis, Pyosalpinx, Saktosalpinx, Hydrosalpinx, Tuboovarialabszess)
– Ovarialtumoren (Kystom, Karzinom, Dermoid, seltener Fibrome)
– Endometriose- oder Funktionszysten (selten Schokoladenzysten, Follikelzysten, Corpus luteum-Zysten) oder
– sonstige tumorähnliche Strukturen (Parovarialzysten, PCO, iatrogen-überstimulierte Ovarien) handeln.

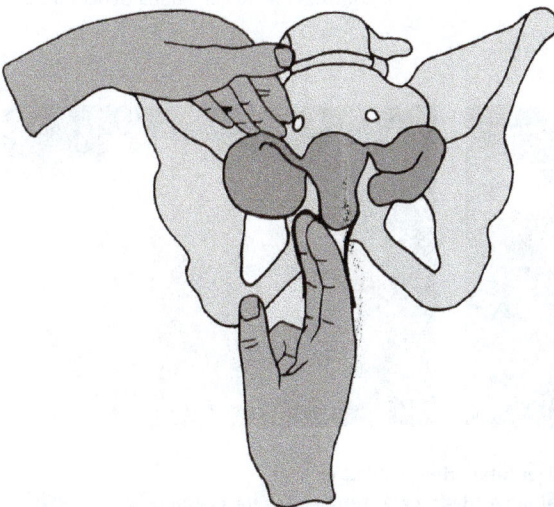

Abb. 3.84: Rundlicher, prall-elastischer Tastbefund rechts bei „Ovarialzyste" und länglicher, prall(-dolenter) Tastbefund bei Saktosalpinx.

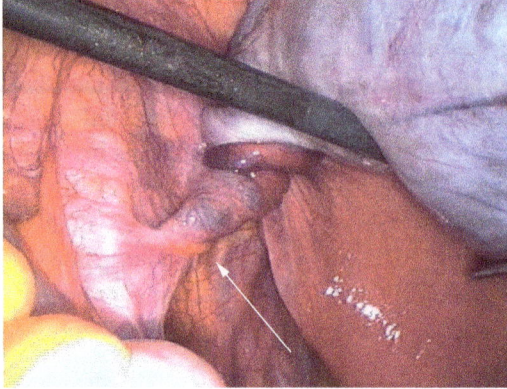

Abb. 3.85: Torquierter linksseitiger Adnextumor. OP-Indikation: Akutes Abdomen bei Verdacht auf Stieldrehung eines unklaren Adnexbefundes.

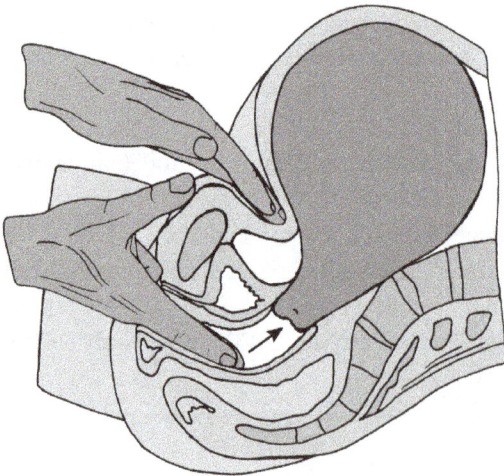

Abb. 3.86: Bimanuelle Palpation bei großem, unklarem Genitaltumor (DD: Adnextumor versus Gebärmutter).

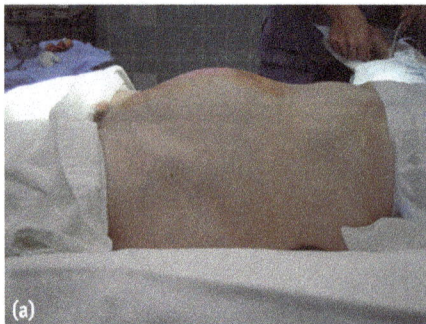

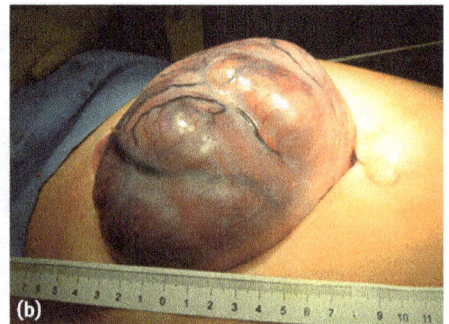

Abb. 3.87: (a) Prä- und (b) intraoperativer Situs. Hier handelt es sich um einen mobilen linksseitigen Ovarialtumor (Histologie: seröses Ovarialkystom).

Merke: Bei diesen Befunden kann es zur *Stieldrehung* kommen (Abb. 3.85). Anamnestisch geben die meist jungen Frauen plötzlich einsetzende, akute einseitige Schmerzen nach abrupten Bewegungen (Aufstehen, Sport, Geschlechtsverkehr, Tanzen) an, die wegen ihrer Intensität zu Kollapszuständen führen können. Die Stieldrehung eines größeren Adnexbefundes (schwebender Aufhängemechanismus des Ovars) führt zur Drosselung des venösen Abflusses und somit zur extrem schmerzhaften, stauungsbedingten Organvergrößerung (hämorrhagische Infarzierung). Akutes Abdomen und Organverlust können die Konsequenz sein. Die Therapie besteht in der sofortigen Laparoskopie bzw. Laparotomie.

Findet man bei der Palpation einen den Uterus überragenden Tumor, so versucht man sich mit einigen Handgriffen Klarheit darüber zu schaffen, ob der Tumor tatsächlich zu den Adnexen oder eher zur Gebärmutter gehört (Abb. 3.86).

Dazu drängt man mit der zwischen Tumor und Symphyse liegenden äußeren Hand den Tumor nach kranial in die Bauchhöhle, während die Finger der inneren Hand an der Portio liegen. Ein beweglicher Adnextumor, z. B. ein größeres Kystom, lässt sich so manchmal in die Bauchhöhle schieben, während die Gebärmutter in ihrer Position verbleibt. Handelt es sich um einen Tumor der Gebärmutter oder ist er mit der Gebärmutter verwachsen, dann macht die Portio die schiebenden Bewegung nach oben mit, was mit der inneren Hand gut zu tasten ist.

Volle Dünndarmschlingen, Skybala oder Darmtumoren können Adnextumoren vortäuschen.

3.2.5.5 Adnexmalignome

Die häufigsten Adnexmalignome sind die *Ovarialkarzinome*. Daneben gibt es ausgesprochene onkologische Raritäten, wie die primären Tubenkarzinome oder die Tubensarkome. Im Folgenden wird vor dem Hintergrund der gynäkologischen Untersuchung und der klinischen Relevanz nur zum Ovarialkarzinom exemplarisch Stellung genommen.

Das *Ovarialkarzinom* nimmt in der Häufigkeit der gynäkologischen Malignome nach dem Mammakarzinom, dem Korpuskarzinom und vor dem Zervixkarzinom den dritten Platz ein. In der Mortalitätsstatistik liegt es jedoch auf Platz 1. In Deutschland erkranken ca. 7500 Frauen/Jahr. Der Altersgipfel liegt in der Mitte des 6. Lebensjahrzehnts, doch werden auch zunehmend jüngere Patientinnen betroffen. Epidemiologische Untersuchungen zeigten, dass es sich in Europa meist um Frauen mit einem relativ hohen sozialen Status und Kinderlosigkeit handelt. Im Gegensatz dazu sind Ovarialkarzinome bei Multiparität (oder auch bei langjähriger Einnahme oraler Kontrazeptiva) seltener.

Ein effektives Screening zur Früherkennung des Ovarialkarzinoms existiert trotz der rasanten Entwicklung der Ultraschalldiagnostik bisher nicht, u. a. weil es keine zugänglichen präkanzerösen Läsionen gibt und weil sich ein Teil der Ovarialkarzinome extraovariell entwickelt.

Merke: Anamnese, Klinik und Ultraschall sind der Schlüssel zur Diagnose.

Derzeit wird versucht, mit Hilfe der IOTA-Kriterien mehr Sicherheit in die diagnostischen Abläufe zu bringen (s. www.iotagroup.org/index.php/educational-material).

Die Mehrzahl der Fälle werden im Stadium III oder IV diagnostiziert. Dennoch ist die Sonographie, ggf. im Sinne einer farbkodierten Doppler-Sonographie (FKDS), im individuellen Fall jeder anderen klinischen oder bildgebenden Untersuchungstechnik überlegen.

> **!** **Merke:** Jeder Ovarialtumor bei postmenopausalen Frauen muss solange als karzinomverdächtig angesehen werden, bis das Gegenteil histologisch bewiesen ist! Man muss davon ausgehen, dass ca. jeder vierte Ovarialtumor in der Postmenopause bösartig ist.

Aszites und unspezifische Unterbauchbeschwerden, Kreuzschmerzen, Ischialgien, Obstipationen oder zunehmende Stuhlunregelmäßigkeiten, unklare Temperaturen, Harndrang und postmenopausale Schmierblutungen gehören zu den häufigsten Symptomen, die die Frauen zum Arzt führen. Ca. 2–10 % aller Karzinome sind völlig asymptomatisch.

Findet man bei postmenopausalen Frauen im Rahmen wiederholter fraktionierter Kürettagen wegen uteriner Schmierblutungen kein histologisches Korrelat, so muss unbedingt versucht werden, ein Ovarialkarzinom auszuschließen. Bei 15–25 % aller Ovarialkarzinompatientinnen werden unklare postmenopausale Blutungen diagnostiziert und therapiert!

Anamnestisch sollte in jedem Falle nach Magen-Darm-Problemen bzw. Ulkuserkrankungen gefragt werden. Magendruck, Völlegefühl, Inappetenz oder Abneigung gegenüber Fleisch werden angegeben. Durch eine Gastroskopie sollte ggf. ein Magenkarzinom (Krukenberg-Tumor) ausgeschlossen werden.

Manchmal findet man angedeutete oder ausgeprägte Virilisierungserscheinungen, wie Lippen- oder Kinnbart bzw. Brustbehaarung, was auf eine Hormonaktivität des Malignoms (bzw. des Ovarialtumors) hinweisen kann.

Bei der rektovaginalen Untersuchung ist die Beurteilung der Größe, der Form, der Konsistenz und der Lagebeziehung zu den umgebenden Organen bzw. Strukturen von essentieller Bedeutung (s. Tab. 3.9, FIGO- und TNM-Stadieneinteilung). Kleine Ovarialtumoren, mit Ausnahme der Dermoide, liegen meist lateral vom Uterus, sinken dann mit zunehmender Größe in den Douglas-Raum, füllen diesen später verdrängend aus oder steigen hinter dem Uterus aus dem kleinen Becken auf.

Die Unterscheidung zwischen einem Malignom und einem benignen Ovarialtumor (z. B. Kystom) ist klinisch nur selten möglich. Die klinische Verdachtsdiagnose ergibt sich nur im Zusammenspiel aus Anamnese, Tastbefund und Ultraschall. Höckerigkeit der Tumoroberfläche sollte als Alarmsignal verstanden werden. Die malignen Befunde finden sich meist beidseitig, aber asymmetrisch ausgeprägt. Die Mobilität größerer Ovarialmalignome ist selten gut.

Bei der *rektovaginalen Austastung* muss auf die Verschieblichkeit der Rektumschleimhaut, rektale Stenosen, Verhärtungen, Tumoren oder Blutungen geachtet

Tab. 3.9: FIGO-TNM-Stadieneinteilung des Ovarialkarzinoms 2014.

				Tumor auf die Ovarian beschränkt
I				Tumor auf die Ovarian beschränkt
	A			auf ein Ovar beschränkt, Kapsel intakt, Ovarialoberfläche tumorfrei, negative Spülzytologie
	B			Befall beider Ovarien, ansonsten wie Stadium IA
	C			Tumor befällt ein Ovar oder beide Ovarien
		1		iatrogene Kapselruptur
		2		präoperative Kapselruptur oder Tumor auf der Ovarialoberfläche
		3		maligne Zellen im Ascites oder in der Spülzytologie nachweisbar
II[1]				Tumor auf einem oder beiden Ovarien oder Tuben mit zytologisch oder histologisch nachgewiesener Ausbreitung in das kleine Becken oder primäres Peritonealkarzinom
	A			Ausbreitung und/oder Tumorimplantate auf Uterus und/oder Tuben
	B			Ausbreitung auf weitere intraperitoneale Strukturen im Bereich des kleinen Beckens
III				Tumor auf einem oder beiden Ovarien mit zytologisch oder histologisch nachgewiesener Ausbreitung außerhalb des kleinen Beckens und/oder retroperitoneale Lymphknotenmetastasen
	A			retroperitoneale Lymphknotenmetastasen und/oder mikroskopische Metastasen außerhalb des kleinen Beckens
		1		ausschließlich retroperitoneale Lymphknotenmetastasen
			i	Metastasen ≤ 10 mm
			ii	Metastasen > 10 mm
		2		mikroskopische extrapelvine Ausbreitung auf das Peritoneum außerhalb des kleinen Beckens mit oder ohne retroperitoneale Lymphknotenmetastasen
	B			makroskopische extrapelvine Ausbreitung auf das Peritoneum außerhalb des kleinen Beckens ≤ 2 cm mit oder ohne retroperitoneale Lymphknotenmetastasen; schließt eine Ausbreitung auf die Leberkapsel und die Milz ein
	C			makroskopische extrapelvine Ausbreitung auf das Peritoneum außerhalb des kleinen Beckens > 2 cm mit oder ohne retroperitoneale Lymphknotenmetastasen; schließt eine Ausbreitung auf die Leberkapsel und die Milz ein
IV				Fernmetastasen mit Ausnahme peritonealer Metastasen
	A			Pleuraerguss mit positiver Zytologie
	B			Parenchymale Metastasen der Leber und/oder der Milz, Metastasen zu außerhalb des Abdomens gelegenen Organen (einschließlich inguinaler Lymphknotenmetastasen und/oder anderer außerhalb des Abdomens gelegener Lymphknotenmetastasen)

[1] Stadium IIC der alten FIGO-Klassifikation entfällt.

werden. Im Douglas-Raum tastet man dezente Verhärtungen, knötchenförmige Ab-siedlungen oder eine harte, wenig elastische Ausmauerung des kleinen Beckens.

Bei großen, fortgeschrittenen Ovarialmalignomen kommt es zu progredienten Verdrängungserscheinungen, zu Striae oder zu Venektasien an der Bauchwand (Caput medusae) bei gleichzeitig zunehmender Tumorkachexie. Stauungsbedingte Ödeme der unteren Extremitäten, Dyspnoe und Miserere werden im Endstadium der Erkrankung beobachtet. Die Atemnot kann durch Aszites, Tumorvolumen, Pleuraerguss oder Metastasen bedingt sein. Diese Aspekte sind bei der Inspektion und der äußeren Untersuchung zu berücksichtigen und zu dokumentieren.

Die *obligate Ausbreitungsdiagnostik* beinhaltet: Gynäkologische Untersuchung mit Pap-Abstrich, Vaginalsonographie, CT oder MRT, Oberbauchsonographie, i. v.-Pyelogramm, Kolonoskopie, Zystoskopie, Rektoskopie, Tumormarker CEA und CA 12–5, ggf. Gastroskopie. Die klinische Bedeutung des Markers HE4 ist derzeit noch unklar.

Es bleibt festzuhalten, dass auch bei sehr erfahrenen Frauenärzten die bimanu-elle Untersuchung häufig nicht mit den Befunden der bildgebenden Verfahren oder gar dem Operationssitus übereinstimmt.

3.3 Mammae

Die Untersuchung der weiblichen Brust beinhaltet die Inspektion sowie die Palpati-on der Drüsenkörper, der Infra- und Supraklavikulargruben, der Lymphabflusswe-ge des Halses und der Achselhöhlen.

3.3.1 Untersuchungstechnik und Hinweise

Für die Untersuchung wird die weibliche Brust schematisch in vier Quadranten (oben-innen, oben-außen, unten-innen, unten-außen) und die Brustwarze unterteilt.

Inspiziert und palpiert wird an der stehenden, liegenden oder sitzenden Frau. Zur Inspektion muss ihr Oberkörper völlig entblößt sein. Die Patientin lässt zu-nächst die Arme hängen, hebt sie dann über den Kopf und stemmt schließlich die Hände in die Hüften (Abb. 3.88 bis Abb. 3.91). Diese verschiedenen Positionen ermöglichen eine bessere Beurteilbarkeit der Haut und der Drüsenkörper. Ober-flächliche Knoten oder Einziehungen treten lageabhängig (auch in Rückenlage!) deutlicher zutage.

Geachtet wird auf Größe, Symmetrie, Ptosis, Peau d'Orange, Einziehungen oder Vorwölbungen, Verfärbungen, auffällige Venenzeichnung, ekzematöse Verän-derungen, Ulzerationen, Zeichen einer Mammillensekretion.

Die Größe der weiblichen Brust ist individuell sehr unterschiedlich ausgeprägt. Die Beurteilung sollte stets unter Berücksichtigung der anderen sekundären Ge-schlechtsmerkmale erfolgen. Die Ausprägungsformen der Brust reichen von der

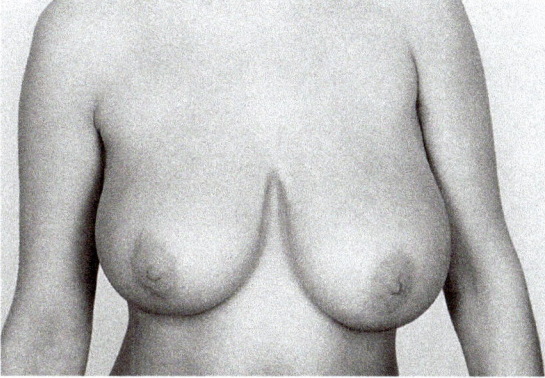

Abb. 3.88: Inspektion der Mammae bei herabhängenden Armen.

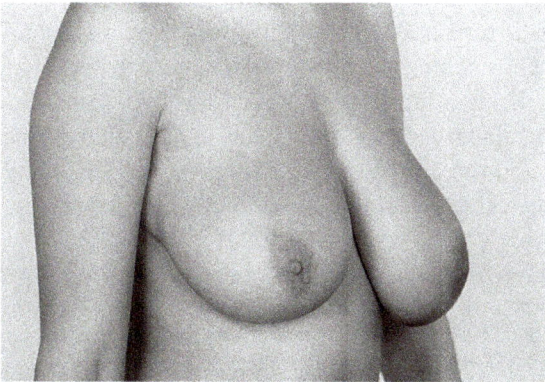

Abb. 3.89: Inspektion der Mammae von der Seite.

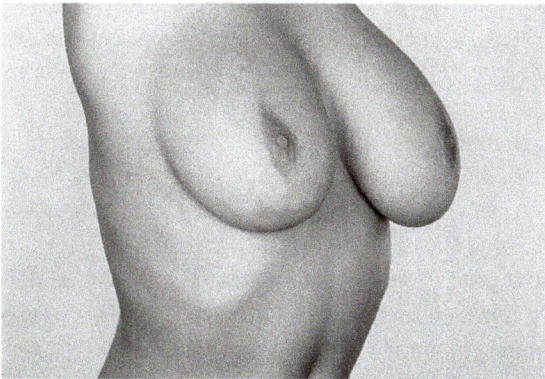

Abb. 3.90: Inspektion der Mammae von der Seite bei hinter dem Kopf verschränkten oder erhobenen Armen.

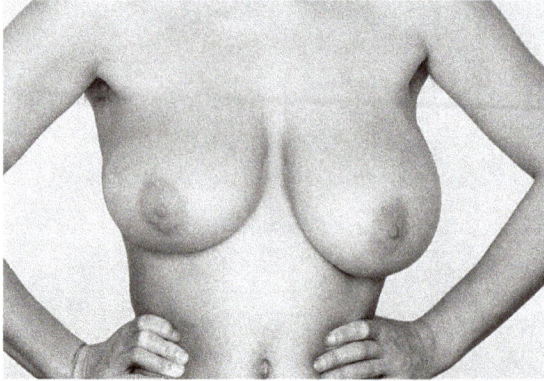

Abb. 3.91: Inspektion der Mammae bei aufgestützten Armen: dezente Asymmetrie zugunsten links.

Mammaaplasie und der Mikromastie bis zur Makromastie (> 600 g) bzw. der Gigantomastie (> 1500g). Anlage- oder Entwicklungsstörungen liegen hier zugrunde.

Bei Verdacht auf eine Entwicklungsstörung sollten auch die Pubes und das äußere Genitale in die Beurteilung einbezogen werden. Überwiegend ist die Größe der Brust konstitutionell bedingt und von Erbfaktoren (z. B. Körpergewicht) abhängig. Das Fehlen jeglicher Brustentwicklung weist auf eine ovarielle Insuffizienz hin.

! **Merke:** Sehr kleine oder sehr große Brüste können zu psychischen Problemen bei der betroffenen Frau führen und damit Krankheitswert bekommen. Dazu ist aber anzumerken, dass die Vorstellungen über eine „normale" Brust individuell sehr schwanken. Es ist die Aufgabe des Arztes, hier vor eventuellen Operationen eine einfühlsame Beratung durchzuführen.

Bei Frauen mit sehr großen Brüsten beobachtet man scharfe Einschneidungen im Schulterbereich, die von den BH-Trägern herrühren. Oft kommt es durch das Gewicht der Brüste zu Fehlhaltungen und damit zu schmerzhaften Fehlbelastungen ganzer Muskelgruppen und der Wirbelsäule. Die elastischen Cooper-Fasern der Brust werden überdehnt. Das führt zur kosmetisch und statisch unvorteilhaften Ptosis der Brüste.

Die bei Ptosis der Thoraxwand aufliegende Brustseite muss immer betrachtet werden. Häufig findet man dort bei adipösen Frauen rote und nässende Hautläsionen (Intertrigo), die vor einer eventuellen operativen Intervention saniert werden müssen, da sie den Nährboden für eine Candida-Superinfektion liefern.

Asymmetrien der Brustdrüsenkörper müssen registriert werden, obwohl bei den meisten Frauen eine „funktionelle Asymmetrie" physiologisch ist. Vor allem in der Pubertät (Telarche) ist diese auffallend stark und führt zur Beunruhigung der jungen Mädchen. Im Rahmen der Entwicklung (s. Tanner-Stadien, Kap. 5.3.1) findet aber eine weitgehende Angleichung statt. Treten Brustasymmetrien plötzlich neu auf, so können sie entzündungs- oder tumorbedingt sein (Abb. 3.92 und Abb. 3.93).

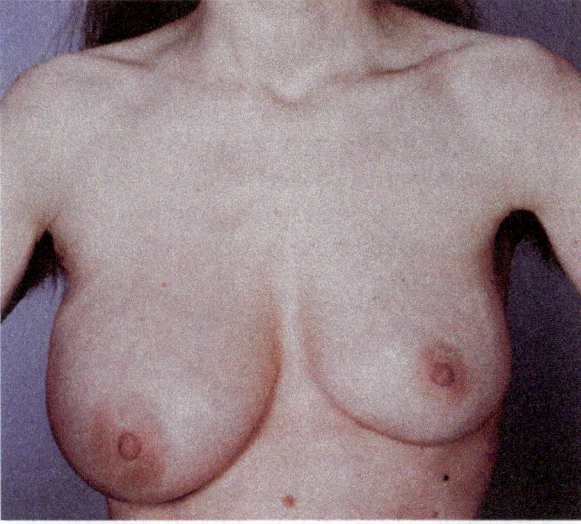

Abb. 3.92: Asymmetrie der Brustdrüsen bei Mastitis non puerperalis rechts.

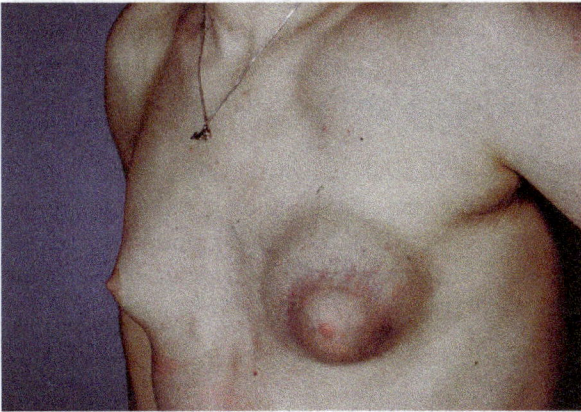

Abb. 3.93: Lymphom der linken Brustdrüse beim Mann.

Manchmal fallen schon bei der Inspektion der Brust Tumoren auf. Diese müssen auf ihre Größe (Maße!), Oberflächenstruktur (glatt?, höckerig?, knotig?), Konsistenz (derb?, zystisch?, hart?), Abgrenzbarkeit (isoliert?, diffus?, multiple?), Beweglichkeit (mobil?, verbacken?) und Schmerzhaftigkeit (druckdolent?, nicht druckdolent?) hin palpatorisch untersucht werden. Besondere Ereignisse (Trauma?) sowie zyklusabhängige Beschwerden müssen chronologisch exakt anamnestisch erfragt werden.

Die Beziehungen des Tumors zur Haut und zur Brustwand werden dokumentiert. Infiltrierendes Tumorwachstum kann in der Haut durch karzinomzellbedingte

Verstopfung von Lymphgefäßen bei gleichzeitiger Infiltration der Cooper-Bänder oder direktem Befall von Hautanhangsgebilden zu Apfelsinenhaut und Retraktionsphänomenen führen.

Deshalb bittet man die Frau, bei leicht vorgebeugtem Oberkörper die Arme zunächst hängen zu lassen, dann in die Hüften zu stemmen und schließlich über den Kopf zu heben. So gelingt es fast immer, auch dezente Einziehungen über einem Tumor festzustellen. Presst man mit zwei Fingern die Haut über einem Tumor zusammen und kommt es dabei zur Retraktionen (Einziehungen), so ist dieser Befund klinisch ebenfalls malignitätsverdächtig.

> **!** **Merke:** Die Palpation muss systematisch durchgeführt werden!

Willkürliches, oberflächliches Abtasten der Brust bringt keine Resultate. Man beginnt mit dem Abtasten des oberen äußeren Quadranten, da dort bis zu 50 % aller Mammakarzinome gefunden werden. Dieser Anteil der Brustdrüse, der auch axilläre Ausläufer aufweist, ist besonders stark ausgeprägt. Im Uhrzeigersinn werden dann die unteren äußeren, die unteren inneren sowie die oberen inneren Quadranten abgetastet. Sollte die Patientin Schmerzen in der Brust haben oder sich wegen eines selbstgetasteten Knotens vorstellen, so ist es günstig, sich von ihr zunächst den Befund zeigen zu lassen. Palpiert wird zunächst die unauffällige Seite, um sich einen Eindruck von der normalen Struktur und Konsistenz zu verschaffen, bevor es zum Vergleich mit eventuellen pathologischen Veränderungen kommt (spiegelbildliche Befunde beachten!).

Bei der Selbstuntersuchung unter der Dusche oder vor dem Spiegel, zu der jede Frau vom Gynäkologen angehalten und eingewiesen werden sollte, greift eine Hand flach und leicht hebend unter die Brustumschlagsfalte und stützt so das Brustdrüsengewebe ab. Die freie Hand tastet nun die Quadranten und die zentrale Mamillenregion ab (Abb. 3.94 bis Abb. 3.97).

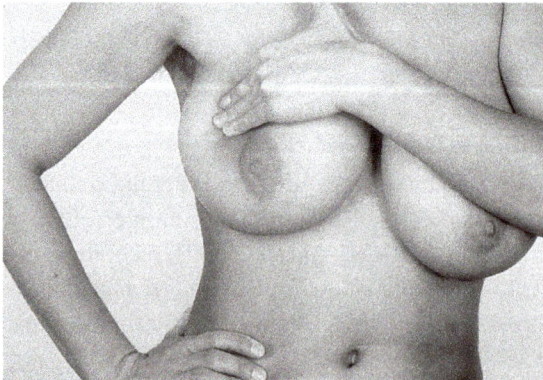

Abb. 3.94: Palpation des oberen äußeren Quadranten der Brustdrüse.

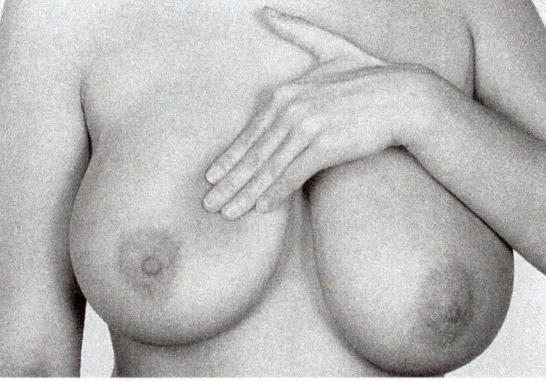

Abb. 3.95: Palpation des oberen inneren Quadranten der Brustdrüse.

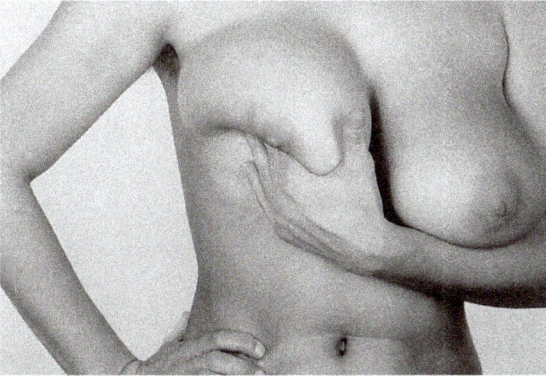

Abb. 3.96: Palpation des unteren äußeren Quadranten der Brustdrüse.

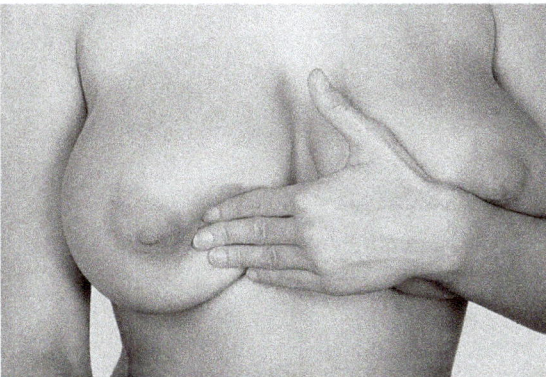

Abb. 3.97: Palpation des unteren inneren Quadranten der Brustdrüse.

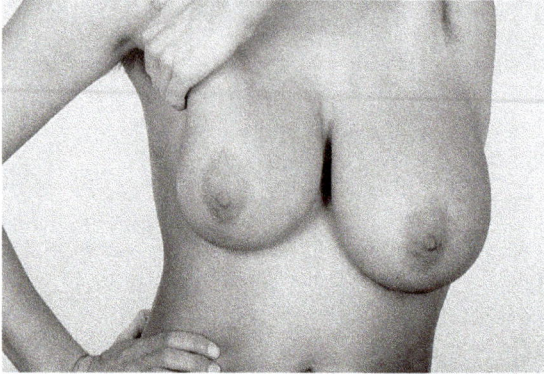

Abb. 3.98: Palpation der Axilla mit aufgestütztem ipsilateralem Arm.

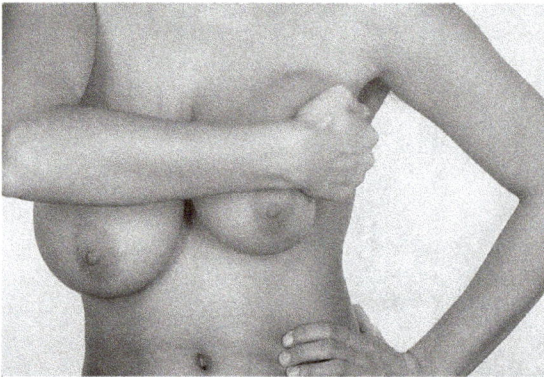

Abb. 3.99: Palpation des axillären Brustdrüsenausläufers.

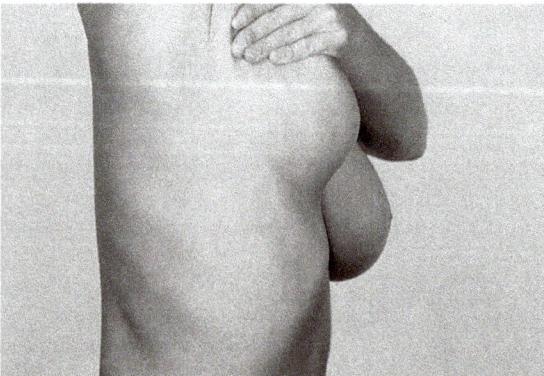

Abb. 3.100: Palpation der Axilla bei angehobenem ipsilateralem Arm.

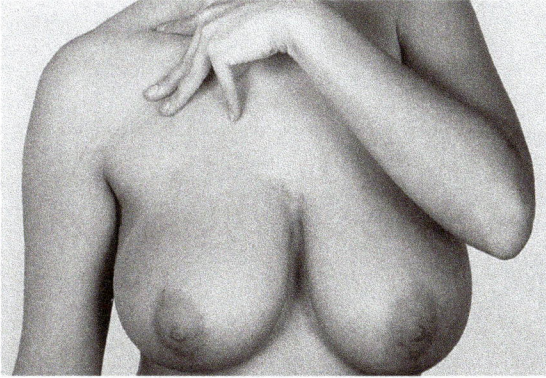

Abb. 3.101: Palpation der Supraklavikulargrube.

Nach der Palpation der Mammae erfolgt die Palpation der Lymphabflusswege, d. h. untersucht werden die Axilla, die infra- und supraklavikulären Gruben sowie der Hals (Abb. 3.98 bis Abb. 3.101). Isolierte palpable Lymphknoten bei fehlendem Korrelat (unauffällige Palpation, negative Mammographie/Mammasonographie, unauffälliges MRM) können auf Systemerkrankungen hinweisen.

Eine Biopsie nach einem vertretbaren Beobachtungsintervall ist dringend geboten, da sich sehr kleine Mammakarzinome immer noch einer Diagnostik entziehen können oder es sich auch um CUPS (*Cancer of Unknown Primary Site*) handeln kann. Entzündliche Prozesse werden in der Regel schnell durch Klinik, Labor und bildgebende Verfahren erkannt.

Bei der *Beurteilung der Lymphknoten*, besonders der axillären Gruppe, kommt es darauf an, den oder die geschwollenen Lymphknoten hinsichtlich der Größe, Form, Lage, Konsistenz, Mobilität und Dolenz palpatorisch zu charakterisieren.

Die *Brustwarzen* müssen genau im Hinblick auf ihre Farbe, Ausprägung und ihren „Höhenstand" (z. B. Ptosis) untersucht werden. Eingezogene oder asymmetrische Brustwarzen können suspekt oder eine Normvariante sein. Neu aufgetretene Mamilleneinziehungen sind karzinomverdächtig, bis das Gegenteil bewiesen ist (Abb. 3.102 und Abb. 3.103). Am einfachsten ist es, die Patientin zu fragen, ob die Mamilleneinziehung „schon immer" bestanden habe.

Bei jeder Untersuchung der Brust wird nach *Absonderungen* aus der Brustwarze (zyklusabhängig? spontan? schmerzhaft? einseitig? beidseitig?), deren Menge (Vorlagen nötig?), Farbe (milchig? klar? farbig? blutig?) sowie Konsistenz (serös? wässrig?) gefragt und unter Druckanwendung versucht, Sekret aus der Mamille zu exprimieren. Dazu streicht bzw. drückt man das Sekret radiär von außen mamillenwärts (entsprechend dem Gangverlauf) mit dem „Tonleiterhandgriff" (Klavier) aus. Bei der Selbstuntersuchung streicht die Frau mit der freien Hand kräftig nach zentral, während die andere Hand die Brustdrüse komprimierend hält.

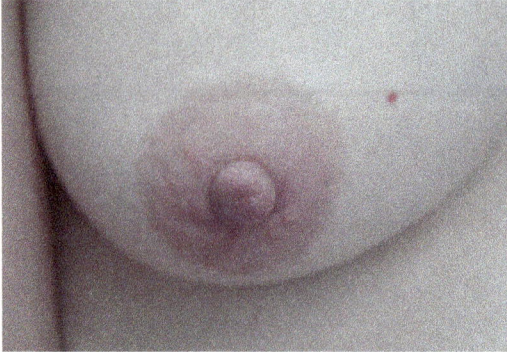

Abb. 3.102: Inspektion der Brustwarze: Normalbefund.

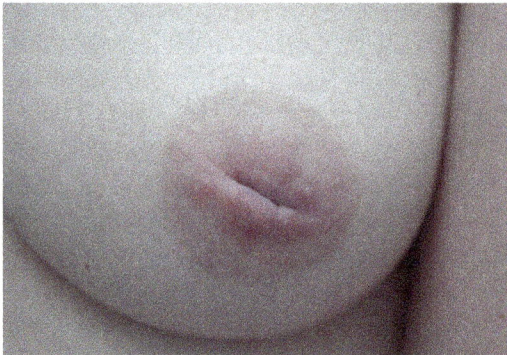

Abb. 3.103: Eingezogene Mamille. Befund bei einem retromamillären Mammakarzinom.

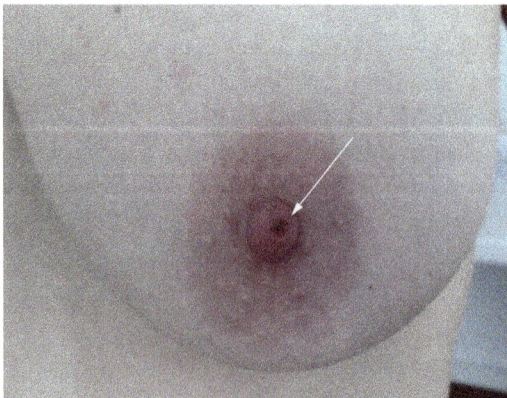

Abb. 3.104: Man unterscheidet die *Galaktorrhoe* (milchige Flüssigkeitsabsonderung) von anderen pathologischen Sekretionsformen.

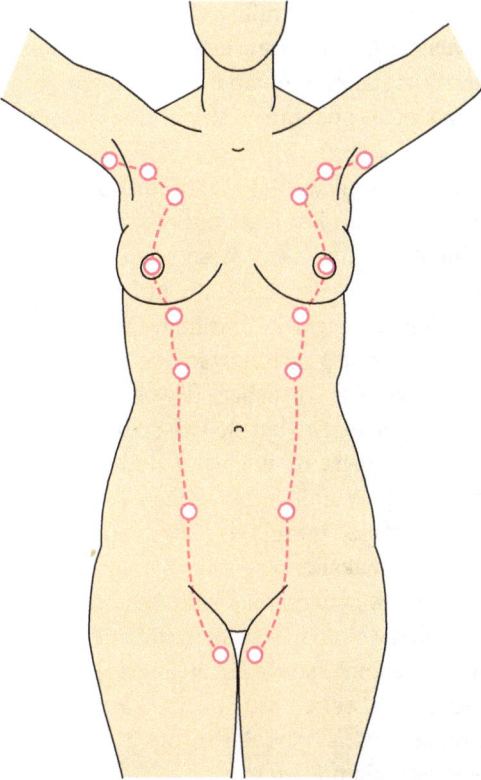

Abb. 3.105: Verlauf der Milchleiste bei der Frau [Pschyrembel 2017].

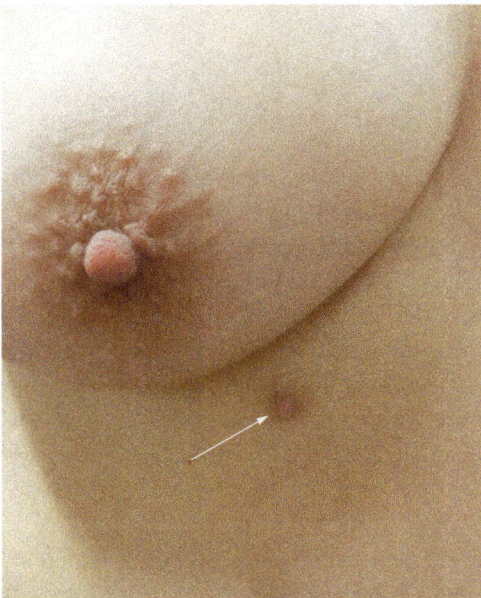

Abb. 3.106: Gewöhnlich macht die gering ausgeprägte, meist axillanahe Polymastie (Pfeil) erst in der Gravidität größere Beschwerden (Sekretstau, Entzündung). Die Polythelie kann als Warze fehlgedeutet werden.

Zusätzliche Informationen versucht man über eine Quantifizierung der Galaktorrhoe zu gewinnen, wobei man bei unbewusster Absonderung eines Tröpfchens von einer Galaktorrhoe I. Grades, beim intermittierenden Spontanabgang einiger Tropfen von einer Galaktorrhoe II. Grades und beim spontanen Milchfluss von einer Galaktorrhoe III. Grades spricht.

Eine *beidseitige Galaktorrhoe* ist physiologisch (Stress, Laktation) oder Ausdruck endokriner Störungen (Hyperprolaktinämie). Bei jeder außerhalb der Stillperiode auftretenden Galaktorrhoe ist eine Abklärung der Genese erforderlich.

Insbesondere eine beidseitige milchige Sekretion ist verdächtig auf eine Hyperprolaktinämie (Prolaktin-Serumspiegel?). Neben einem Prolaktinom (MRT, Anamnese: Amenorrhoe?) müssen Produktions- bzw. Transportstörungen des Prolactin Inhibiting Hormone (Dopamin) und medikamentöse Ursachen (Psychopharmaka, Antihypertensiva, GIT-Pharmaka, Östrogene, Opiate, Drogen etc.) abgeklärt werden.

Die pathologischen Sekretionsformen sind meistens unilateral und nicht milchig. Blutige, blutig-seröse oder blutig-wässrige Mamillensekretionen können ein Hinweiszeichen für Milchgangektasien, Papillome, intraduktale bzw. lobulare in situ-Karzinome (CDIS, CLIS) oder invasive Mammakarzinome sein (Zytologie veranlassen!). Bei der Mastopathie oder der Mastitis nonpuerperalis treten pathologische Sekretionen in bis zu 30 % der Fälle auf. Zu den weiteren Ursachen zählen Fibroadenome und seltene Adenome („laktierendes Adenom") sowie Milchgangektasien.

Der Morbus Paget der Mamille täuscht nicht selten durch seine ekzematösen Absonderungen eine pathologische Sekretion vor. Es handelt sich um die mamilläre Manifestation eines intraduktalen neoplastischen Prozesses.

Bei der Inspektion sollte bilateral der Verlauf der Milchleiste nach rudimentären Brustdrüsenkörpern (Polymastie) bzw. Brustwarzen (Polythelie) abgesucht werden (Abb. 3.105).

3.3.2 Entzündungen

Die häufigsten und auffälligsten entzündlichen Krankheitsbilder der weiblichen Brust sind die *Mastitis puerperalis* und *die Mastitis nonpuerperalis*.

Bei der interstitiellen Mastitis puerperalis werden überwiegend penizillinresistente, koagulasepositive Keime (Staphylococcus aureus) durch den Säugling auf die Mamille übertragen. Von dort breiten sich die Keime über Rhagaden entlang der Lymphspalten aus. Die primäre Keimbesiedlung des Drüsenparenchyms mit sekundärer Stromabeteiligung führt zur parenchymatösen Mastitis puerperalis. Die nichtmalignen, bakteriellen oder abakteriellen Mastitiden außerhalb von Schwangerschaft und Laktation beruhen auf einer funktionellen oder morphologisch bedingten Sekretretention. Neben dem Staphylococcus aureus werden koagulasenegative Keime überwiegend im Sinne von Mischinfektionen angetroffen.

Das klinische Vollbild ist eindrucksvoll und bei der *Mastitis puerperalis* (ein- oder beidseitig) meist etwas schwerer, als bei den verschiedenen unspezifischen

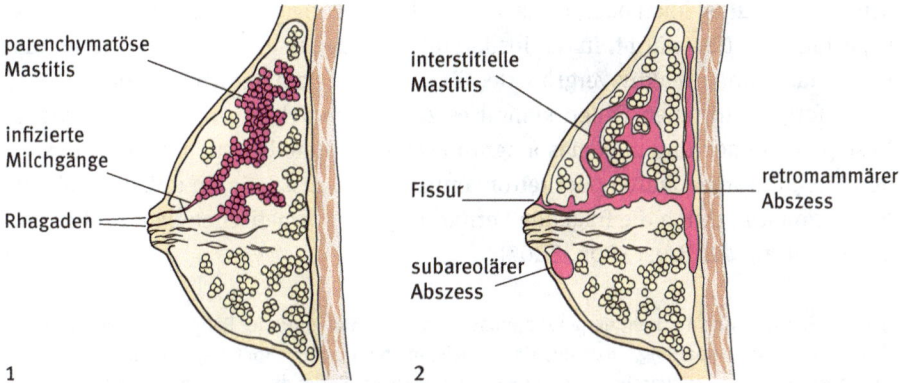

parenchymatöse
Mastitis

infizierte
Milchgänge

Rhagaden

1

interstitielle
Mastitis

Fissur

subareolärer
Abszess

retromammärer
Abszess

2

Abb. 3.107: Mögliche Abszesslokalisationen bei Mastitis [Pschyrembel 2017].

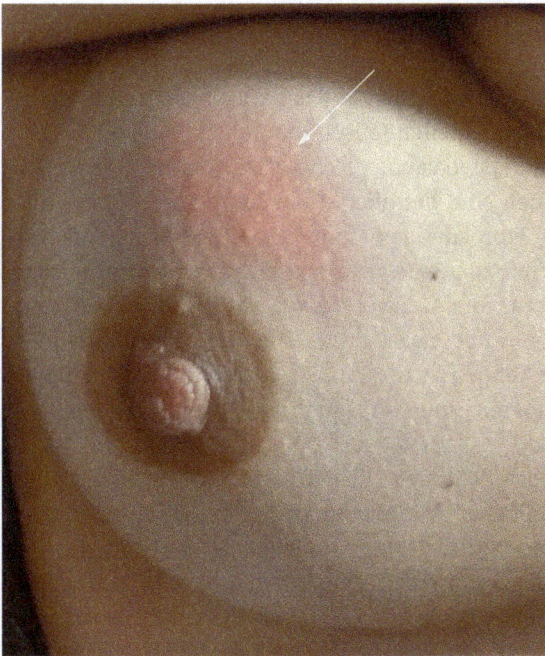

Abb. 3.108: Typische beginnende Mastitis puerperalis (Pfeil).

bzw. spezifischen Formen der Mastitis nonpuerperalis (meist einseitig): Der Allgemeinzustand der Patientin ist meist schlecht, die Temperatur steigt auf über 39 Grad. Schüttelfrost, Abgeschlagenheit, ein schweres Krankheitsgefühl und Adynamie komplettieren das Bild, welches ca. eine Woche post partum aufzutreten pflegt. Die *Mastitis nonpuerperalis* kann plötzlich und ohne größere Temperaturerhöhungen, d. h. mit einem geringeren Krankheitsgefühl einhergehen. Doch auch in diesen Fällen ist die Brust schmerzhaft geschwollen. Die Drüsen- bzw. Milchgänge lassen sich als knotige, schmerzhafte Stränge oder als derb-höckerige Tumoren tasten. Die Haut ist lokal oder diffus, aber stets eindeutig gerötet. Die gesamte Brust ist gestaut und überwärmt. In der ipsilateralen Axilla tastet man bei allen Mastitisformen fast immer reaktiv vergrößerte, überwiegend dolente Lymphknoten.

In fortgeschrittenen Fällen kommt es zur Einschmelzung von Drüsengewebe. Diese palpatorisch und mammasonographisch gut darstellbaren, subkutanen, subareolären, intramammären oder retromammären Abszesse führen unbehandelt zur Perforation und durch die folgende Vernarbung zur kosmetischen bzw. funktionellen Zerstörung der Brust (Abb. 3.107).

> **!** **Merke:** Bei der Mastitis nonpuerperalis muss immer ein Malignom im Rahmen der operativen Therapie (Abszessspaltung, Inzision, Gegeninzision, Säuberung, Spülung, Drainage) histologisch ausgeschlossen werden. Nach einer konservativen Behandlung ist nach Abklingen der Entzündungssymptome die Durchführung einer Mammographie mit Mammaultraschall indiziert.

3.3.3 Gutartige Tumoren und Mastopathie

Gutartige Tumoren der weiblichen Brust können aus mesenchymalen und epithelialen Komponenten oder aus beiden Anteilen (Mischtumoren) entstehen.

Die *Fibroadenome* sind die häufigsten senologischen Mischtumoren. Insbesondere junge, prämenopausale Frauen sind betroffen. Bei knapp einem Viertel aller Patientinnen findet man multiple Fibroadenome, in ca. 5 % aller Fälle bilateral.

Bei der Palpation fallen die Fibroadenome als derbe, teilweise derb-elastische, mäßig dolente oder indolente, gut vom Umgebungsgewebe abgegrenzte, runde oder ovale („springende") Tumoren mit meist glatter Oberfläche und guter Verschieblichkeit auf. Fibroadenome können in allen Quadranten der Brust entstehen, wobei eine Bevorzugung der oberen äußeren Quadranten wahrscheinlich erscheint.

Das *mammographische Bild* entspricht meist dem Tastbefund. Wegen der angenommenen Entartungswahrscheinlichkeit wird die operative Abklärung empfohlen. Dabei sollten individuelle Kriterien berücksichtigt werden, z. B. die Größe des Tumors, Beschwerden oder auch eine ausgeprägte Karzinophobie. Man darf nie vergessen, dass die Diagnose „Mammatumor" viele Frauen psychisch stark belastet.

Die *Mastopathie* ist die häufigste Erkrankung der weiblichen Brust. Fast jede zweite Frau weist mehr oder weniger stark ausgeprägte Veränderungen (Trias: Knoten, schmerzhaftes Spannungsgefühl, mamilläre Absonderungen) auf.

Der Verdacht auf eine Mastopathie entsteht, wenn man bei der klinischen Untersuchung bilateral den Drüsenkörper feinkörnig oder grobknotig verhärtet („Schrotkugelbrust") und häufig auch druckdolent tastet. Der Befund ist gewöhnlich in den oberen äußeren Quadranten besonders ausgeprägt (Abb. 3.109). Schmerzhafte Spannungszustände in der zweiten Zyklushälfte (Mastodynie) sowie wässrige, gelegentlich auch bräunlich tingierte Mamillensekretionen nach Provokation gehören fast regelmäßig zum Bild einer Mastopathie.

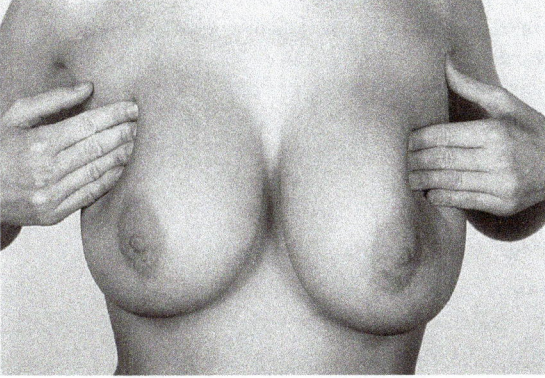

Abb. 3.109: Palpation der oberen äußeren Quadranten. Bei der Mastopathie findet man „spiegelbildlich" häufig ähnliche Palpationsbefunde.

Merke: Die Mastodynie ist ein häufiges und vieldeutiges Symptom, das durch funktionelle, hormonbedingte, psychogene oder organische Veränderungen bedingt sein kann.

Besonders prämenopausale Frauen sind von der Mastopathie betroffen. Der Erkrankungsgipfel liegt zwischen dem 40. und 50. Lebensjahr.

Die mit knotigen Verdichtungen und Zysten einhergehenden Veränderungen werden histopathologisch (nach Prechtel) in die Mastopathia cystica fibrosa (MCF) ohne Epithelproliferationen (Grad I), die MCF mit Epithelproliferationen ohne Atypien (Grad II) und die MCF mit Epithelproliferationen und Atypien (Grad III) unterteilt. Bilaterales, multizentrisches Auftreten wird ausgeprägt bei der MCF III. Grades, die als Präkanzerose gilt, beobachtet. Mikrokalzifikationen finden sich in bis zu 65 % der Fälle.

Merke: Die Verdachtsdiagnose wird klinisch gestellt, sonografisch sowie mammographisch erhärtet und bioptisch gesichert.

Das *Cystosarcoma phylloides* gehört zu den seltenen fibroepithelialen Tumoren der Brust. Die Inzidenz wird mit 0,3–1 % aller Mammaneoplasien angegeben. Das durchschnittliche Erkrankungsalter in der westlichen Welt liegt im 5. Lebensjahrzehnt, Asiatinnen erkranken früher.

Der Terminus technicus „Cystosarcoma" ist historisch gewachsen (Johannes Müller) und bezog sich auf das makroskopische Bild, nicht aber auf die histopathologische Dignität des Tumors. Der Zusatz „phylloides" bezieht sich auf das blattförmige Wachstumsmuster. Man unterscheidet benigne Tumoren (0–4 Mitosen/High power field), Borderline-Tumoren (5–9 Mitosen/HPF) und maligne Tumoren (> 10 Mitosen/HPF).

> **!** **Merke:** Das *klinische Bild* eines großen, teilweise faustgroßen, derben, gut begrenzten, mobilen, nicht dolenten Tumors sollte differentialdiagnostisch auch an ein Cystosarcoma phylloides denken lassen. Dies gilt besonders dann, wenn es nach jahrzehntelangem, geringem, kontinuierlichem Wachstum plötzlich zu einem teilweise rasantem Wachstumsschub kommt (zweizeitiger Verlauf der Tumorentwicklung). Metastasierungen sind auch bei den malignen Formen des Cystosarcoma phylloides seltener als Lokalrezidive.

Zu den *epithelialen Tumoren* zählen die intraduktalen Papillome, die Mammaadenome, die Mamillenadenome sowie die Adenomyotheliome. In der Regel werden diese Befunde durch einen mehr oder weniger ausgeprägten Palpationsbefund („unklarer Mammatumor") bzw. die Screening-Mammographie gefunden. Klinisch-palpatorisch sollte man bei zentralen, besonders retromamillären, diffusen, feinkörnigen oder knotigen bzw. erbsengroßen Tumoren an intraduktale Papillome oder Mamillenadenome denken, besonders, wenn der Mamillenkomplex dezent oder ausgeprägt vorgewölbt wird.

Nach neueren Angaben wird in 50 % wegen des Palpationsbefundes, in 37 % wegen der pathologischen Sekretion (Galaktorrhoe, blutig-wässriger Ausfluss) und in 9 % wegen eines suspekten Mammographiebefundes die Operationsindikation gestellt.

3.3.4 Mammakarzinom

Das Mammakarzinom ist die häufigste maligne Erkrankung der Frau. In Deutschland erkranken ca. 114,6/100.000 Frauen; d. h. ca. jede 8. Frau erkrankt im Laufe ihres Lebens an einem Mammakarzinom. Die 10-Jahres-Überlebensrate beträgt 82 %

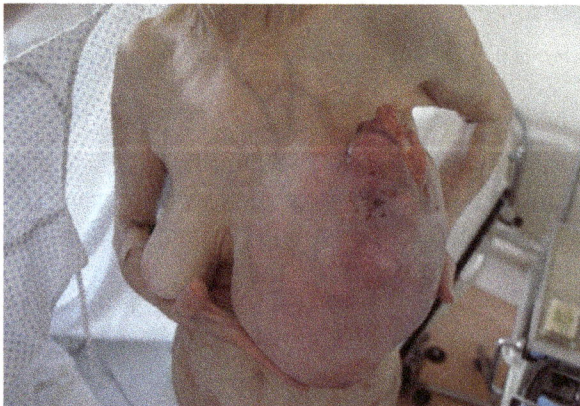

Abb. 3.110: Dramatischer Befund eines linksseitigen exulcerierten Mammakarzinoms, wie er im 21. Jahrhundert in Deutschland eigentlich unvorstellbar sein sollte.

(Robert-Koch-Institut 2014). Die Inzidenz nimmt ab dem 42. Lebensjahr zu und steigt nach einer Plateauphase ab dem 50. Lebensjahr erneut an.

Ungefähr 25 % aller Mammakarzinome sind genetisch bedingt, etwa 5–10 % durch eine Mutation in einem der High-risk-Gene mit hoher Penetranz, wie z. B. BRCA1, BRCA2 oder RAD51C.

Fast 70 % aller Mammakarzinome werden durch die betroffenen Frauen bei der systematischen oder zufälligen Selbstuntersuchung entdeckt, wobei die Tumoren gewöhnlich schon größer als 1 cm sind (s. Tab. 3.10, TNM-Stadieneinteilung). Durch die ärztliche Inspektion und Palpation können ca. 80 % der Mammakarzinome diagnostiziert werden. Zielstellung sollte sein, die Präkanzerosen bzw. kleinen Karzinome im Rahmen der Screeningprogramme (klinische Untersuchung, Mammographie) zu diagnostizieren. Allerdings gehen nur ca. 30 % aller Frauen regelmäßig zu Vorsorgeuntersuchungen (Abb. 3.111, Abb. 3.112). Gegenwärtig liegt der durchschnittliche Tumordurchmesser bei Erstdiagnose im Bereich von 1 cm. 80 % dieser Patientinnen sind noch nodalnegativ.

Tab. 3.10: Stadieneinteilung Mammakarzinom.

TMN-Kategorie	Bemerkungen
To	kein Tumor nachweisbar
Tis	Carcinoma in situ
Tis (DCIS)	Duktales Carcinoma in situ
Tis (LCIS)	Lobuläres Carcinoma in situ
Tis (Paget)	Morbus Paget der Mamille ohne nachweisbaren Tumor
T1	≤ 2,00 cm in größter Ausdehnung
T1 mi	Mikroinvasion ≤ 0,10 cm in größter Ausdehnung
T1a	> 0,10 und ≤ 0,50 cm in größter Ausdehnung
T1b	> 0,50 und ≤ 1,00 cm in größter Ausdehnung
T1c	> 1,ß0 und ≤ 2,00 cm in größter Ausdehnung
T2	> 2,00 und ≤ 5,00 cm in größter Ausdehnung
T3	> 5,00 cm in größter Ausdehnung
T4	Tumor jeder Größe mit direkter Ausdehnung auf Brustwand oder Haut, soweit unter T4a bis T4d beschrieben
T4a	Ausdehnung auf die Brustwand
T4b	Ödem (inkl. Apfelsinenhaut) oder Ulzeration der Brusthaut oder Satellitenknötchen der Haut derselben Brust
T4c	Kriterien T4a + T4b gemeinsam
T4d	Entzündliches (inflammatorisches) Geweb
Tx	Primärtumor kann nicht beurteilt werden

Tab. 3.10: (fortgesetzt)

TMN-Kategorie	Bemerkungen
pN – pathologische Einteilung Lymphknoten	
pNx	Regionäre Lymphknoten können nicht beurteilt werden (nicht entnommen oder bereits früher entfernt)
pN0	Keine regionären Lymphknoten-Metastasen
pN1	
pN1mi	Mikrometastase(n) (>0,20 mm (und/oder mehr als 200 Tumorzellen) und ≤0,20 cm)
pN1a	Metastase(n) in 1–3 ipsilateralen axillären Lymphknoten, mindestens eine >0,20 cm.
pN1b	Mikroskopische Metastase(n) in Lymphknoten entlang der Arteria mammaria interna, nachgewiesen durch Untersuchung des Schildwächter-Lymphknotens, aber nicht klinisch erkennbar
pN1c	Kriterien pN1a + pN1b gemeinsam
pN2	
pN2a	Metastase(n) in 4–9 axillären Lymphknoten, mindestens eine >0,20 cm
pN2b	Metastase(n) in klinisch erkennbaren Lymphknoten entlang der Arteria mammaria interna ohne axilläre Lympknoten- Metastasen
pN3	
pN3a	Metastase(n) in 10 oder mehr ipsilateralen axillären Lymphknoten, mindestens eine >0,20 cm, oder in ipsilateralen infraklavikulären Lymphknoten
pN3b	Metastase(n) in klinisch erkennbaren Lymphknoten entlang der Arteria mammaria interna mit mindestens einer axillären Lymphknoten-Metastase oder Lymphknoten-Metastasen in mehr als 3 axillären Lymphknoten und in Lymphknoten entlang der Arteria mammaria interna. Nachgewiesen durch Untersuchung des/der Schildwächter-Lymphknoten(s), aber nicht klinisch erkennbar
pN3c	Metastase(n) in ipsilateralen supraklavikulären Lymphknoten
M – Einteilung Fernmetastasen	
M0	Keine Fermetastasen nachweisbar
M1	Fermetastasen nachweisbar

(Quelle: UICC, International Union Against Cancer, deutsche Übersetzung von Wittekind und Mayer, 8. Auflage, Wiley-VCH Verlag, Weinheim 2016)

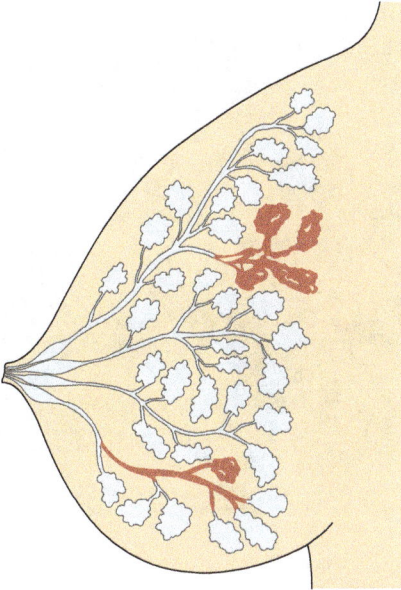

Abb. 3.111: Carcinoma lobulare in situ (CLIS, oben) und ductales Carcinoma in situ (DCIS, unten). Diese Frühstadien sollten bei der Krebsfrüherkennung erkannt werden.

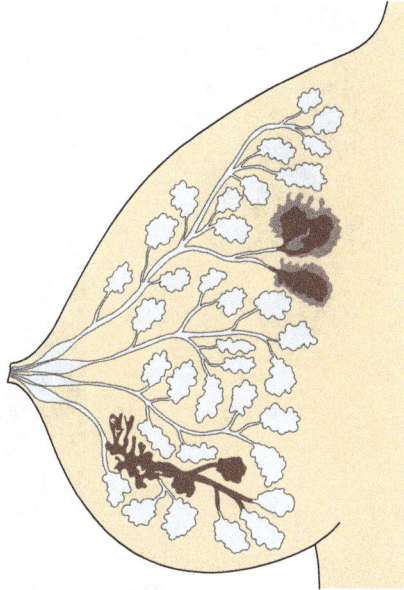

Abb. 3.112: Invasiv-lobuläres Mammakarzinom (oben) und invasiv-duktales Mammakarzinom (unten). Die mammografische Erkennung der kleinen invasiven Karzinome (T1a) hat prognostische Bedeutung.

Merke: Gewöhnlich verläuft die Diagnostik eines Mammakarzinoms nach folgendem Schema: Selbstuntersuchung oder „Krebsvorsorge" → Anamnese und ärztliche Untersuchung → Mammographie + Mammasonographie, ggf. MR-Mammogramm, ggf. Doppler-Sonographie, ggf. Galaktographie → kurzfristige Kontrolle oder Biopsie → definitive Behandlung.

Das diagnostische Problem liegt beim Mammakarzinom in seiner Symptomarmut. Ca. 90 % aller Karzinome machen keine oder nur sehr unspezifische Symptome.

Einige Frauen berichten bei der Anamneseerhebung retrospektiv über ein lokalisiertes passageres Brennen, über Ziehen oder Kribbeln, über zirkumskripte Schmerzhaftigkeit oder fragliche Parästhesien in der Brust oder axillanahen Strukturen, über Sekretabgang (spontan?), ein plötzliches Wärmegefühl oder vorübergehende Schwellungen. Zyklusabhängige Schmerzen im Tumorbereich und fragliches Brustwachstum werden von prämenopausalen Frauen mit bekannter Mastopathie angegeben. Die Regel, dass ein Mammakarzinom meistens nicht weh tut, gilt hier nur bedingt, da in dieser Konstellation auch ein Karzinom an den schmerzverursachenden Umbauprozessen beteiligt sein kann.

Bei der Anamneseerhebung ist besonderer Wert auf die Familienanamnese zu legen, da 5 % aller Mammakarzinome genetisch bedingt sein können (BRCA-1/2-

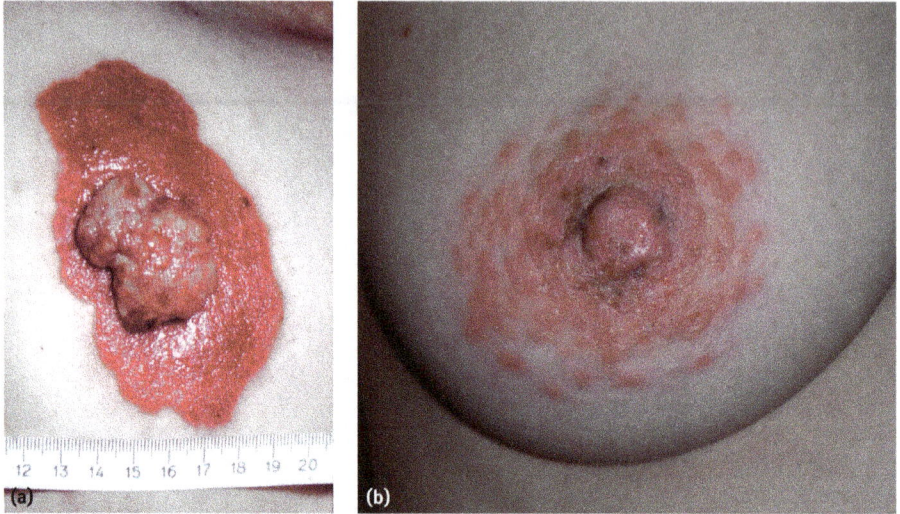

Abb. 3.113: (a) Ekzematöse, tumorös umgewandelte Mamille bei M. Paget; (b) Differentialdiagnostisch sieht eine Entzündung ähnlich aus.

Gene). Im Zweifelsfall sollten die betroffenen Angehörigen, wenn möglich, selbst gesprochen oder aber alte Arztberichte angefordert werden. Die Tatsache, dass die Mutter oder die Schwester einer Patientin, die sich wegen eines unklaren Mammatumors vorstellt, an einem Mammakarzinom erkrankt oder verstorben ist, muss in die Beurteilung der Situation und ggf. die Indikationsstellung zur Operation einbezogen werden.

! **Merke:** Genau erfragt werden sollte auch die Medikamentenanamnese, wobei der Schwerpunkt hier auf der Frage nach einer Östrogen- oder Gestageneinnahme sowie der Einnahmedauer liegt.

Bei der Inspektion muss auf Asymmetrien der Brüste oder Symmetrieverlust (Verlauf chronologisch erfragen!), auf Konturverlust (Betrachtung von vorn und von der Seite, seit wann?), auf den Behaarungstyp (neu aufgetretene Haare?), auf Einziehungen der Brustwarzen (seit wann?), zirkumskripte oder diffuse Rötungen (seit wann? schmerzhaft? Pruritus?), verstärkte Venenzeichnung (seit wann?), Einziehungen oder Apfelsinenhautphänomen (seit wann?), auf ekzematösen Ausschlag im Mamillenbereich (seit wann? Pruritus?) (Abb. 3.113), Absonderungen aus der Mamille (einseitig? seit wann? Farbe? wieviel? schmerzhaft?) in den verschiedenen Untersuchungspositionen geachtet werden.

! **Merke:** Die ganze Brust muss untersucht werden! Also auch immer in der Brustumschlagsfalte nachsehen!

Nach der Palpation müssen folgende Befunde schriftlich und zeichnerisch dokumentiert werden: Konsistenzunterschiede der Brüste, tastbarer Knoten oder multi-

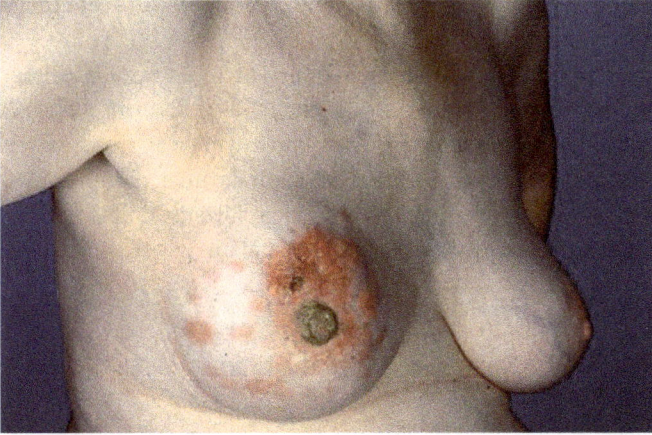

Abb. 3.114: Inflammatorisches Mammakarzinom rechts.

ple Knoten (wo? Tumorsitz in den Quadranten – Skizze!), Tumorgröße, Tumorform (umschrieben? diffus begrenzt?), Tumorkonsistenz (zystisch?, weich?, derb?, steinhart?), suspekte Oberfläche (glatt? höckerig?), Tumorbeweglichkeit (verschieblich? fixiert?) Tumorbeziehungen zu umgebenden Strukturen, also Haut (Plateauphänomen?), Muskulatur bzw. Brustwand. Die letzteren Aspekte lassen sich am besten an der liegenden Frau prüfen (Rückenlage, eventuell auch Seitenlage).

Auf jeden Fall muss eine Sekretionsprovokation (Farbe? Menge? Zytologiegewinnung!) durchführt werden. Die Palpation der axillären, infra- und supraklavikulären sowie der zervikalen Lymphknotenstationen schließt die Untersuchung ab.

Merke: Bei der Beurteilung eines Mammatumors sollten, wenn vorhanden, ältere Mammographien zum Vergleich herangezogen und sorgfältig reevaluiert werden. Nicht selten findet man dann retrospektiv schon vorhandene Befunde und kann Aussagen über die Wachstumsdynamik des Tumors treffen.

Ein spezielles Vorgehen empfiehlt sich bei dem prognostisch ungünstigen *inflammatorischen Mammakarzinom* (Abb. 3.114). Es ähnelt klinisch durch die lokale oder diffuse Rötung, Überwärmung und Schwellung der Mastitis nonpuerperalis. Diese „Entzündungszeichen" entsprechen pathologisch-morphologisch der lymphogenen Hautinfiltration durch meist undifferenzierte Karzinome. Ein Tastbefund kann, muss aber nicht vorliegen. Das Malignom kann auch durch eine homogene Größenzunahme einer geröteten Brust auffallen.

Die Therapie besteht nach der histologischen Sicherung in einer präoperativen Chemotherapie (z. B. Vincristin, Epirubicin, Cyclophosphamid, 3 Zyklen) und der folgenden operativen Sanierung (z. B. eingeschränkt radikale Mastektomie mit Axilladissektion oder rekonstruktive Verfahren, z. B. Latissimus dorsi-Flap).

Wie bei jedem Malignom gilt, dass alle messbaren Parameter des Befundes auch metrisch dokumentiert werden.

Die geröteten Areale beim inflammatorischen Mammakarzinom werden bei der Erstuntersuchung, vor jeder Chemotherapie sowie nach Abschluss der systemischen Behandlung (Monitoring!) fotografiert und mit einem Lineal in den größten Durchmessern vermessen. Zusätzlich wird eine Klarsichtfolie über die erkrankte Brust gelegt und alle inflammatorischen Gebiete mit einem Filzstift umfahren. Somit ist ein einfaches makroskopisches Kriterium zur Einschätzung der Chemotherapie-Response gegeben.

3.3.5 Nachsorge

Besondere Erfahrung erfordern die regelmäßigen Nachsorgeuntersuchungen.

Ziel der Nachsorge beim Mammakarzinom ist die psychische Rehabilitation, Diagnose und Behandlung von Nebenwirkungen der adjuvanten Therapie sowie die Frühdiagnose des Fortschreitens der Erkrankung, eines lokoregionären Rezidivs oder eines Zweitkarzinoms.

Die Tumornachsorge ist auch immer eine Art begleitende psychische und physische Vorsorgeuntersuchung. Sorgen und Ängste, Zweifel und Selbstvorwürfe, Partnerschaftsprobleme und Probleme im sozialen Umfeld werden von den Patientinnen zunächst nur zögerlich, in der Hoffnung auf menschliche und medizinische Hilfe angesprochen.

> **!** **Merke:** Echte Zuwendung, psychologisches Einfühlungsvermögen und fachliche Kompetenz dürfen nicht durch routinierte Handlungshülsen verdrängt werden.

Zunächst sollte sich der Untersucher über die Eckdaten und den chronologischen Krankheitsverlauf, d. h. über das Datum der Erstdiagnose, die Tumorhistologie mit Grading und Rezeptorstatus, über die Tumorformel, das operative Vorgehen (welche Operation? Silikoneinlage?) sowie über eventuelle neoadjuvante oder adjuvante Zytostatika-, Strahlen- oder Hormonbehandlungen informieren.

Diese Angaben (wann? was? wie viel? wie oft?) werden in einem Tumorpass dokumentiert, der jeder Patientin nach Abschluss ihrer Behandlung in der Klinik vom Stationsarzt ausgehändigt werden sollte. Die Angaben müssen wiederum vom Nachsorgearzt, in Klinik oder Praxis, aktualisiert werden.

Bei der (Zwischen-)Anamnese fragt man immer nach dem Gewichtsverlauf und dem Appetit, nach der körperlichen Belastbarkeit (Karnofsky-Index, s. Kap. 1.3.7), nach Dyspnoe, Stuhl- und Miktionsunregelmäßigkeiten, nach Schmerzsensationen (besonders in den operationsseitigen Körperregionen), Juckreiz im Narbenbereich, nach Parästhesien (z. B. Zytostase), nach kardialen Problemen (Anthrazykline!), gehäuft auftretenden Infektionen oder unklaren Temperaturen (z. B. Tumorzerfall?).

Die *Inspektion* hält sich an die oben angeführten Gesichtspunkte, wobei auf Rötungen, Schwellungen, Gefäßzeichnungen, Pigmentwechsel, Ulzerationen oder Sekretionen im Operations- bzw. Narbenbereich zu achten ist. Genau betrachtet werden die Narben selbst (Form? Breite? Unregelmäßigkeiten? Keloid? Lokalrezidiv?).

In der Tumornachsorge ist es wichtig, dass man die Möglichkeiten und Grenzen der üblichen Operationstechniken und der überweisenden Operateure kennt. Das charakteristische Narbenspiel der üblichen Operationen (BET, Mastektomie, Latissimus dorsi Lappen, TRAM Flap, Reduktionsplastik nach McKissock etc.) sowie die Lage der üblichen Bestrahlungsfelder sollten bekannt sein.

> **Merke:** Auch geringfügige, „eigentlich unauffällige" Befunde (z. B. ein kleiner Pickel oder ein winziges Infiltrat am Narbenrand) spielen in der Nachsorge eine ganz andere Rolle als bei der „normalen" Untersuchung.

Im Falle kosmetisch-rekonstruktiver Maßnahmen, z. B. einer prä- oder retropektoralen Silikonprotheseneinlage nach Mastektomie mit kontralateraler Lifting-Operation zur Anpassung, sollte man dezent die Zufriedenheit bzw. Akzeptanz der Patientin erfragen.

Betrachtet werden Sitz (Symmetrie im Vergleich zur kontralateralen Brust) und Form der Endoprothese. Verschobene (Prothesenprotrusion? Logendefekt?) oder in sich asymmetrische Prothesen (Prothesendefekt? Leckage?), aber auch zunehmend runder und fester werdende Silikoneinlagen (Kapselfibrose?) sind stets abklärungsbedürftig.

Tab. 3.11: Nachsorgeuntersuchungen: Empfehlung für asymptomatische Patientinnen (mod. nach ASCO-ACS Empfehlungen 2016, NCCN 2.2016 und S3 Leitlinie 2012) (www.ago-online.de).

	Nachsorge/Follow-Up*		Screening
Jahre nach Primärtherapie	1 2 3	4 5	> 5
Anamnese, klinische Untersuchung, Beratung	alle 3 Monate	alle 6 Monate	alle 12 Monate
Selbstuntersuchung		Monatlich	
Bildgebende Diagnostik, Laboruntersuchungen		indiziert nur bei Symptomatik +/– Verdacht auf Rezidiv/Metastasen	
Mammographie und ergänzend Sonographie	BET**	ipsilat.: alle 12 Monate kontralat.: alle 12 Monate	beidseits: alle 12 Monate

* Fortlaufende Nachsorgeuntersuchungen bei noch laufender adjuvanter Therapie.

** nach BET: Erste Mammographie 1 Jahr nach initialer Mammographie, oder zumindest 6 Monate nach abgeschlossener Radatio.

Bei der Palpation muss man sich darüber im klaren sein, dass die vorangegangenen Operationen bzw. Behandlungsformen (wie z. B. Strahlentherapie) zu Gewebeveränderungen geführt haben, die die Erhebung oder Interpretation von Befunden erschweren oder sogar unmöglich machen können.

Zum Beispiel ist es unmöglich, nach einer Silikonprotheseneinlage die darunterliegende Thoraxwand palpatorisch zu beurteilen. Dies ist auch sonographisch oder kernspintomographisch schwierig. Intramammäre Narben- oder Zystenbildungen nach plastischen Operationen oder nach brusterhaltenden Therapien mit nachfolgender Bestrahlung sind klinisch ebenfalls schwer zu deuten.

Von der Deutschen Gesellschaft für Senologie wird empfohlen, die Inspektion und Palpation vierteljährlich nach der Primärtherapie durchzuführen. Bildgebende (Röntgen-Thorax, Oberbauchsonographie, CT oder MRT) oder andere Verfahren (Tumormarker, Ganzkörperszintigramm) sollen nur bei (begründetem) Verdacht auf eine Filialisierung eingesetzt werden (Tab. 3.11).

Literatur

www.agoonline.de/de/infothek-fuer-aerzte/leitlinienempfehlungen/mamma, Zugriff am 20. 04. 2017.

Allolio B, Schulte HM (Hrsg.): Praktische Endokrinologie. 2. Auflage. München, Urban & Fischer, 2010.

Berek JS, Hacker NF (eds.): Berek & Hacker's Gynecologic Oncology. 6th edition. Philadelpia, Wolters Kluwer, 2015.

Bauer HK: Farbatlas der Kolposkopie. Stuttgart, New York, Schattauer, 1993.

Blohmer JU, David M, Henrich W, Sehouli J: Charité-Kompendium Gynäkologie, Berlin, Boston, De Gruyter, 2018.

Chi DS, Berchuck A, Dizon DS, Yashar CM (eds.): Principles and Practice of Gynecologic Oncology. Philadelphia, Wolters Kluwer, 2017.

Dietel M, Klöppel G: Mamma, weibliches Genitale, Schwangerschaft und Kindererkrankungen. In: Klöppel H, Kreipe HH, Remmele W (Hrsg.): Pathologie. 3. Auflage. Berlin, Heidelberg, Springer, 2013.

DiSaia Ph, Creasman W (eds.): Clinical Oncologic Oncology. 9th edition. Elsevier, 2017.

Döderlein G, Mestwerdt H: Geburtshilflich-gynäkologische Propädeutik und Untersuchungslehre. Leipzig, JA Ambrosius Verlag, 1967.

Ebert AD: Endometriose. Ein Wegweiser für die Praxis. Frauenärztliche Taschenbücher; 4. Auflage. Berlin, New York, De Gruyter, 2014.

Göretzlehner G, Lauritzen C, Römer T, Rossmanith W: Praktische Hormontherapie in der Gynäkologie. 6. Aufl. Berlin, New York, De Gruyter, 2012.

Hoffman BL, Schorge JO, Schaffer JI, Halvorson LM, Bradshaw KD, Cunningham FG (eds.): Williams Gynecology. 3. Edition. McGraw Hill Medical, 2016.

Jones HW, Rock JA (eds.): TeLinde's operative Gynecology. 11th edition. Philadelphia, Wolters Kluwer, 2015.

Kaufmann M, Costa SD, Scharl A (Hrsg.): Die Gynäkologie. 3. Auflage. Berlin, Heidelberg, Springer, 2013.

Kühn W, Heinrich J: Kolposkopie in Klinik und Praxis, 2. Aufl. Frauenärztliche Taschenbücher. Berlin, Boston, De Gruyter, 2013.

Küstner O: Zur Geschichte der bimanuellen Tastung. Zbl Gynäkol 1931; 55: 2095–2102.

Lax H: Stoeckels Lehrbuch der Gynäkologie. Leipzig, S. Hirzel Verlag, 1960.

Martius G, Breckwoldt M, Pfleiderer A: Lehrbuch der Gynäkologie und Geburtshilfe. Stuttgart, New York, Thieme 1994.

Petersen EE: Farbatlas der Vulvaerkrankungen. Kaymogyn GmbH, Freiburg 2007.

Pschyrembel: Klinisches Wörterbuch, 267. Auflage. Berlin, Boston, De Gruyter, 2017.

Pschyrembel W, Strauss G, Petri E: Praktische Gynäkologie, 5. Aufl. Berlin, New York, De Gruyter, 1991.

Römer T: Uterusfehlbildungen. Frauenärztliche Taschenbücher. Berlin, New York, De Gruyter, 2011.

Römer T, Göretzlehner G: Kontrazeption mit OC. 3. Auflage. Berlin, Boston, De Gruyter, 2017.

Schaudig K, Schwenkhagen A: Hormonsprechstunde. Sonderauflage BVF. LV Rheinland-Pfalz, 2014.

Schneider A: Primäre, sekundäre und tertiäre Prävention des Zervixkarzinoms. 2. Auflage. Endo:Press GmbH, 2015.

Tunn R, Hanzal E, Perucchini D (Hrsg.): Urogynäkologie in Praxis und Klinik. Berlin, New York, De Gruyter, 2010.

Ulrich U (Hrsg.): Gynäkologische Onkologie. Berlin, New York, De Gruyter, 2013.

Waldeyer A: Anatomie des Menschen. 19. Auflage. Berlin, New York, De Gruyter, 2012.

Weibel W: Einführung in die gynäkologische Diagnostik. Wien, Springer, 1942.

Andreas D. Ebert und Wolfgang Pritze

4 Invasive Untersuchungstechniken

> Stets muss man, gleichweit entfernt von der prinzipiellen,
> willfährigen Liebenswürdigkeit des Routiniers wie von
> der Roheit des „exakten Forschers", der nur wissenschaftliche
> Ergebnisse erstrebt, seine Handlungsweise allein durch
> wahre Menschenliebe leiten lassen.
> *Walter Stoeckel*

Ziel der invasiven Eingriffe ist es, durch Gewebeproben (Portio-Probe, Kürettage) oder durch die direkte Betrachtung pathologischer Prozesse (Laparoskopie, Hysteroskopie) sowie die Kombination diagnostischer und therapeutischer Maßnahmen (Pleurapunktion bzw. Aszitespunktion) eine Verdachtsdiagnose zu stellen, zytologisch bzw. histologisch zu sichern oder zu revidieren.

Invasive Untersuchungstechniken verletzen die körperliche Integrität der Patientin. Streng genommen handelt es sich um Körperverletzungen, die das Einverständnis und die vollständige Aufklärung der betroffenen Frau voraussetzen. In der weiteren Darstellung wird nur auf diejenigen invasiven Techniken eingegangen, die ohne Narkose bzw. unter leichter Sedierung durchführbar sind.

4.1 Gefäßpunktionen

Die *Punktion von Blutgefäßen* (Venen oder Arterien) dient der Blutentnahme zu diagnostischen Zwecken (Blutbild, Blutgasanalyse), der Applikation von Medikamenten (Antibiotika), der Durchführung einer Infusionstherapie oder der parenteralen Ernährung, der Transfusion von Blut bzw. Blutderivaten oder der Injektion von Kontrastmitteln.

Man unterscheidet grundsätzlich *Venenpunktionen* von *Arterienpunktionen*. Die häufigste Punktionsart ist die Venenpunktion. Punktiert werden kann jede Vene der Extremitäten, wobei jedoch überwiegend die Kubitalvenen verwendet werden (Abb. 4.1).

Jede Punktion ist mehr oder weniger schmerzhaft für die Patientin und in Abhängigkeit von ihrem Zweck (z. B. Zytostatika) auch mit Risiken verbunden. Die Gefäßpunktionen sollten wegen der Möglichkeit eines Kollapses an der liegenden Patientin durchgeführt werden.

Zunächst muss eine sorgfältige Stauung der betreffenden Extremität erfolgen. Hierzu wurden verschiedene Stauschläuche entwickelt. Die Platzierung des Stauschlauches muss so erfolgen, dass er sich vor der Applikation eines Präparates

https://doi.org/10.1515/9783110409017-004

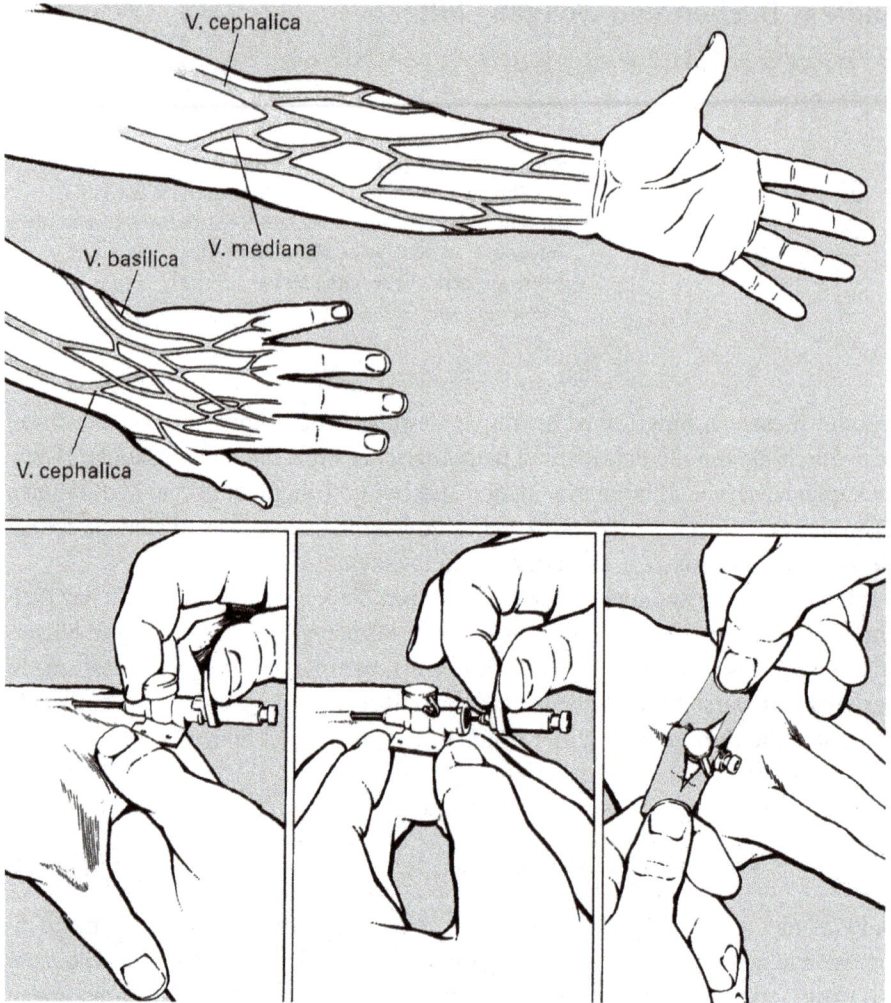

Abb. 4.1: Venenverläufe (oben) und Technik des Legens einer Verweilkanüle (unten):
Einstich und Vorschieben, Entfernung des Verschlusses und Fixierung.

oder nach Beendigung einer Blutentnahme auch mit einer Hand leicht und sicher
lösen lässt.

! **Merke:** Gut gestaut ist halb gestochen!

Sollten trotz Stauung keine Venen zu sehen (Angst, Hypotonus, Kollaps) oder zu
tasten (Adipositas) sein, so empfiehlt sich folgendes schrittweises Vorgehen:
– Beruhigen und Ablenken der Patientin
– Herabhängenlassen des Armes vor Anlage des Stauschlauches

– Stauung des Armes, mehrfacher kräftiger Faustschluss, kurzzeitiges Öffnen des
  Stauschlauches und erneuter Verschluss. In der kurzen Öffnungsphase rötet sich
  die entsprechende Armpartie und die Frauen geben ein warmes Kribbeln an.
– Beklatschen und Bestreichen der Venenregion
– warmes Armbad vor Stauschlauchanlage.

Gerade bei der Applikation von Zytostatika ist es günstig, zunächst die distalen
Handrückenvenen zu punktieren, da es unter einer Chemotherapie häufig zu einer
Verödung von Venenabschnitten kommt. Bei Lymphödem eines Armes oder bei
Mastektomiepatientinnen wird immer der nicht betroffene Arm bzw. der Arm der
Körperseite punktiert, die nicht von der Mastektomie betroffen ist.

> **Merke:** Vor jeder Punktion muss gründlich die Haut der geplanten Einstichstelle desinfiziert
> werden! Die Verwendung von Gummihandschuhen ist bei jeder Gefäßpunktion obligat. **!**

Bei der direkten Punktion sticht man auf die Vene zu, bei der indirekten Punktion
erfolgt der Einstich wenige Millimeter seitlich. Die gestaute Vene wird vor der
Punktion durch dezentes Anspannen der darüberliegenden Haut mittels Daumen
und Zeigefinger der freien Hand fixiert. Der *Einstichwinkel ist proportional der Ve-
nendicke*, d. h. klein bei einer zarten Vene, größer bei einem kräftigeren Gefäß. Dadurch verringert sich die Gefahr der Perforation der hinteren Venenwand. Das regelrechte Durchstechen der Venenwand erkennt man meistens an einem
minimalen Nachlassen des Gewebewiderstandes und am Eintritt von Blut in die
Kanüle.

Eine in der Vene zu belassende *Verweilkanüle* wird wenige Millimeter ins Ve-
nenlumen vorgeschoben. Dann zieht man den Führungsmandrin unter weiterem
Vorschieben der flexiblen Plastikkanüle etwas zurück. Der Stauschlauch wird ge-
löst, die Vene proximal der Kanülenspitze mit dem Finger abgedrückt, der Führungsmandrin endgültig entfernt und die distale Öffnung mit einem gleichfalls
Mandrin benannten Kunststoffblindverschluss verschlossen. Danach erfolgt die sichere Fixierung der Verweilkanüle. Durch Aspiration überzeugt man sich von der
richtigen Lage der verwendeten Kanüle.

Verweilkanülen müssen gepflegt werden. Dazu spült man sie mit Heparinlö-
sung durch.

Sollte dennoch eine kleine Kanüle bei schlechten Venenverhältnissen verstop-
fen, so versucht man das Lumen ebenfalls durch Spülung wieder durchgängig zu
machen. Verwendet werden hierzu immer kleine Spritzen, da mit ihnen größere
Drucke entfaltet werden können. Ansonsten sollte man eine verstopfte Kanüle lieber ziehen und eine neue legen.

Bei der *Applikation farbstoffhaltiger Lösungen* oder Zytostatika überprüft man
die Kanülenlage durch Blutaspiration sowie durch langsame intravenöse Injektion
von physiologischer Kochsalzlösung. Beide Vorgänge sollten leicht und schmerzlos
erfolgen.

Die *häufigste Komplikation* der Venenpunktion besteht in der Perforation der hinteren Venenwand, der somit falschen Lage der Einmal- oder Verweilkanülen und der daraus resultierenden paravenösen Injektion von Substanzen.

Ein Paravasat erkennt man an der Vorwölbung und Rötung des Unterhautfettgewebes um die Einstichstelle herum. Paravasate nicht gewebeschädigender Substanzen (z. B. isotonische Kochsalzlösung) sind bei rechtzeitigem Erkennen i. d. R. harmlos und werden durch Beendigung der Infusion an dieser Punktionsstelle und ggf. durch Kühlen und Hochlagern des betroffenen Armes behandelt.

Kommt es bei der Infusion von *Zytostatika* zu Paravasaten, ist zunächst die Unterscheidung wichtig, ob es sich um eine Substanz mit nekrotisierendem Potential (Vesicans), vom gewebereizendem Schädigungstyp (Irritans) oder um eine nicht gewebeschädigende Substanz (Non-Vesicans) handelt.

Bei Paravasaten nichtgewebeschädigender Sustanzen (z. B. Cyclophosphamid, Bleomycin, 5-Fluo-Uracil) ist die Einhaltung der oben beschriebenen allgemeinen Maßnahmen ausreichend. Zusätzlich sollte der Versuch unternommen werden, die sich im Gewebe befindlichen Sustanzen durch die Infusionsnadel zu aspirieren.

Paravasate mit gewebereizenden (z. B. Carboplatin, Etoposid, Treosulfan) oder nekrotisierenden (bspw. Doxorubicin, Paclitaxel, Vinblastin) Substanzen bedürfen nach den o. g. Maßnahmen zusätzlich, je nach toxischem Agens, der Anwendung von Dexrazoxan, DMSO und/oder Hyaluronidase.

–   Dexrazoxan ist ein systemisch zu verabreichender Eisenchelator, der die Bildung von Radikalen und dadurch die DNA-Schädigung verhindern soll. Das Medikament ist speziell zur Behandlung von Anthrazyklin-Paravasaten zugelassen.
–   DMSO (Dimethylsulfoxid) wird als alle Gewebsschichten durchdringender Radikalfänger äußerlich, in hoher Konzentration, tüpfelnd auf die vom Paravasat betroffenen Hautareale aufgetragen.
–   Die enzymatische Wirkung von Hyaluronidase führt zu einem erleichterten Flüssigkeitsaustausch durch strukturelle Auflösungen zwischen Binde- und Stützgewebe. Hyaluronidase wird möglichst rasch nach Auftreten des Paravasats subkutan injiziert. Da die Injektion schmerzhaft ist, sollte diese mit einer flächigen Injektion eines Lokalanästhetikums begleitet sein.

Bei ausgedehnten Paravasaten nekrotisierender Substanzen sollte frühzeitig ein Chirurg mit Erfahrung bei der Entfernung von Paravasatnekrosen hinzugezogen werden. Jede Einrichtung, in welcher Chemotherapien vorgenommen werden, sollte über ein Paravasat-Notfallset verfügen.

Manchmal gelingt es bei schlechten Venenverhältnissen selbst geübten Ärzten nicht mehr, eine Hand- oder Armvene zu punktieren. In diesen Fällen kann man sich dazu entschließen, die Punktion im Bereich der *Vena dorsalis pedis* oder andren peripheren Venen der unteren Extremität durchzuführen. Dies wird von den Patientinnen oft als weniger belastend empfunden.

Häufig findet bei schlechten peripheren Venenverhältnissen im Vorfeld der Durchführung von Langzeit-Infusionstherapien (z. B. Chemotherapie) die Implantation eines subkutanen Portsystems Anwendung, dessen Katheterspitze in der Regel über die Punktion von V. jugularis interna, V. subclavia oder V. cephalica vor dem rechten Vorhof platziert wird. Die Nutzung des Portsystems erfolgt mit speziellen Portnadeln, die transkutan durch eine Membran in die Portkammer gestochen werden. Die Implantation des Portsystems ist wenig belastend und wird in lokaler oder Allgemeinanästhesie durchgeführt. Portsysteme können in der Regel über Jahre hinweg im Körper belassen und für Infusionen benutzt werden.

Für einfache Blutentnahmen bei peripher sehr schlechten Venen kann die Blutentnahme auch inguinal aus der Vena femoralis erfolgen.

Zu diesem Zweck liegt die Patientin auf dem Rücken. Das entsprechende Bein ist leicht gebeugt und nach außen abgewinkelt. Man tastet in der Leistenbeuge zunächst die Arterie. Hat man sie unter dem Leistenband gefunden, gilt die IVAN-Regel: Innen-Vene-Arterie-Nerv. Punktiert wird medial der Arteria femoralis und zwar meist senkrecht, wobei die Spritze wie ein Kugelschreiber geführt wird. Das Blut strömt nicht pulssynchron ein. Hat man versehentlich oder gezielt die Arterien punktiert, so erscheint hellrotes Blut pulssynchron in der Spritze. Die Kanüle wird nach der Blutentnahme oder der Medikamentenapplikation ruckartig entfernt und die Injektionsstelle für 5–7 Minuten komprimiert. Nach der arteriellen Punktion kann ein Sandsack zur Dauerkompression oder ein Druckverband mit elastischen Binden gute Dienste leisten.

Zur Blutgasanalyse (BGA) wird häufig die *Punktion der A. radialis* durchgeführt. Prinzipiell kann eine Blutgasanalyse aus arteriellem, venösem und kapillärem Blut erfolgen. Die arterielle BGA stellt allerdings den Goldstandard dar.

Die Hand wird überstreckt und der Puls wie üblich getastet. Um die Durchblutung der Hand bei einem Verschluss der punktierten Arterie sicher zu gewährleisten, sollte vor der Punktion ein Allen-Test erfolgen. Hierbei wird die zu punktierende Arterie komprimiert und beobachtet, ob die arterielle Versorgung der abhängigen Körperpartie (Hand) über die physiologischen Kollateralen (a. ulnaris) vorhanden ist (kein Weißwerden der Hand).

Mit einer dünnen Kanüle und aufgesetzter Spritze wird in einem Winkel von 45 Grad das Gefäß direkt (von distal nach kranial) angestochen und hellrotes Blut aspiriert. Unmittelbar nach der Blutentnahme wird die Blutgasanalyse durchgeführt.

Die *intraarterielle Medikamentenapplikation* ist in der Gynäkologie eine Ausnahme. In der Onkologie wird sie im Sinne einer präoperativen intraarteriellen Chemotherapie zum „Down-Staging" fortgeschrittener Zervixkarzinome unter Studienbedingungen an Zentren interdisziplinär durchgeführt. Fälschliche intraarterielle oder paraarterielle Arzneimittelapplikationen können u. U. zu einer Gangrän führen.

Für alle Punktionszwecke wurden verschiedene Punktionsbestecke entwickelt, mit denen man sich vor dem Einsatz vertraut machen muss.

4.2 Pleurapunktion

Die Pleurapunktion, wie auch die Aszitespunktion, dienen *diagnostischen* und *therapeutischen* Zwecken. Der diagnostische Ansatz besteht in der Gewinnung von Pleuraflüssigkeit oder Ascites, die zytologisch, bakteriologisch und laborchemisch untersucht werden können. Dabei interessieren maligne Zellen, die eventuelle Keimbesiedlung, Tumormarker und Eiweißgehalt. Die therapeutische Anwendung besteht in der Entlastung (z. B. bei Atemnot) und in der Instillation von Medikamenten (Zytostatika, Antibiotika) zur Pleurodese.

Die Pleurapunktion erfolgt an der sitzenden Patientin. Sie macht einen Katzenbuckel, wobei der Arm der zu punktierenden Seite leicht angehoben abgestützt wird. Dadurch kommt es zu einer Erweiterung der Interkostalräume (Abb. 4.2).

Es ist günstig, der Patientin eine halbe Stunde vor der geplanten Punktion 40 Tropfen Codein sowie eine Tablette Valium zu verabreichen. Vor dem Eingriff, der nie ohne Schwester oder Hilfsperson erfolgen darf, überprüft man die Vollzähligkeit der Instrumente, den Gerinnungsstatus und die Indikationsstellung. Die Patientin muss über den Eingriff und seine Komplikationen aufgeklärt werden!

Anhand eines aktuellen (!) Röntgenbildes und durch nochmalige Perkussion sowie Auskultation orientiert man sich über die Ergussseite und die Ergussgrenzen. Dann erfolgt die großflächige Desinfektion des Punktionsgebietes.

> **!** **Merke:** Ein orientierender Ultraschall ist immer hilfreich.

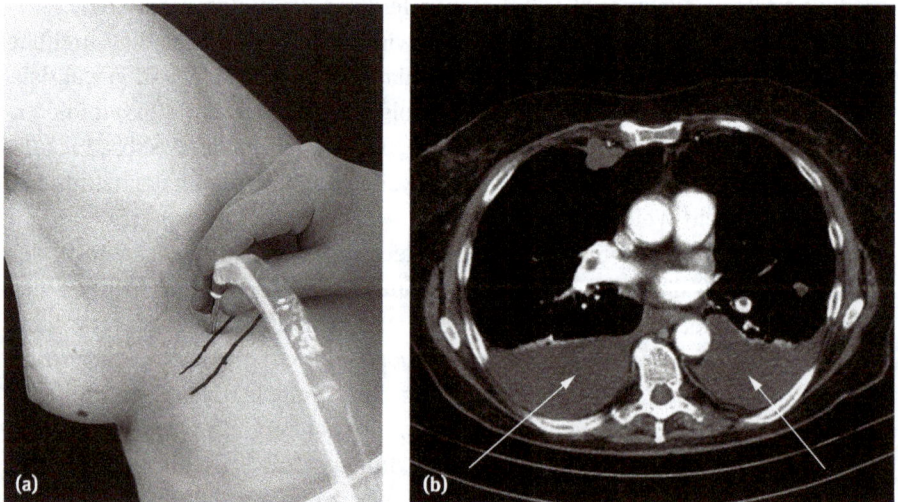

Abb. 4.2: (a) Typische Haltung einer Patientin bei der Pleurapunktion. Punktiert wird entlang des Oberrandes der unteren Rippe, die sicher im Ergussgebiet liegt! (b) Pleuraergüsse beidseits (Pfeile) – hier am Beispiel einer Patientin mit metastasiertem Zervixkarzinom.

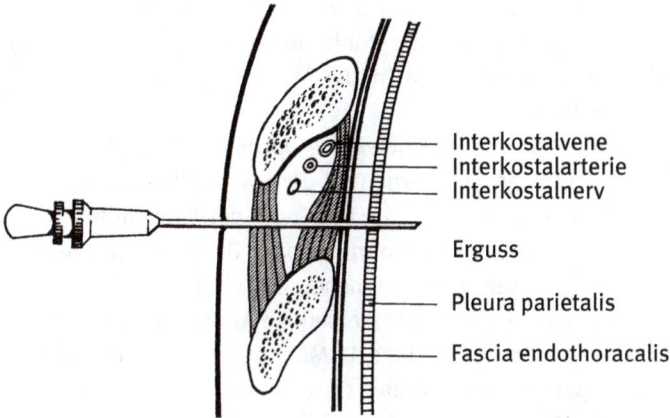

Abb. 4.3: Verlauf der Interkostalgefäße und -nerven bei der Pleurapunktion [Parsi & Nelius 1980].

Punktiert wird in der hinteren Axillarlinie am Ort der größten Dämpfung. Mit 1–2 % Lidocain-Lösung erfolgt zunächst die Infiltration der Haut. Dann sticht man unter ständiger Infiltration senkrecht durch Haut und Muskulatur und schließlich durch die Pleura parietalis. Der Einstich erfolgt wegen des Verlaufs der Interkostalgefäße und -nerven immer am *Oberrand der unteren Rippe* (Abb. 4.3). Wurde die Pleura durchstochen, so füllt sich beim Aspirieren die Lidocainspritze mit Ergussflüssigkeit. Man entfernt die Kanüle zügig und wartet, bis die Lokalanästhesie wirkt. Nach Einsetzen der Lidocainwirkung inzidiert man mit einem spitzen Skalpell die Haut über der Punktionsstelle, und erleichtert somit den Einstich der größeren Punktionskanüle. Die Patientin hält nun in Expirationsstellung den Atem an. Es wird zügig und senkrecht zur Körperoberfläche in den Pleuraraum eingestochen. Verwendet man einen Pleuracat, wird dieser verschlossen bis zur Markierung vorgeschoben und die ihn führende Kanüle dann entfernt. Über einen Dreiwege-Hahn erfolgt nach der Fixierung die Entleerung des Ergusses. Es sollten insgesamt nicht mehr als 1 bis 1,5 Liter Flüssigkeit langsam (!) abpunktiert werden. Zu schnelles Ablassen kann zu einem Kollaps oder zu einem Lungenödem führen. Die Entleerung des Ergussraumes kündigt sich durch einen schmerzhaften oder unangenehmen Hustenreiz an, der durch die mechanische Reizung der Pleurablätter bedingt ist. Die Instillation von Lidocain in den Pleuraspalt kann Linderung schaffen. Ein Anstechen der Lunge führt ebenfalls zu Husten, ist jedoch meistens harmlos.

Nach einer Pleurapunktion wird die Kanüle während eines Valsalva-Manövers (Ausatmen bei geschlossenen Atemwegen) entfernt. Ein Pleura-Cat wird meist fixiert und belassen. Das Anlegen eines Druckverbandes beendet den Eingriff.

In jedem Fall sollte eine Auskultation und Perkussion der punktierten Seite sowie eine Röntgenthoraxkontrolle (Pneumothorax? Resterguss? Lage des Pleuracats?) erfolgen.

Ein kleiner Mantelpneumothorax lässt sich nicht immer vermeiden. Weitere, jedoch seltene Komplikationen bestehen in der Punktion von Herz, Leber und Milz (nicht unter dem 7. ICR punktieren!) sowie in der Verletzung von Interkostalgefäßen. Dann aspiriert man Blut.

Zu einer Pleurapunktion gehört immer eine *exakte Dokumentation* der Uhrzeit, der abpunktierten Flüssigkeitsmenge, der Farbe und der eventuellen Bestandteile der Pleuraflüssigkeit, des Allgemeinzustandes der Patientin, des Verwendungszweckes der Flüssigkeit und der weiteren Verordnungen bzw. Befunde (Antitussiva, Beruhigungsmittel, Auskultations- und Perkussionsbefunde etc.).

Im Falle einer *Pleurodese* verwendet man verschiedene Antibiotika (z. B. Vibravenös) oder Zytostatika (therapeutischer Effekt, z. B. Mitoxantron). Die neugebildete Ergussmenge muss nach spätestens 24 Stunden durch erneute Drainage kontrolliert werden. Wenn mehr als 200 mL/24 Stunden gebildet werden, sollte man die Instillation wiederholen.

4.3 Aszitespunktion

Die diagnostische und/oder therapeutische Aszitespunktion erfolgt nach ausgiebiger Desinfektion am Übergang vom mittleren zum äußeren Drittel der Richter-Monroe-Linie. Diese verläuft zwischen Spina iliaca anterior superior zum Bauchnabel. Eine weitere Loco typico befindet sich zwischen Nabel und Symphyse (Abb. 4.4). Damit geht man sicher, dass man bei der Punktion nicht die epigastrischen Gefäße verletzt. Die Harnblase muss leer sein.

Eine Aszitespunktion wird unter Ultraschallkontrolle durchgeführt. Probleme können bei Darmadhäsionen, ausgeprägter Peritonealkarzinose oder gekammerten Asziteshöhlen auftreten. Darmverletzungen sind möglich. Auch kann es notwendig sein, an untypischen Stellen zu punktieren.

Wie bei der Pleurapunktion erfolgt die Lokalanästhesie (Lidocain) durch Infiltration der Haut, der Bauchdecken und des Peritoneums. Auch hier kann bei der

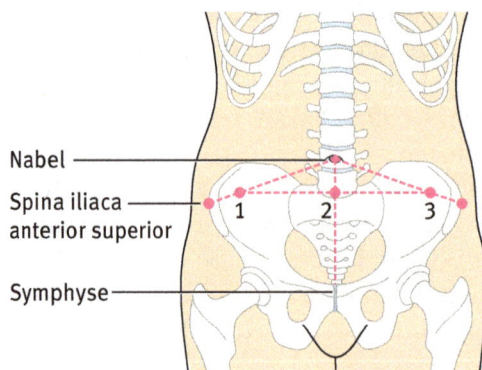

Nabel
Spina iliaca anterior superior
Symphyse

Abb. 4.4: Aszitespunktion – typische Punktionsstellen.

Probeaspiration schon Aszites gewonnen werden. Nach Entfaltung der Lidocain-Wirkung inzidiert man ein kleines Hautareal mit einem spitzen Skalpell. Durch diese Hautinzision sticht man den Trokar bei leicht angespannter Bauchdecke nach dorso-lateral und unten etwa einen Zentimeter in die Bauchhöhle. Handelt es sich nur um eine diagnostische Punktion, so sticht man senkrecht durch die Haut, schräg oder parallel durch das Unterhautfettgewebe und somit etwas von der Hauteinstichstelle entfernt durch das Peritoneum (Z-Stich-Technik).

Meist entleert sich dann sofort Aszites im Strahl. Durch den Trokar wird der Drainagekatheter geschoben, der Trokar entfernt und der Katheter durch eine Tabaksbeutelnaht fixiert. Manchmal stockt der Flüssigkeitsstrom abrupt. Dann haben sich Darm oder Netzanteile vor die Katheteröffnung gelegt, was durch kleine Lagekorrekturen zu beheben ist. Man sollte nicht mehr als 5 Liter Aszites langsam ablassen. Ein steriler, gutsitzender Bauchverband beendet den Eingriff.

Bei Tumorpatientinnen sollten neben den obligaten Aszitesproben für die Zytologie, die Bakteriologie und die Tumormarker auch Proben für die Bestimmung von Amylase und Lipase, von eventuellen Mikrochylonen und des Hb-Wertes (> 2 % = Blutung) asserviert werden. Der Eiweiß- und Elektrolytverlust sollte ausgeglichen werden.

Die Dokumentation belegt die Punktionsmenge, die Farbe des Punktates (goldgelb, grünlich, blutig tingiert bis blutig, fleischwasserfarben, blaugrün nach Novantroninstillation) sowie mögliche feste Bestandteile (Gewebe, Flocken, Kot, Fett etc.).

4.4 Douglas-Punktion

Findet man bei der Palpation des inneren Genitale und der daraufhin durchgeführten Vaginalsonographie einen flüssigkeitsgefüllten Douglas-Raum, kann gelegentlich aus differentialdiagnostischen Gründen eine Douglas-Punktion vorgenommen werden (Abb. 4.5).

Die Douglas-Punktion ist eine traditionelle Technik, deren Aussagekraft von moderneren Untersuchungsmethoden überholt wurde. Sie kommt auch wegen der häufig nicht vertretbaren Risko-Nutzen-Relation heute kaum noch zu Einsatz und wird in der Regel durch moderne diagnostische Möglichkeiten (Laparoskopie, Sonogaphie, Serum-Laborwerte) ersetzt.

Aufgrund ihres weit über 100 Jahre währenden hohen klinischen Stellenwertes soll aus historischen Gründen die Technik der Douglaspunktion als eine klassische gynäkologische Untersuchungsmethode hier trotzdem beschrieben werden. Eine interessante Modifikation der Douglaspunktion ist neuerdings die ambulante Culdokopie, bei der durch den Douglas-Raum hindurch ein 5 mm-Endoskop in den Bauchraum eingebracht wird, um die Tuben, die Ovarien und Teile des kleinen Beckens zu untersuchen.

Nach gründlicher Desinfektion von Vulva und Scheide wird der Muttermund mit einem breiten hinteren Spekulum dargestellt, mit einer Kugelzange gefasst und

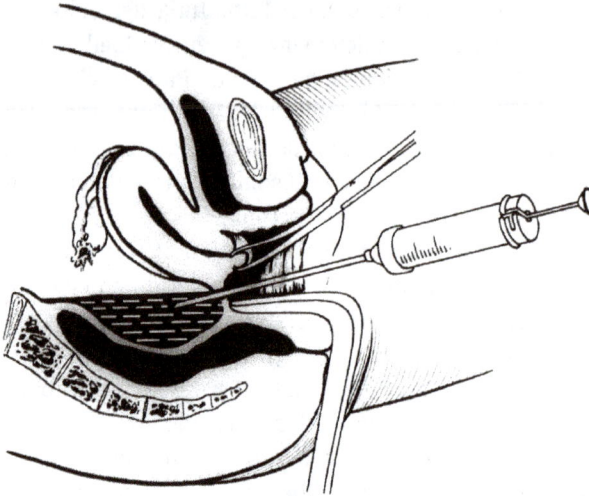

Abb. 4.5: Obsolete Technik der Douglas-Punktion.

nach kaudo-ventral gezogen. Dabei spannt sich der Portio-Scheidenübergang an. Parallel zur und hinter der Zervix punktiert man mit einer dünnen langen Kanüle den Douglas-Raum. Das Einstechen neben der Zervix verbietet sich wegen der dort verlaufenden Gefäße. Man versucht, etwa 10 mL Flüssigkeit zu aspirieren. Es muss Material für die zytologischen bzw. die mikrobiologischen Untersuchungen asserviert werden.

Läuft Eiter in die Spritze, so handelt es sich um einen Douglas-Abszess, Sekret spricht für eine Entzündung, Blut in Abhängigkeit vom Schwangerschaftstest für eine EUG oder für eine intraabdominale Blutung. Bei einer iatrogenen Darmverletzung (25–30 %) aspiriert man Kot. Die Frauen entwickeln dann Symptome einer Peritonealreizung, was eine primäre oder sekundäre Laparotomie zur Folge haben kann. Ein blutiges Aspirat muss durch Laparoskopie oder Laparotomie abgeklärt werden.

4.5 Zystoskopie

Die visuelle Untersuchung der Blase ist indiziert bei *gynäkologischen Malignomen*, um eine Blaseninfiltration auszuschließen oder diese zu belegen, aber auch bei Hämaturie und Nierenstau. Zystoskopien werden ebenso zur urogynäkologischen Abklärung und bei der Ausbreitungsdiagnostik der ausgeprägten Endometriosen (Blasenbefall?) eingesetzt.

Bei schwer interpretierbaren Befunden sollte in jedem Fall ein versierter Urologe konsiliarisch hinzugezogen werden, besonders, wenn tumoröse Veränderungen eine Blasenbiopsie oder eine Ureterschienung notwendig machen.

Die Patientin wird in Steinschnittlage gelagert. Nach Überprüfung des Instrumentariums auf Funktionsfähigkeit erfolgt die Desinfektion des Orificium urethrae

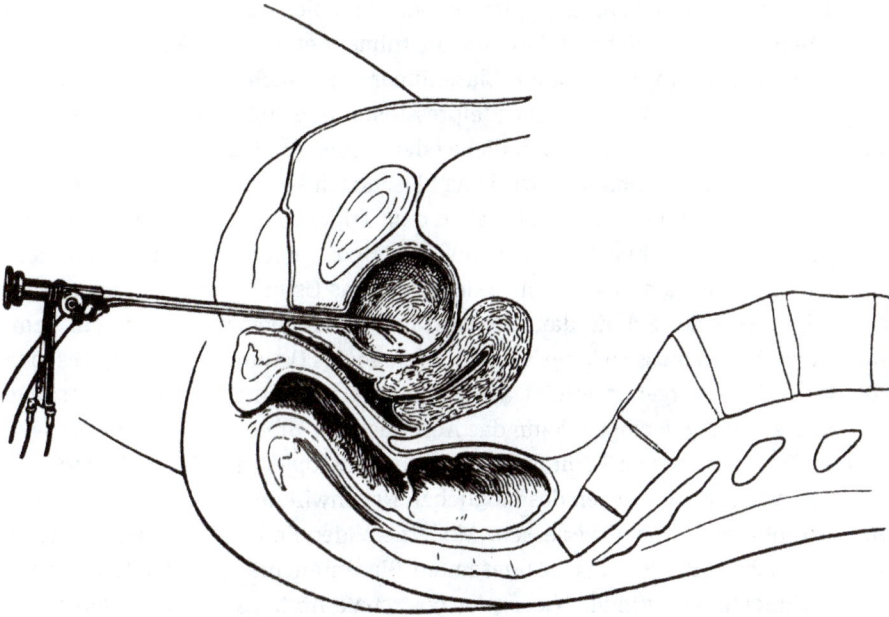

Abb. 4.6: Historische Darstellung der Lage des Zystoskopes in der weiblichen Harnblase. Heute erfolgt die Zystoskopie natürlich überwiegend per Videozystoskop.

externum. In das Orificium wird dann ein Lokalanästhetikum intraurethral (z. B. 1 mL Lidocain 1 %) appliziert und die Wirkung abgewartet. Das Zystoskop wird zunächst mit Mandrin in die Blase eingeführt, wobei darauf zu achten ist, dass die „Zystoskopnase" beim Einführen nach oben zeigt. Man darf das Instrument nie mit Gewalt und zu tief einführen. Die weibliche Harnröhre ist nur ca. 4–5 cm lang, Nach der Öffnung des Ablaufhahnes zeigt der abfließende Urin im Abflussschlauch die regelrechte intravesikale Lage des Instrumentes an. Die Blase wird über das Zystoskop vollständig entleert. Nun wird der Mandrin entfernt und die Optik in das Zystoskop eingeführt (Abb. 4.6).

Am Zystoskop müssen nun folgende Ansätze vorhanden sein: 1. Lichtquelle (oben), 2. Schlauch, mit dem lauwarme, physiologische Kochsalzlösung zur Blasenauffüllung zugeführt werden kann (meist rechts) und 3. Abflussschlauch (meist links).

Beim ersten Blick ins Zystoskop sieht man meistens nur rötlich schimmerndes Urothel, das sich vor die Optik gelegt hat. Der Abflussschlauch wird verschlossen und die Blase mit Kochsalzlösung aufgefüllt. Beim Auffüllen kann man sehr schön sehen, wie sich die Blase entfaltet. Die Blase wird bis ca. 350 mL aufgefüllt bzw. bis sie vollständig entfaltet und komplett beurteilbar ist.

Bei der ersten intravesikalen Übersichtsdarstellung orientiert man sich an kleinen Luftblasen am Blasendach. Manchmal wird das Zystoskop auch zu dicht an die Blasenwand geschoben. Als typisches Bild stellt sich dann rötlich schimmerndes Urothel dar. Unter Sicht ist dann das Instrument etwas zurückzuziehen.

Man beurteilt nun das gesamte Blaseninnere und sucht die Blasenwände zunächst nach Urothelveränderungen, Impressionen oder Infiltrationen ab. Zu den häufigsten Befunden zählen entzündliche oder postentzündliche Gefäßinjektionen. Durch einen Uterus myomatosus wird das Blasendach schüsselförmig eingedrückt.

Die Ostien befinden sich lateral neben dem Trigonum vesicae, meist auf einer Schleimhautfalte. Man blickt zunächst auf das Trigonum (Mittelstellung) und dreht dann die Optik langsam nach rechts oder links. Das Ostium stellt sich als kleiner, im Urothel liegender Schlitz dar, aus dem in regelmäßigen Abständen ein Urinstrahl abgeht. Man muss so lange suchen, bis man das Ostium in Funktion gesehen hat. Das gleiche Vorgehen erfolgt auf der kontralateralen Seite. Ist die gesamte Blase unregelmäßig verzogen, kann das Auffinden der Ureterostien erschwert sein.

Die früher eingesetzte Technik der *Chromozystoskopie* zur sicheren Darstellung der Ureterostien wurde wegen des möglichen Nebenwirkungsprofils der eingesetzten Farbstoffe weitgehend verlassen. Moderne Video-Endoskope erlauben heute meist die sichere Beurteilung des gesamten Blaseninnenraumes. Weiterführende Fragestellungen, wie stumme Niere oder postrenale Abflussstörung werden durch weiterführende bildgebende Maßnahmen (z. B. Kontrastmittel-MRT oder Kontrastmittel-CT) beantwortet.

Pathologische Befunde einer Blasenspiegelung, wie papilläre Strukturen in der Blase oder das bullöse Ödem, das für eine maligne Blaseninfiltration spricht, bedürfen der weiteren histologischen Abklärung.

Die Untersuchung der Harnblase wird mit einer ausführlichen Inspektion der Urethra beendet. Dies kann auch zum Beginn der Untersuchung erfolgen und ist unerlässlicher Bestandteil der Zystoskopie (eigentlich Urethro-Zystoskopie). Die Urethroskopie dient dem Ausschluss von Urethradivertikeln, dem Ausschluss einer urethralen Beteiligung bei vesiko-vaginalen Fisteln, der Ursachensuche bei Komplikationen sowie bei Schmerzen nach Senkungs- und Inkontinenz-Operationen.

Nach der Untersuchung wird die Blase über den geöffneten Abflusshahn entleert und das Zystoskop entfernt. Pathologische Befunde werden im Uhrzeigersinn und orientierend an den Blasenwänden per Zeichnung bzw. Foto dokumentiert. Die Patientin wird über die Befunde informiert.

4.6 Rektoskopie

Die Rektoskopie wird im Rahmen der präoperativen Diagnostik bei Malignomen häufig im *Anschluss an die Zystoskopie* durchgeführt. Eine weitere gynäkologische Indikation besteht bei der Abklärung schwerer Endometriosen Abb. 4.7).

Zunächst erfolgt die *Inspektion des Analbereiches*, wobei auf Hautveränderungen (z. B. Condylomata), Fissuren, Prolaps, äußere Hämorrhoiden, Marisken, Fis-

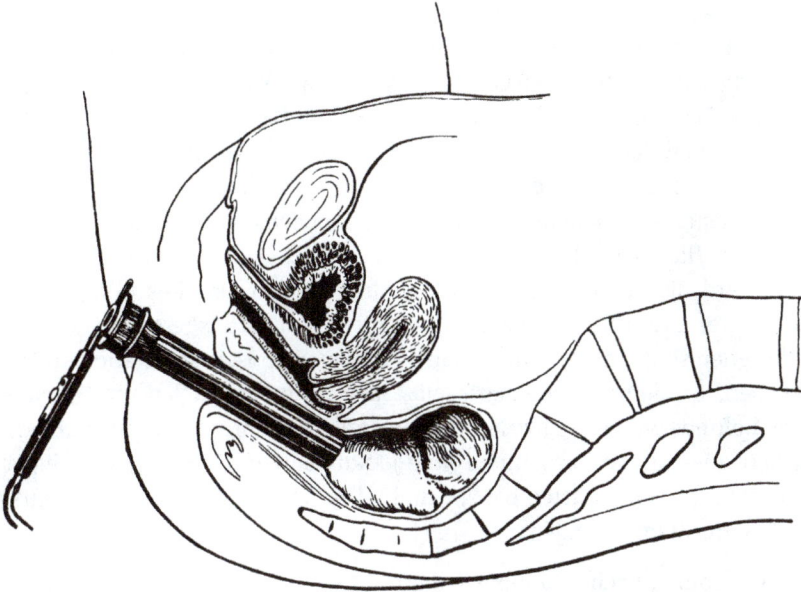

Abb. 4.7: Lage des Rektoskopes. Heute erfolgt üblicherweise eine Video-Rektoskopie.

telgänge oder Tumoren zu achten ist. Vorsorglich fragt man immer nach Schmerzen in der Anorektalregion oder bei der Defäkation, die u. a. durch Polypen, Fissuren, Sphinkterspasmen, eine Proktitis o. ä. verursacht werden können.

Die Patientin befindet sich in Steinschnittlage. Vor der Rektoskopie muss immer eine rektovaginale Untersuchung erfolgen. Vorbereitend wird Lidocain-Gel in den Anus appliziert, was eine leichte Lokalanästhesie im Analbereich bewirkt. Man lässt die Frau leicht wie zum Stuhlgang pressen und führt den III. Finger ins Rektum, den Zeigefinger in die Scheide ein.

Bei der rektovaginalen Austastung orientiert man sich wie üblich über Uterus und Adnexe, Douglas und Parametrien, eventuelle Infiltrationen oder Stenosen. Weiterhin wird auf innere Hämorrhoiden geachtet, die jedoch bei der Palpation leicht kollabieren können. Die Schleimhaut ist normalerweise völlig glatt und gut verschieblich. Resistenzen sind suspekt. Durch die anatomische Nähe der Rektumvorderwand zur Uterushinterwand ist diese durch die rektale Untersuchung gut beurteilbar. Der Fingerling wird immer nach Blut abgesucht. Gleichzeitig wird der optimale Einführungsweg für das Rektoskop abgeklärt.

Merke: Die Patientin muss vor der Rektoskopie gut abgeführt haben, da Stuhlverunreinigungen die Untersuchung unmöglich machen können. **!**

Jetzt lässt man die Patientin erneut wie zum Stuhlgang pressen und führt das gut mit Gel eingeriebene Rektoskop mit Mandrin ein. Dies erfolgt entsprechend dem

Rektumverlauf nach linkshinten (von der Patientin gesehen). Nach der Mandrin-entfernung werden die Optik (bzw. der Videokopf) und die Lichtquelle aufgesetzt. Seitlich wird die Luftzufuhr (Blaseball) am Rektoskop befestigt. Unter ständiger Luftinsufflation (Darmentfaltung) und sanft kreisenden Bewegungen wird das Instrument nach kranial bis 15–20 cm ab ano vorgeschoben, was an der Markierung abzulesen ist. Der Analkanal ist ca. 3–5 cm lang. Am Übergang zum Rektum sieht man die Linea dentata, bestehend aus längsgestellten Schleimhautfalten (Morgagni-Falten), die zu Hämorrhoiden werden können.

Beurteilt wird die gesamte Rektumschleimhaut, indem das Rektoskop unter Sicht und weiterer Luftinsufflation zirkulär und langsam zurückgezogen wird. Beurteilungskriterien sind: Farbe, Schleimhautfältelung, Stenosen, Infiltrationen, Tumoren, Polypen, Erosionen, Endometrioseläsionen, Blutungsquellen und Hämorrhoiden. Die Befunde werden registriert und entsprechend ihrer Entfernung ab ano sowie ihrer Lokalisation im Darmlumen (foto-)dokumentiert. Hämorrhoiden findet man beispielsweise am häufigsten bei 2, 5 und 9 Uhr. Man unterscheidet drei Ausprägungsgrade der Hämorrhoiden:

Grad I   Vorwölbung, leichte Blutungsneigung

Grad II   Prolaps nach Defäkation, Spontanretraktion, mäßige Blutungsneigung

Grad III   Prolaps, keine Spontanretraktion, geringe Blutungsneigung

Das Rektoskop wird langsam entfernt und die Patientin über die erhobenen Befunde sowie die zu erwartenden passageren Blähungen informiert. Bei Schmerzen, einem erhöhten Sphinktertonus (entzündungsbedingter Spasmus?) oder nicht passierbaren Stenosen muss die Untersuchung abgebrochen werden.

4.7 Office Hysteroscopy (OH)

Die ambulante „Sprechstunden-Hysteroskopie" (OH) ist eine interessante Untersuchungstechnik, die in Deutschland aufgrund der Abrechnungsprobleme (keine GKV-Leistung, Selbstzahlerleistung) noch nicht verbreitet ist. Das Grundprinzip der OH besteht darin, dass mit einer dünnen Optik der Zervikalkanal ohne Narkose und Dilatation überwunden werden kann und direkt in der Sprechstunde eine Beurteilung von Zervix, zervikoisthmischem Übergang und dem Cavum erfolgt (Endometrium, Veränderungen, Ostien). Diese innovative endoskopische Untersuchungsmethode wird als nebenwirkungs- und beschwerdearm beschrieben.

4.8 Vaginoskopie

Die Vaginoskopie ist die vaginale Untersuchungsmethode der Wahl bei Säuglingen, Kindern und Virgines. Dementsprechend gibt es (Video-)Vaginoskope unterschiedlicher Größen. *Indikationen* für die Vaginoskopie sind auffälliger fötider Fluor, der Verdacht auf vaginale Fremdkörper, der Verdacht auf eine Vaginitis, Blutungen, intravaginale Verletzungen oder Tumorverdacht.

Nach Orientierung über die Durchgängigkeit und die Beschaffenheit des Hymenalringes wird ein Vaginoskop mit dem entsprechenden Durchmesser gewählt. Um die Untersuchung ohne Schwierigkeiten durchführen zu können, ist die Anwendung eines Lokalanästhetikums, u. U. auch eine leichte Sedierung empfehlenswert.

Das vorgewärmte Vaginoskop wird mit eingesetztem Obturator nach Spreizen der Labien in das hintere Scheidengewölbe vorgeschoben. Das Kind sollte, wenn wach, dabei gegenpressen (Luftballon aufblasen oder husten lassen). Der Obturator wird entfernt, das Kaltlichtkabel fixiert, und unter leichtem Zurückziehen des Vaginoskopes wird nun versucht, die Portio ins Blickfeld zu bekommen. Während man das Vaginoskop langsam und vorsichtig zurückzieht, lässt sich die gesamte Scheide inspizieren.

Von großer Bedeutung ist die Identifizierung und Charakterisierung von Blutungsquellen oder des Ausmaßes einer Vaginalschleimhautverletzung. Obwohl tumoröse Veränderungen an der Portio und in der Scheide bei Kindern extrem selten sind (Sarcoma botryoides), lassen sich kleinere Eingriffe wie Probeentnahmen so unter Sicht durchführen. Auch kleinere Fremdkörper, z. B. Murmeln, lassen sich deutlich erkennen und mit einer geeigneten Fasszange entfernen.

Die Vaginoskopie ermöglicht weiterhin die Beurteilung des Vaginalsekretes und die Gewinnung von Abstrichen zur zytologischen oder bakteriologischen Untersuchung. Alle diese Indikationen und Vorgehensweisen gelten auch für Greisinnen mit einer Introitusstenose, wie sie z. B. bei ausgedehntem Lichen sclerosus zu sehen ist.

4.9 Endometriumbiopsie/Strichkürettage

Die Strichkürettage kann gelegentlich unter Berücksichtigung einer strengen Indikationsstellung (primäre Amenorrhoe, Corpus luteum-Insuffizienz, präoperativ) und richtiger Instrumentenauswahl ohne Vollnarkose durchgeführt werden. Sie dient insbesondere der Beantwortung endokrinologischer Fragestellungen. Die Abklärung postmenopausaler Blutungen oder malignomsuspekter Sonographiebefunde des Endometriums ist der Hysteroskopie und fraktionierten (vollständigen) Curettage des Endometriums unter Vollnarkose vorbehalten.

Nach gründlicher Desinfektion der Vagina und Einstellen der Portio mit Spekula wird die vordere Muttermundslippe mit einer Kugelfasszange fixiert (Patientin husten lassen!). Dann erfolgt die Sondierung des Zervikalkanals mit oder ohne Messung der Uterussondenlänge. Mit einer Aspirationskürette oder einer kleinen scharfen Kürette, die ohne Dilatation des Zervikalkanals in das Uteruscavum eingeführt werden kann, wird Schleimhautgewebe von der Cavumvorder- oder Hinterwand zwei oder drei Tage vor der Menstruation entnommen. Heute wird das Endometrium häufiger durch eine Hysteroskopie oder mit Hilfe eine Pipelle-Biopsie („sampling") gewonnen.

4.10 Portiobiopsie und endozervikale Kürettage (ECC)

Die Portiobiopsie und die endozervikale Kürettage haben den Zweck, unnötige Konisationen bei suspekten zytologischen Befunden oder bei einem bereits makroinvasiven Karzinom zu vermeiden. Als Indikation gelten zweifelhafte oder positive zytologische Befunde, die kolposkopisch zu lokalisieren sind. Auch makroskopisch und kolposkopisch verdächtige Veränderungen ohne pathologischen Zyto-Befund sind durch eine gezielte Biopsie abzuklären. Da der Zervikalkanal auch durch Spreizen kolposkopisch nicht sicher überschaubar ist, kann eine Zervixkürettage angeschlossen werden.

Nach Desinfektion der Vagina wird die Portio mit einem Cusco-Spekulum eingestellt, die vordere Muttermundslippe u. U. mit einer Kugelzange im jodpositiven Bereich fixiert und unter kolposkopischer Sicht das Gewebe gezielt mit einer Biopsiezange entnommen. Bei Blutungen kann die Blutungsquelle koaguliert oder mit einer Naht verschlossen werden. Die Zervixschleimhaut wird mit einer kleinen Kürette sorgfältig abradiert. Beide Gewebeproben (Portio, Zervikalkanal) werden getrennt zur histologischen Untersuchung gesandt.

! **Merke:** Biopsien bei sichtbarem Tumorgewebe können zu heftigen Blutungen führen. OP-Bereitschaft!

Beide Eingriffe stellen im Gegensatz zur Konisation lediglich eine diagnostische Maßnahme dar. Bei jungen Frauen mit nicht abgeschlossener Familienplanung kann unter Berücksichtigung der Ausprägung der präinvasiven Veränderungen eine lokaldestruierende Behandlung (Laservaporisation) erwogen werden.

4.11 Ultraschallgestützte Stanzbiopsie

Zur histologischen Abklärung eines palpablen Tumors ist eine Biopsie erforderlich. Dazu wurden verschiedene Verfahren entwickelt, die ohne Vollnarkose in Lokalanästhesie durchführbar sind. Häufig werden in der täglichen Praxis die Feinnadelbiopsie und noch häufiger die Tru-Cut Biopsie oder die Hochgeschwindigkeitsstanze angewandt.

Die Tru-Cut-Biopsienadel kann bei gynäkologischen Tumoren im Paracolpium und im seltenen Fall auch im Parametrium (Rezidivdiagnostik beim Zervixkarzinom) eingesetzt werden.

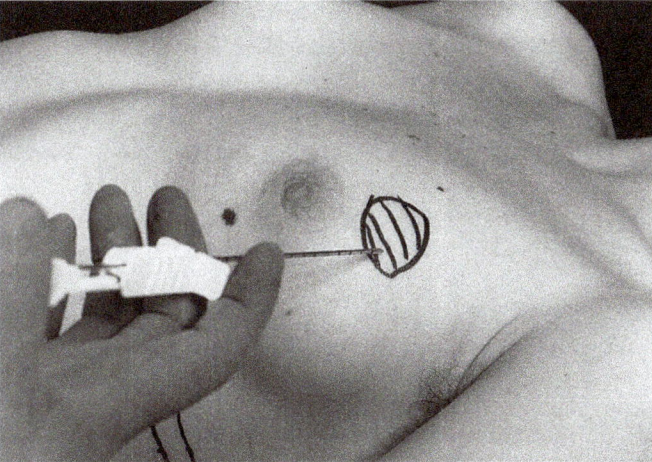

Abb. 4.8: Tru-cut-Biopsie eines subkutan gelegenen Mammatumors (markiertes Areal) an der liegenden Patientin. Die Punktion erfolgt tangential zur Thoraxwand.

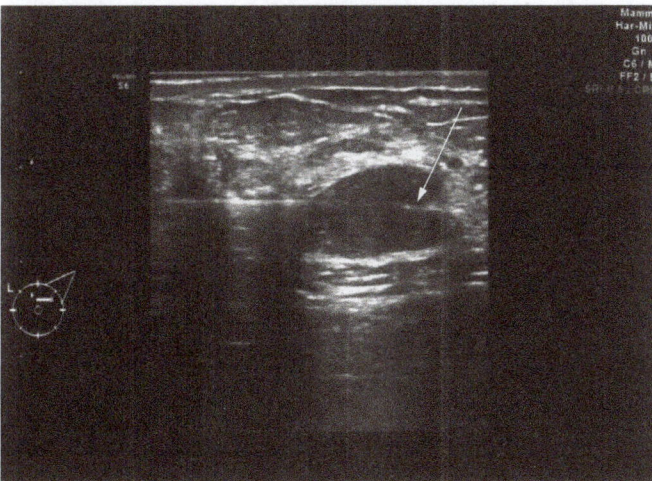

Abb. 4.9: Sonographiebild mit Stanze (Pfeil). Dieses Vorgehen ist besonders bei erhöhtem Operations- bzw. Narkoserisiko zur Verkürzung der Operationsdauer indiziert (mit herzlichem Dank an Priv.-Doz. Dr. Friederike Siedentopf, Berlin).

Die Domäne der Tru-cut Biopsie ist die Abklärung von malignomverdächtigen Mammatumoren (Abb. 4.8), bzw. die Sicherung des benignen Charakters von sonstigen Mammabefunden (z. B. einer Mastopathie).

Die Tru-Cut-Biopsienadel besteht aus einer Kanüle und einem in ihr verschiebbaren Mandrin, dessen vorderer Anteil eine Aussparung (von 20 mm) aufweist. Hierin wird die Gewebeprobe, ausgestanzt durch die nachgeschobene Kanüle, fixiert.

Bei der *Drillbiopsie* wird durch eine schnell rotierende Hohlkanüle mit speziellem Anschliff ein Gewebezylinder aus dem Tumor gewonnen.

Vor den Biopsien erfolgt die Desinfektion des Tumorgebietes. Bei allen Eingriffen an der Mamma empfiehlt es sich, nach der Hautdesinfektion lokal anästhesierende Verfahren anzuwenden und sicher zu stellen, dass die Patientinnen keine Gerinnungshemmer einnehmen.

Literatur

Ebert, AD: Gynäkologische Laparoskopie. Ein Wegweiser für die Praxis inklusive der chirurgischen Anatomie des weiblichen Beckens, 3. überarbeitete Auflage. Berlin, Boston, De Gruyter, 2018.

Harris JR, Lippman ME, Morrow M, Osborne CK (eds.): Diseases of the breast. 5th Edition. Philadelphia, Wolters Kluwer, 2014.

Hoda SA, Brogi E, Koerner FC, Rosen PP (eds.): Rosen's Breast Pathology. 4th Edition. Philadelphia, Wolters Kluwer, 2014.

Ohlinger R: Mammasonographie: Befundkategorisierung Maligner und benigner Mammaläsionen – Fallbeispiele. Frauenärztliche Taschenbücher. Berlin, Boston, De Gruyter, 2018.

Parsi RA, Nelius D: Der Student am Krankenbett. Berlin, Verlag Volk & Gesundheit, 1980.

Reibetanz J, Isbert C: Proktologische Diagnostik: Proktoskopie, Rektoskopie und Endosonografie. In: O. Schwandner (Hrsg.): Proktologische Diagnostik. New York, Heidelberg, Springer, 2016.

Riker AI (ed.): Breast Disease. New York, Heidelberg, Springer, 2015.

Schneider A: Primäre, sekundäre und tertiäre Prävention des Zervixkarzinoms. 2. Auflage. Endo:Press GmbH, 2015.

www.urologielehrbuch.de/zystoskopie.html (abgerufen am 02.10.2017)

Andreas D. Ebert

5 Spezielle Untersuchungstechniken

> Die wissenschaftliche Höhe jedes medizinischen Sonderfaches
> ist abhängig von dem Ausbau seiner Untersuchungsmethoden.
> *Otto Polano*

5.1 Zytologischer Abstrich

Die Entwicklung der zytologischen Färbe- und Abstrichtechnik nach *Papanicolaou*
führte weltweit zur Entwicklung und Etablierung eines effizienten Systems der
Krebsfrüherkennung. Die Zervixzytologie ist die treffsicherste Screening-Methode
in der gesamten Onkologie (Abb. 5.1).

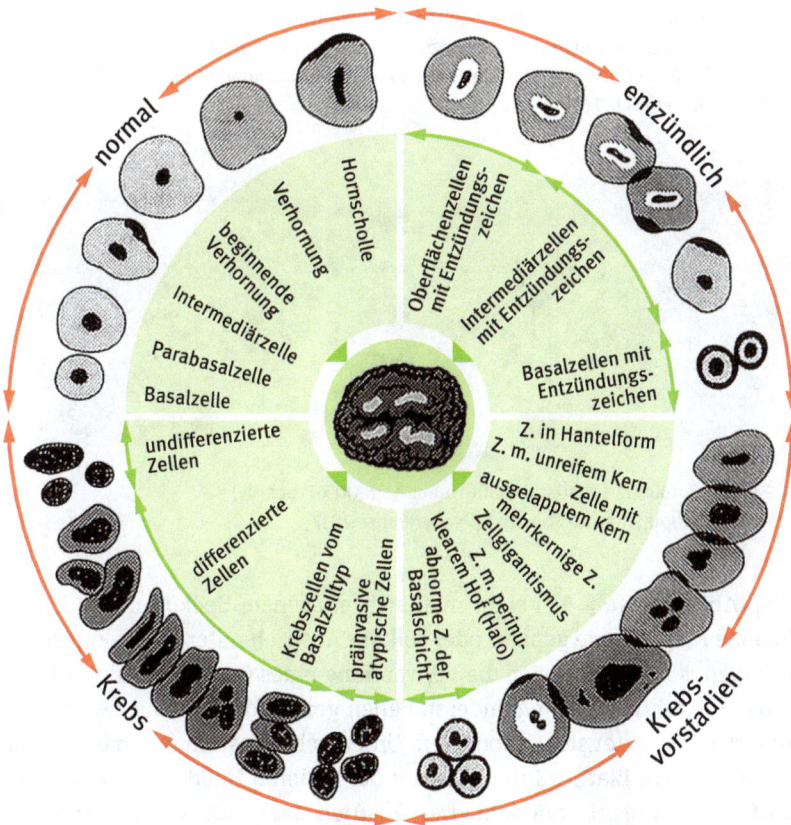

Abb. 5.1: Exfoliativzytologie der Portio.

https://doi.org/10.1515/9783110409017-005

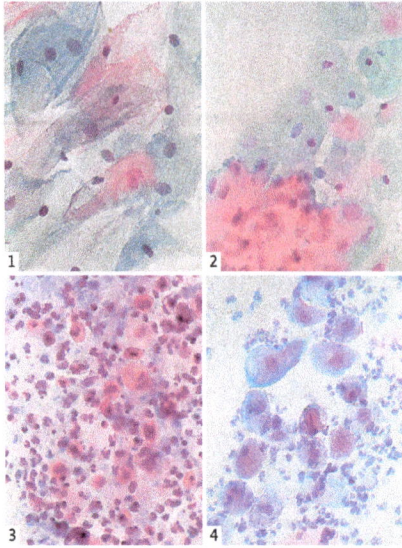

Abb. 5.2: Korrekter Zellabstrich von der funktionellen Plattenepithel-Zylinderepithel-Grenze mit Nachweis von Plattenepithelzellen (links und oben im Bild und in der Bildmitte), zwei reifen Metaplasiezellen in der Bildmitte (dunkelgrünes Zytoplasma) und Zylinderepithelzellen (rechts unten im Bild) [Kühn & Heinrich 2013].

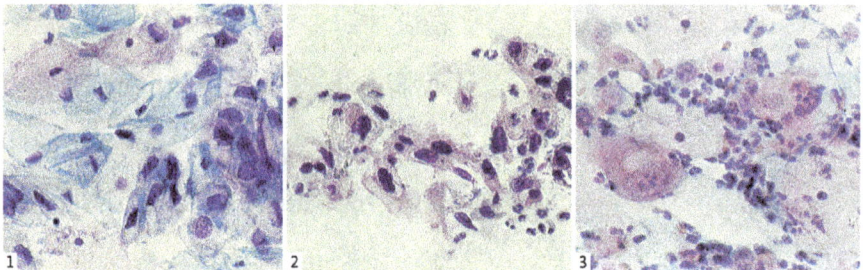

Abb. 5.3: CIN 3 in der Zytologie (dual stain) mit rotem Kern (Ki-67-positiv) und dunkelbraunem Zytoplasma (p16-positiv) [Pschyrembel 2017].

Zum sog. Pap-Abstrich (Tab. 5.1) stellt man sich mit einem Spekulum die Portio uteri dar. Ist eine Kolposkopie geplant oder soll der Abstrich unter kolposkopischer Kontrolle erfolgen, so empfiehlt sich die Verwendung eines Cusco-Spekulums (sog. Entenschnabel-Spekulum). In allen anderen Fällen genügt das übliche zweiblättrige Spekulum. Die Schwester steht neben dem Untersuchungsstuhl und hält mit der einen Hand das vordere Blatt, während sie mit der anderen Hand die Objektträger und die Abstrichinstrumente anreicht. Der Abstrich sollte nicht blind, sondern nach eingehender Inspektion der Portio erfolgen. Die Scheide muss gut ausgeleuchtet sein.

Tab. 5.1: Einteilung und Bewertung zytologisch-gynäkologischer Pap-Befunde nach Münchner Nomenklatur III und Korrelation mit Bethesda-Klassifikation.

Münchner Nomenklatur III			Korrelat in Bethesda-Klassifikation
Pap (Gruppe)	zytopathologischer Befund	Konsequenz (Empfehlung)	
0	unzureichendes Material (Zellabstrich unbrauchbar)	Abstrichwiederholung	unzureichend für Bewertung
I	unauffällig und unverdächtig	Abstrichkontrolle im Vorsorgeintervall i. R. der Krebsfrüherkennungs-untersuchung	NILM
II-a	unauffällig bei auffälliger Anamnese[1]	ggf. Abstrichkontrolle wegen auffälliger Anamnese[1]	NILM
II	mit eingeschränkt protektivem Wert		
II-p	Plattenepithel mit Kernveränderung geringer als bei CIN I, auch mit koilozytärem Zytoplasma/ Parakeratose	ggf. Abstrichkontrolle unter Berücksichtigung von Anamnese und klinischem Befund (evtl. nach Entzündungstherapie, hormoneller Aufhellung; ggf. additive Verfahren, Kolposkopie)	ASC-US
II-g	zervikale Drüsenzellen mit (über reaktive Veränderung hinaus-gehenden) Anomalien	ggf. Abstrichkontrolle unter Berücksichtigung von Anamnese und klinischem Befund (evtl. nach Entzündungstherapie; ggf. additive Verfahren, Kolposkopie)	AGC endozervikal nicht näher spezifiziert
II-e	Endometriumzellen in zweiter Zyklushälfte bei > 40. Lebensjahr	klinische Kontrolle unter Berücksichtigung von Anamnese und klinischem Befund	Endometrium-zellen
III	unklar bzw. zweifelhaft		
III-p	CIN II, CIN III, Plattenepithelkarzinom nicht ausgeschlossen	Differentialkolposkopie, ggf. additive Verfahren, evtl. kurzfristig zytopathologische Kontrolle nach Entzündungstherapie, hormoneller Aufhellung	ASC-H
III-g	ausgeprägte Drüsenepithelatypien; Adenocarcinoma in situ, invasives Adenokarzinom nicht ausgeschlossen	Differentialkolposkopie, ggf. additive Verfahren	AGC endozervikal (favor) neoplastisch
III-e	abnorme Endometrium-zellen (insbesondere postmenopausal)	weiterführende klinische Diagnostik, ggf. mit Histopathologie	AGC endometrial
III-x	zweifelhafte Drüsenzellen ungewissen Ursprungs	weiterführende Diagnostik (z. B. fraktionierte Kürettage, ggf. additive Verfahren, Differentialkolposkopie)	AGC (favor) neoplastisch
III D	Dysplasie mit größerer Regressionsneigung		

Tab. 5.1: (fortgesetzt)

Münchner Nomenklatur III			Korrelat in Bethesda-Klassifikation
Pap (Gruppe)	zytopathologischer Befund	Konsequenz (Empfehlung)	
III D1	leichte Dysplasie (CIN I)	Kontrolle in 6 Monaten; bei Persistenz >1 Jahr Differentialkolposkopie, ggf. additive Verfahren	LSIL
III D2	mäßige Dysplasie (CIN II)	Kontrolle in 3 Monaten; bei Persistenz >6 Monate Differentialkolposkopie, ggf. additive Verfahren	HSIL
IV	unmittelbares Zervixkarzinom-Vorstadium	Differentialkolposkopie und Therapie	
IV a–p	schwere Dysplasie (CIN III)		HSIL
IV a–g	Adenocarcinoma in situ		AIS
IV b–p	wie CIN III, Invasion nicht ausgeschlossen		HSIL mit Verdacht auf Invasion
IV b–g	wie Adenocarcinoma in situ, Invasion nicht ausgeschlossen		AIS mit Verdacht auf Invasion
V	Malignom	weiterführende Diagnostik mit Histopathologie und Therapie	HSIL
V-p	Plattenepithel-karzinom		Plattenepithel-karzinom
V-g	endozervikales Adenokarzinom		endozervikales Adenokarzinom
V-e	endometriales Adenokarzinom		endometriales Adenokarzinom
V-x	anderes Malignom (einschließlich unklaren Ursprungs)		andere (invasive) maligne Neubildung

AGC: atypical glandular cells (atypische Drüsenzellen);
AIS: Adenocarcinoma in situ;
ASC-H: atypical squamous cells of undetermined significance cannot exclude HSIL (atypische Platten-epithelzellen unklarer Bedeutung und nicht ausgeschlossene höhergradige intraepitheliale Läsion);
ASC-US: atypical squamous cells of undetermined significance (atypische Plattenepithelzellen un-klarer Bedeutung);
CIN: (c)zervikale intraepitheliale Neoplasie;
HSIL: high grade squamous intraepithelial lesion (höhergradige intraepitheliale Läsion);
LSIL: low grade squamous intraepithelial lesion (geringgradige intraepitheliale Läsion);
NILM: negative for intraepithelial lesion or malignancy (kein Anhalt für intraepitheliale Läsion oder Malignität);
[1] Zytopathologie, Histopathologie, Kolposkopie, Klinik

Folgendes *Instrumentarium* muss immer vorhanden sein: Spekula, zwei Objektträger, Abstrichspatel, Watteträger oder Cytobrush, Kochsalzlösung, Fixierspray oder 96 %iger Alkohol sowie Begleitpapiere.

Wegen möglicher Blutungen beim CK-Abstrich und der daraus folgenden Präparatverunreinigung wird immer zuerst der Portioabstrich durchgeführt. Dabei darf nicht zu grob gearbeitet werden, da sonst alle Schichten des leicht vulnerablen Epithels abgehobelt werden können. Auch im Zervikalkanal wird mit dem Cytobrush nicht gebohrt, sondern sanft mit drehenden Bewegungen Material gewonnen. Man sollte möglichst weit genug in den Zervikalkanal eingehen, da sich dysplastische Veränderungen gerade bei älteren Frauen auch hoch im Kanal finden lassen. Das Material wird auf dem Objektträger in eine Richtung ausgestrichen.

> **Merke:** Bei einer partiellen oder kompletten Zervixstenose sollte der Abstrich unter Verwendung von Cytotec relativ zeitnah wiederholt werden. Cave: Off-Label-Use! **!**

Es ist darauf zu achten, dass das Zellmaterial auf dem Objektträger sofort nach dem Abstrich entweder in 96 %igem Alkohol oder mit Spray fixiert wird.

Spezielle Abstriche, z. B. für DNA-Untersuchungen oder den HPV-Abstrich, werden entsprechend den Vorgaben *nach* dem eigentlichen zytologischen Abstrich entnommen.

Unerlässlich ist die *korrekte Beschriftung der Objektträger* (wichtig: Angabe der laufenden Untersuchungsnummer!) und der Begleitpapiere, die folgende Informationen enthalten müssen: Vor- und Familienname der Patientin, Geburtsdatum, Datum des Abstriches, Portio oder Zervikalkanal, Zyklusangaben, ggf. Zusatzangaben wie Entzündungszeichen, suspekte Gefäße, Atrophie, HPV- und andere Infektion, die Einnahme von Hormonpräparaten etc.

Bei Frauen, die sich aus unterschiedlichen Gründen einer Hysterektomie unterzogen haben, erfolgt der Abstrich vom Scheidendom bzw. von ggf. vorliegenden Epithelveränderungen der Scheide. In der Begleitdokumentation erfolgt ein entsprechender Vermerk über die Hysterektomie und ihre Gründe. Der Pap-Abstrich ist unverzichtbarer Bestandteil jeder Krebsfrüherkennungsuntersuchung und der onkologischen Nachsorge. Die Treffsicherheit der Zytologie beträgt 90 %.

> **Merke:** Nicht von den gesetzlichen Krankenkasse bezahlt, aber sehr elegant ist die Methode der Thin-Prep-Zytologie, die von den privaten Krankenkassen übernommen wird. **!**

Nach dem schon etwas zurückliegenden Beschluss des Gemeinsamen Bundesausschusses (G-BA bzw. GemBA) soll das Screening ab 2018 *möglicherweise* so erfolgen: Frauen < 35 Jahren kommen wie bisher zu einem jährlichen zytologischem Abstrich. Ab dem 35. Lebensjahr bleibt die jährliche Krebsfrüherkennungsuntersuchung erhalten, jedoch wird ein Ko-Test eingeführt (Zytologie und HPV-Test), welcher nur alle drei Jahre wiederholt wird. Hier ist noch jedoch noch offen, welcher HPV-Test konkret eingesetzt werden soll.

Je nach Schweregrad werden suspekte Befunde entweder lediglich kontrolliert oder sofort durch Kolposkopie mit Biopsie abgeklärt. Eine Kontrolle kann zunächst durch jede/n Frauenärztin/-arzt durchgeführt werden. Die kolposkopische Abklärung erfordert jedoch eine spezielle Qualifikation. Diese wird derzeit durch das Zertifizierungssystem der AG-CPC, des BVF, der DGGG und der DKG – Basiskurs oder Fortgeschrittenenkurs mit Kolposkopie-Diplom – geregelt. Voraussetzung für die qualifizierte Durchführung dieser Untersuchung ist, dass vor Ort eine geeignete Infrastruktur vorgehalten wird, die den Anforderungen an Diagnostik und Dokumentation in der Praxis bzw. der Dysplasiesprechstunde gerecht wird (Neis et al. 2017). Eine adäquate Vergütung für die Kolposkopie ist bisher nicht vorgesehen.

! **Merke:** *Never change a winning team* – drum prüfe genau, ehe Du Dich bindest, ob Du nicht doch was Besseres findest.

5.2 Kolposkopie

Im Jahre 1925 wurde in Deutschland von Hans Hinselmann das erste *Kolposkop* entwickelt. Unter 7,5- bis 30facher Vergrößerung kann die gut ausgeleuchtete Portio auf physiologische und pathologische Veränderungen hin abgesucht werden. Diese Untersuchungstechnik, die neben der Zytodiagnostik zu jeder Krebsfrüherkennungsuntersuchung gehören sollte, muss unter Anleitung eines kolposkopisch versierten Gynäkologen erlernt werden (Tab. 5.2). Die Treffsicherheit der Kolposkopie wird mit 70–85 % angegeben. Ihr Nachteil besteht darin, dass nur die Ektozervix beurteilt werden kann, während sich die Endozervix weitgehend einer Beurteilung entzieht.

Dies ist besonders bei älteren Frauen ungünstig, da sich die Ektozervixgrenze tiefer im Zervikalkanal befindet (Tab. 5.3). Deshalb gilt es, Zytologie und Kolposkopie zu kombinieren, wobei die Kolposkopie die Ergänzungsmethode zur Zytologie ist.

Folgendes *Instrumentarium* muss zur Untersuchung vorhanden sein: Kolposkop (mit der Möglichkeit der Fotodokumentation, hier empfehlen sich moderne Videokolposkope, z. B. Medivan), Cusco-Spekulum, verschiedene Tupfer, 3 %ige Essigsäure, Schiller-Jodlösung sowie eine Biopsiezange.

Bei der erweiterten Kolposkopie betupft man die Portiooberfläche für 30 Sekunden mit 3- oder 5 %iger Essigsäure, was eine Anämisierung und Ausfällung des Zervixschleims bewirkt. Das Auftreten von essigweißem Epithel kann physiologisch oder pathologieverdächtig sein. Nach Hk. Bauer ist ein sich schnell, intensiv und langanhaltend anfärbendes essigweißes Epithel immer hochgradig verdächtig, besonders wenn es Niveaudifferenzen oder eine enge Beziehung zu Punktierungen oder einem Mosaik aufweist.

Man sollte folgende Befunde erkennen bzw. unterscheiden können (Tab. 5.2 und 5.3).

Tab. 5.2: Klassifikation kolposkopischer Befunde der Zervix uteri (IFCPC, Rio 2011).

Allgemeine Feststellungen	Adäquate/inadäquate Kolposkopie (Blutung, Narbe, Entzündung, …) PZG sichtbar/nicht sichtbar T-Zone komplett/partiell/nicht einsehbar T-Zonentyp 1/2/3
Normale kolposkopische Befunde	Originäres/reifes/atrophisches Plattenepithel Zylinderepithel Ektopie Metaplastisches Plattenepithel Ovula Nabothi Kryptenöffnungen Deciduosis in der Schwangerschaft
Abnorme kolposkopische Befunde Allgemeine Feststellungen	Innerhalb/außerhalb der T-Zone Angabe der Größe, Zahl und Lokalisation der Läsionen (Uhrzeit, Quadrantenbefall, in Prozent zur Zervix)
Grad 1 (minor changes)	Zart essigweißes Epithel, unregelmäßige Grenzen, zartes Mosaik, zarte Punktierung
Grad 2 (major changes)	Intensiv essigweißes Epithel, rasches Auftreten der Weißfärbung, manschettenförmige Kryptenöffnungen (essigweiß, prominent), grobes Mosaik, grobe Punktierung, scharfe Grenzen, inner border, ridge sign
Nicht spezifische Läsionen	Leukoplakie (Keratose, Hyperkeratose), Erosio, Schiller'sche Jodprobe: negativ/positiv
Auf Invasion verdächtige Befunde	Irreguläre und fragile Gefäße, unregelmäßige Oberfläche, exophytisches Wachstum, Ulkus, Nekrosen, Tumorwachstum
Gemischte Befunde	Kongenitale T-Zone, ekto- und endozervikale Polypen, Entzündung, Stenosen, kongenitale Anomalien, Endometriosen, Narben

Punktierung: scharf begrenzter Bezirk mit punktförmigen Kapillaren. Dabei handelt es sich um die oberen Anteile von Kapillarschlingen in den Papillen (Abb. 5.4).

Mosaik: scharf begrenztes Portioareal, das durch blockartiges Wachstum atypischer Epithelien entsteht. Die ausgesparten schmalen Streifen des normalen Epithels begrenzen somit kleine rhombische oder quadratische Flächen, die zusammen mit den Kapillaren ein Mosaik bilden (Abb. 5.5).

Leukoplakie: Hyperkeratosen oder Parakeratosen können zu einer Leukoplakie führen. Man sieht auf der Portio mehr oder weniger scharf begrenzte, weißliche Flecken unterschiedlicher Größe und Form. Grobe, sich über das Epithelniveau erhebende Leukoplakien sind verdächtig und biopsiebedürftig (Abb. 5.6).

Tab. 5.3: Abnorme kolposkopische Befunde.

	Grad 1 (minor change)	Grad 2 (major change)
Mosaik	Zart essigweiß, im Niveau, regelmäßig	Stark essigweiß, erhaben, unregelmäßig
Punktierung	Zart, Essigprobe: + im Niveau, regulär	Grob, Essigprobe: +++, Niveaudifferenz
Essigweißes Epithel	Langsam, schwach, kurzdauernd essigweiß	Schnell, stark, anhaltend essigweiß
Ridge sign (Bergrückenzeichen)	Nicht vorhanden	Vorhanden
Inner border	Nicht vorhanden	Vorhanden
Prominente Drüsenöffnungen mit essigweißen Rändern	Nicht vorhanden	Vorhanden
Irreguläre Gefäße	Nicht vorhanden	Falls vorhanden Hinweis auf Frühinvasion, vulnerabel
Abnorm unspezifisch Leukoplakie (Keratose) Erosion	Zart, flach, artefiziell (iatrogen)	Grob, schollig, Erosio vera, Epitheliolysis (rag sign)

Gefäßatypien in der nächsten Umgebung von Punktierungen, Mosaiken oder Leukoplakien sind ein weiteres Warnsignal. Hierzu zählt man abgebrochene, d. h. abrupt endende Gefäße, Haarnadelkapillaren und Korkenzieherkapillaren. Gefäßkaliberschwankungen und unregelmäßige interkapilläre Abstände sind suspekt. Die Beurteilung von Gefäßen erfolgt mit Hilfe eines Grünfilters und ist sehr schwierig (Abb. 5.7).

Tiefe Epitheldefekte bezeichnet man als Ulkus, **flache Defekte** als Erosion.

Beherzigt werden sollte, dass unregelmäßige, grobe Befunde mit Niveaudifferenz durch eine gezielte Biopsie (z. B. kolposkopiedirigierte Portio-Probeentnahme mit endozervikaler Kürettage („ECC") histologisch abgeklärt werden müssen. Die Biopsien müssen repräsentativ sein (d. h. auch gesunde Gewebeareale enthalten), da sonst die Problematik einer möglichen Invasion nicht beurteilt werden kann.

Zur Kolposkopie gehört abschließend die *Schiller-Jodprobe* (Abb. 5.8–5.10). Hierzu betupft man die Portio mit Schiller-Jodlösung. Normales, glykogenreiches Plattenepithel färbt sich tiefbraun, d. h. es ist jodpositiv. Glykogenarmes oder glykogenloses Epithel, wie man es u. a. bei prämalignen oder malignen Prozessen findet, färbt sich hellbraun, gelb oder gar nicht an, d. h. es ist jodnegativ. Dieser Test ist extrem unspezifisch, da auch eine Reihe gutartiger Veränderungen jodnegativ sein können. Er hat sich aber zur Abgrenzung atypischen Epithels vor einer Konisation bewährt.

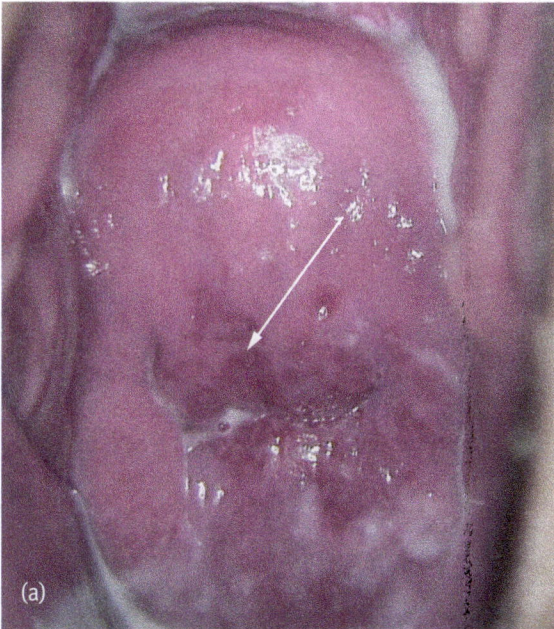

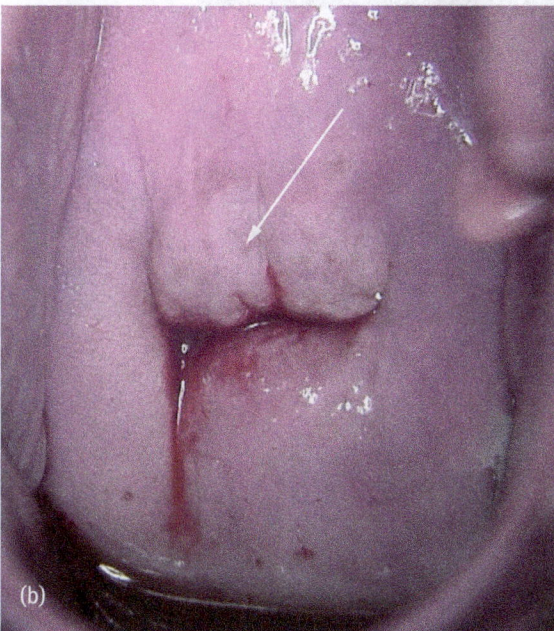

Abb. 5.4: Histologisch gesicherte zervikale intraepitheliale Neoplasie III. Grades (CIN III). Typisches Bild: (a) ohne Kolposkopie fast nicht erkennbare Veränderungen, die leicht übersehen werden können; (b) schnelle Weißfärbung, grobes Mosaik, zentral bei 12 Uhr auffällige Gefäße, „Bergrücken-Zeichen" (Medivan Video-Kolposkop).

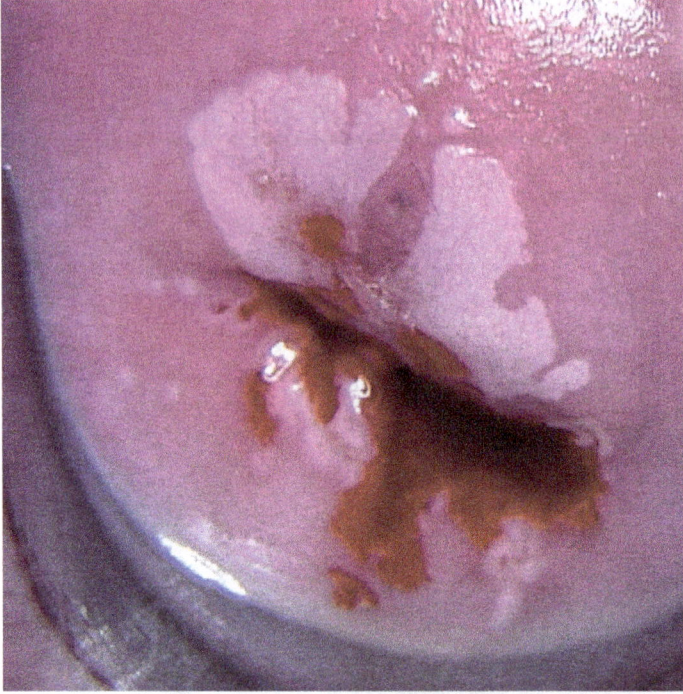

Abb. 5.5: Grobes Mosaik (Vulvoskopie mit Medivan-Videokolposkop).

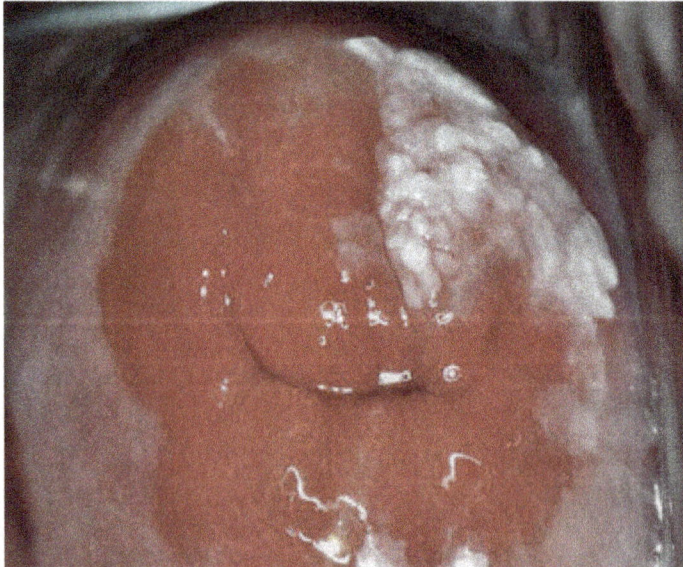

Abb. 5.6: Leukoplakie (Foto: P. Schomann).

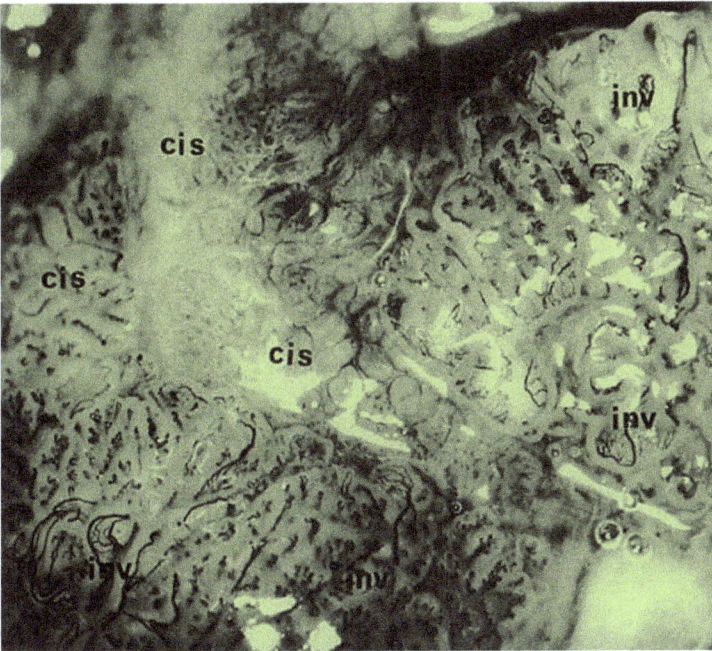

Abb. 5.7: Atypische Gefäße im kolposkopischen Bild (mit Grünfilter zur verbesserten Darstellung): CIS = histologisch verifiziertes Carcinoma in situ; inv = histologisch verifiziertes invasives Zervixkarzinom.

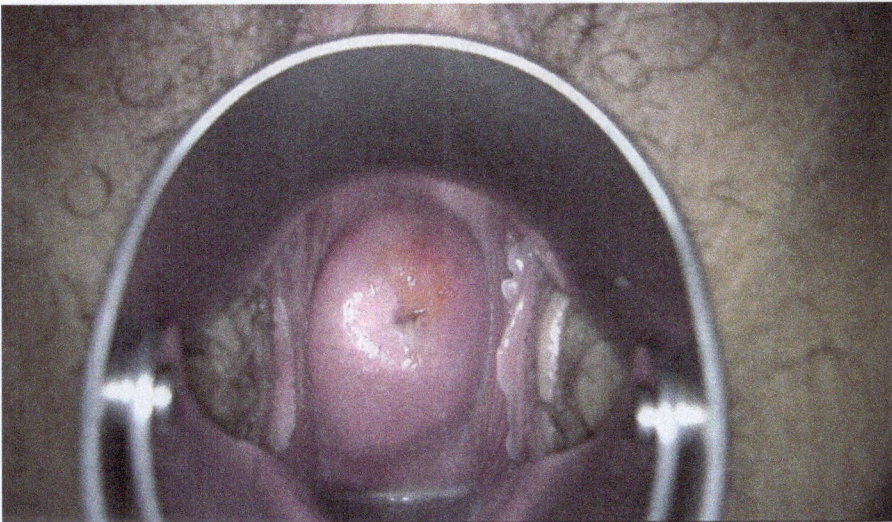

Abb. 5.8: Portio nativ (Histologie CIN III, Medivan Videokolposkopie).

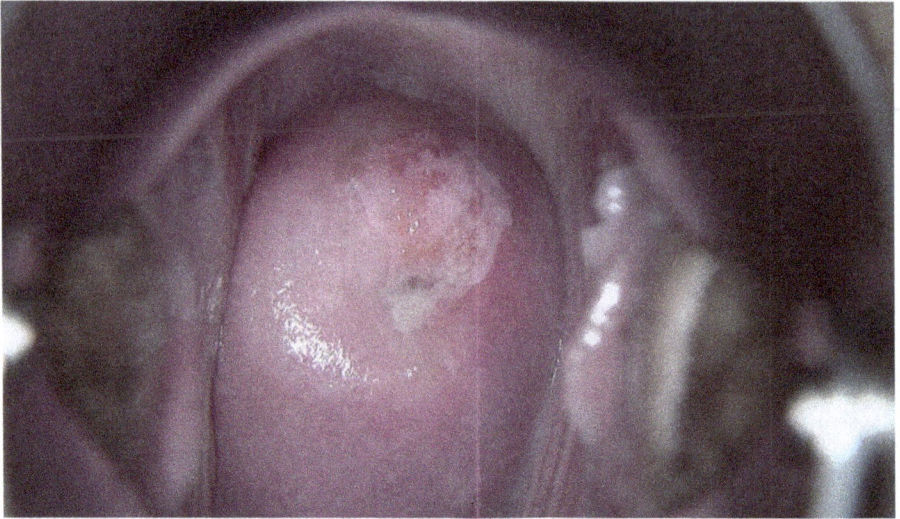

Abb. 5.9: Portio mit essigweissem Epithel (gleiche Patientin wie zuvor, Medivan Videokolposkopie).

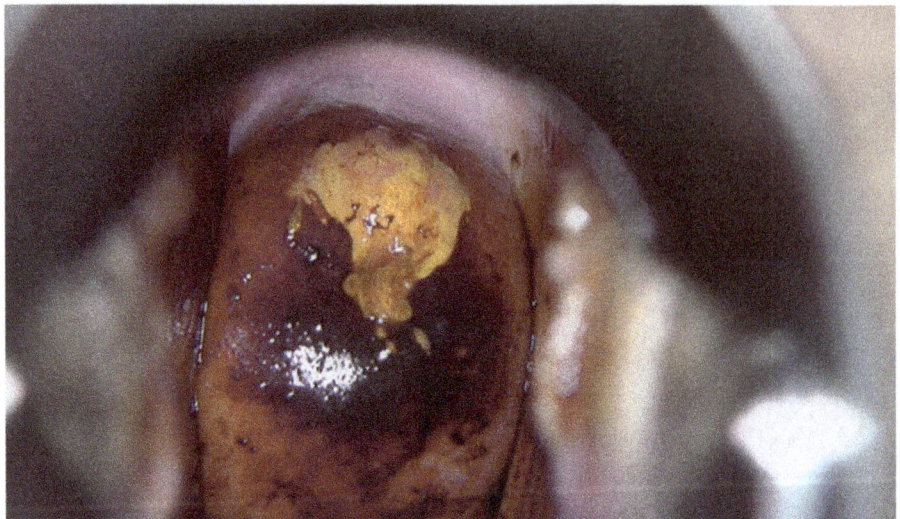

Abb. 5.10: Portio nach Schiller'scher Jodprobe (gleiche Patientin wie zuvor, Medivan Videokolposkopie).

5.3 Einfache Untersuchungen in der Hormon- und Sterilitätssprechstunde

Die gynäkologische Endokrinologie ist heute ohne die Durchführung von Hormonanalysen nicht mehr denkbar. Gerade die radio- und enzymimmunologischen Techniken zur Bestimmung von Hormonkonzentrationen haben zu enormen Fortschritten in der klinischen Diagnostik, der Therapie und der Grundlagenforschung geführt.

Die Tatsache, dass diese Laboruntersuchungen relativ einfach und schnell durchführbar sind, hat oft zur Folge, dass ohne Beachtung grundlegender Vorbedingungen (z. B. Zyklusphase) ein „Hormonstatus" auf dem Laborzettel angekreuzt wird, statt nach gründlicher Anamnese und klinischer Untersuchung die Diagnose mit zwei, drei gezielten Hormonbestimmungen zu untermauern. Da der Laborarzt häufig nicht mit dem untersuchenden Frauenarzt identisch ist, kommt es dann zu Fehlinterpretationen und Fehldiagnosen. Hinzu kommen die nicht unbeträchtlichen Laborkosten, die nicht in jedem Fall von der gesetzlichen Krankenkasse übernommen werden.

Für die Anamnese gelten die üblichen, in Kap. 1 dargelegten Richtlinien. Zusätzlich zur Zyklusanamnese wird besonders bei jugendlichen Patientinnen auch die pubertäre Entwicklung erfragt und dokumentiert (Pubarche? Telarche? Menarche?). Im Einzelfall sind auch Angaben über die Menarche der Mutter von Bedeutung, da eine frühe oder eine späte Menarche genetisch determiniert sein kann.

5.3.1 Inspektion, klinische Untersuchung und Ultraschall

Bei Kindern und jungen Mädchen wird die Inspektion bzw. später auch die Untersuchung in Anwesenheit der Mutter durchgeführt.

> **Merke:** Größere Mädchen bzw. Adoleszente werden als eigenständige Persönlichkeiten betrachtet und entscheiden selbst über die Anwesenheit der Mutter oder einer anderen Vertrauensperson. An einem fixen Alter kann man dies jedoch nicht festmachen.

Bei der *Inspektion* achtet man auf die Körpergröße, das Gewicht, die normale Entwicklung der sekundären Geschlechtsmerkmale, die Fettverteilung (Stamm? Extremitäten?), das Behaarungsmuster (fehlende Sekundärbehaarung? Hirsutismus? Haarausfall? Tanner-Stadien der Pubesbehaarung) sowie auf die Brustentwicklung (Tanner-Stadien) (Abb. 5.11).

Die Armspanne (Mittelfingerspitze bis Mittelfingerspitze) und die Unterarmlänge werden bei Verdacht auf eine Störung der sexuellen Entwicklung vermessen. Die Armspanne entspricht beim erwachsenen Menschen etwa der Körperlänge. Weiterhin erfolgt die Messung des Abstandes zwischen der Symphysenoberkante und dem Boden. Dieses Maß beträgt ca. 50 % der Gesamtkörperlänge. Erhebliche

Alter (LJ.)	Mamma	allg. Pubertäts-entwicklung	Stadium nach Tanner		Pubesbehaarung	
vor 8	keine palpable Drüse	infantil	B1	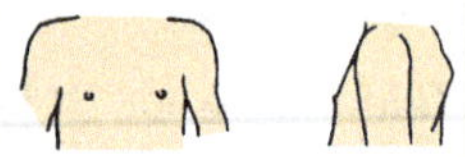	P1	keine Behaarung
10–11	Brustknospe (Mamma areolaris), Thelarche, Areola vergrößert, Drüse unter Areola vorgewölbt	Längenwachstum, Reifung der Vaginalhaut, spärliche Pubes **1. Wachstumsschub**	B2	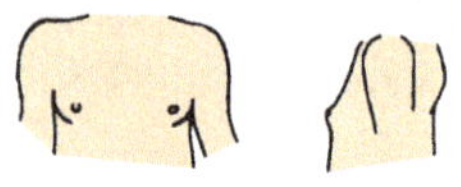	P2	wenige Schamhaare an Labia majora
12–13	Drüse größer als Areola	stärkstes Längen-wachstum, spärliche Pubes **pubertärer Wachstumsschub**	B3	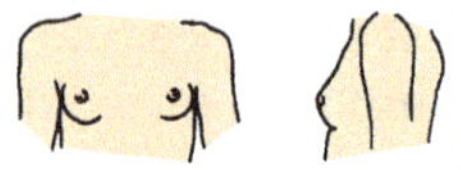	P3	kräftigere Behaarung von umschriebener Ausdehnung
13	Knospenbrust (Mamma areolata), Drüse unter Areola vom übrigen Drüsenkörper ab-gehoben	Menarche, anovula-torische Zyklen, Axillabehaarung, Pubes leicht zunehmend	B4	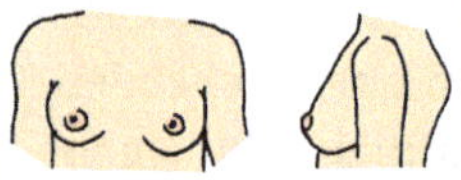	P4	kräftige Haare wie beim Erwachsenen
14–15	reife Brust (Mamma papillata), Einbeziehung der Knospe in den Drüsenkörper	regelmäßige Menses, ovulatorische Zyklen, Pubarche	B5	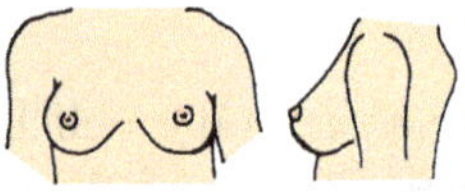	P5	ausgedehnte kräftige Behaarung, nach oben horizontal begrenzt, seitlich auf Oberschenkel übergreifend
					P6	dreieckige Ausweitung gegen den Nabel

Abb. 5.11: Tanner-Stadien.

Abweichungen dieser Proportionen können bei jungen Frauen mit Entwicklungs-störungen wichtige Hinweise auf spezielle Krankheitsbilder geben.

Bei einigen Krankheitsbildern wird die Verdachtsdiagnose bereits „auf den ers-ten Blick" gestellt, so z. B. beim Ullrich-Turner-Syndrom oder bei der testikulären Feminisierung („Ein Blick unter die Achsel genügt", „Hairless woman"). Zur Diag-nosesicherung sind aber auch bei solchen scheinbar „eindeutigen" Bildern die ge-zielten Hormonuntersuchungen und die Bestimmung des Karyotypes unerlässlich. Kinder mit Verdacht auf Endokrinopathien gehören von vornherein in die Hand des Kinderendokrinologen (Pädiater!).

Wie üblich wird zunächst das äußere Genitale, d. h. die Vulva, inspiziert und hier auf die Ausprägung der Pubes, der Labien (Spreizen!), des Introitus (quere Scheidensepten?), der Klitoris (Hypertrophie? Präputium clitoridis zurückstreifen!) und des Hymen (Hymenalatresie? Hymenalöffnung?) geachtet. Beim infantilen Ge-nitale bedecken die großen Labien die kleinen Schamlippen (ethnische Unterschie-de beachten!).

Eine der häufigsten Störungen, wegen der Adoleszente in der gynäkologisch-endokrinologischen Sprechstunde vorgestellt werden, ist die *primäre Amenorrhoe*. Handelt es sich um äußerlich unauffällige Teenager mit zeitgerechter Brustentwicklung, so ist von einer intakten Ovarialfunktion auszugehen. Deshalb sind die Pubertätsanamnese und die ganzkörperliche Untersuchung von besonderer Bedeutung.

Man fahndet nach *Gynatresien* (rezidivierende Unterbauchschmerzen? Zyklusanamnese!) oder dem Mayer-Rokitansky-Küster-Syndrom. Bei diesem Syndrom (und auch beim AGS) findet man nicht selten ein etwas „disloziertes", in das Vaginalgrübchen weisendes Orificium externum urethrae.

Das Orificium kann auch bis in die Scheide hinein verlagert sein, was einem Sinus urogenitalis entsprechen würde. Es ist schon vorgekommen, dass die Urethra dann für eine Vagina mit besonders straffem Hymen gehalten wurde, weil sie leicht sondierbar war.

Die *Hymenalatresie* – als eine Ursache der primären Amenorrhoe – wurde in Kap. 2.1 besprochen. Das Vorhandensein eines offenen Foramen hymenalis schließt aber keineswegs Fehlbildungen höhergelegener Genitalstrukturen aus! Auch wenn die rektale Untersuchung (Zeigefinger oder kleiner Finger) bereits einen Hinweis auf einen Hämatokolpos, das Fehlen oder Vorhandensein eines Uterus etc. ergeben kann, so ist die abdominale, eventuell auch die transrektale Sonographie die Methode der Wahl, um sich bei der Differentialdiagnostik der Gynatresien bzw. der Fehlbildungen von Scheide und Uterus Klarheit zu verschaffen.

Gelegentlich ist auch bei der *testikulären Feminisierung* (komplette oder hochgradige Androgenrezeptorresistenz) die Scheide nicht angelegt. Meist ist sie jedoch angelegt und von normaler oder subnormaler Länge. Da jedoch der Uterus fehlt (Agenesie), endet sie blind. In Einzelfällen ist die Kohabitation auch ohne vorherige Operation möglich.

Im Gegensatz zur primären Amenorrhoe, deren Ursachen im Allgemeinen kongenital sind (genetisch/somatisch), liegen der *sekundären Amenorrhoe* meist Störungen der Ovarialfunktion oder eine Schwangerschaft zugrunde.

Auch operativ-iatrogen bedingte Zervixatresien (z. B. nach einer Konisation oder einer fraktionierten Kürettage) können zur sekundären Amenorrhoe führen. Hier wird eine korrekte Anamnese und Untersuchung (Ultraschall!) Hormonuntersuchungen völlig überflüssig machen. Die Therapie besteht in der Zervixdilatation.

Bei jeder sekundären Amenorrhoe *muss primär ein Schwangerschaftstest* erfolgen, unabhängig von den Angaben der Patientin zu Kohabitationen, Verhütung etc. Die Unterlassung des Schwangerschaftstestes hat im Einzelfall erhebliche forensische Bedeutung (z. B. Haftbarmachung des Arztes bei übersehener Schwangerschaft!)

Merke: Immer einen Schwangerschaftstest durchführen! **!**

Bei der Diagnostik polyzystischer Ovarien, der Beurteilung von Ovarialzysten, bei der Follikulometrie bzw. der sonographisch gestützten Eizellpunktion, aber auch zur Lokalisation von Myomen oder zur Beurteilung der doppelten Endometriumdicke

(DED, z. B. bei Östrogen-Gestagen-Substitution in der Postmenopause, Tamoxifen-therapie nach Mammakarzinom u. a.) ist die *transvaginale Sonographie* in der gynäkologischen Endokrinologie und Reproduktionsmedizin die Methode der Wahl.

5.3.2 Messung der Basaltemperatur

Bei leichten Zyklusstörungen stellt sich oft die Frage nach der Ovulation. Die Messung der Basaltemperatur ist eine einfache, effektive und kostengünstige Methode zur Feststellung eines Eisprunges bzw. zur Beurteilung des Zeitpunktes der Ovulation (Beobachtung von mindestens drei Zyklen!) und der Dauer der Gelbkörperphase. Deshalb sollten die betroffenen Frauen (z. B. Kinderwunsch) zur Führung einer *Basaltemperaturkurve* angehalten werden.

Die Methode beruht darauf, dass die Basaltemperatur (Aufwach- oder Kerntemperatur) unter der Einwirkung von Gestagenen (also Gelbkörperphase) etwa um 0,4 bis 0,6 °C höher liegt als unter der alleinigen Einwirkung von Östrogenen (Follikel- oder Proliferationsphase). Dieser sog. thermogenetische Effekt des Progesterons ist bei nahezu allen Frauen unter sorgfältigen Messbedingungen nachweisbar.

Messmethode: Mit einem normalen Fieberthermometer (auch elektronisch) wird die Temperatur fünf (elektronisch: drei) Minuten morgens vor dem Aufstehen, direkt nach dem Aufwachen gemessen. Die exaktesten Ergebnisse bringt erfahrungsgemäß die rektale Messung, aber auch vaginale oder sublinguale Messungen sind häufig gut verwertbar. Mit den modernen Messgeräten (Abb. 5.12b) erfolgen die Messungen weit genauer und viel häufiger. Diese können dann auch digital weltweit vom Arzt abgerufen und jederzeit beurteilt werden. Die automatische, digitale Auswertung erfolgt in Form eines Cyclofertilogramms (CFG) unter Anwendung eines neuen medizinischen Algorithmus (Abb. 5.12a). Damit gewinnt man präzise Informationen über die fruchtbare Phase, den Zeitpunkt des Eisprungs, die Zykluslänge, die Art des Zyklus, die Länge der jeweiligen Zyklusphasen sowie über Zyklusschwankungen durch Einflüsse. Das CFG ist besonders aussagekräftig durch 288 Messpunkte am Tag, was erstmals die lückenlose Zyklus-Abbildung jeder Frau individuell möglich macht. Die Abbildung von langen, kurzen und unregelmäßigen Zyklen wird so möglich und die Auswertungssoftware erkennt auch „Ausreißer", wie sie durch Stress, Sport, Fieber, Schichtdienst usw. gegeben sind.

Übliche (konventionelle) Basaltemperaturmessung: Die Messung sollte unter „standardisierten Bedingungen" durchgeführt werden, damit charakteristische Abweichungen auch interpretierbar sind bzw. damit man ein Konzeptionsoptimum (kurz vor dem Anstieg oder im eventuellen Temperaturtief) festlegen kann. Die Einhaltung der genau gleichen Uhrzeit ist weniger wichtig, als die Einhaltung der Schlafphase (mindestens 5–6 Stunden).

Während bei adäquater Progesteronproduktion postovulatorisch ein rascher Temperaturanstieg stattfindet (48 Stunden), führen subnormale Progesteronspiegel zu

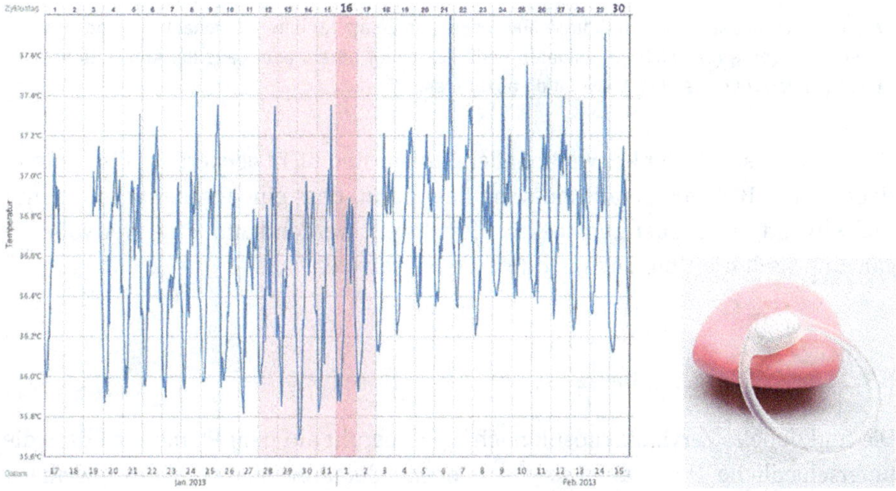

(a)   (b)

Abb. 5.12: (a) Cyclofertilogramm (288 Messungen/Tag) eines regelmäßigen Zyklus mit Eisprung am 16. Tag, aufgezeichnet mit Ovula-Ring. (b) Ovula-Ring (Biosensor) mit digitalem Lesegerät (mit Dank für die Grafik und die Abbildung an Prof. Henry Alexander, Leipzig).

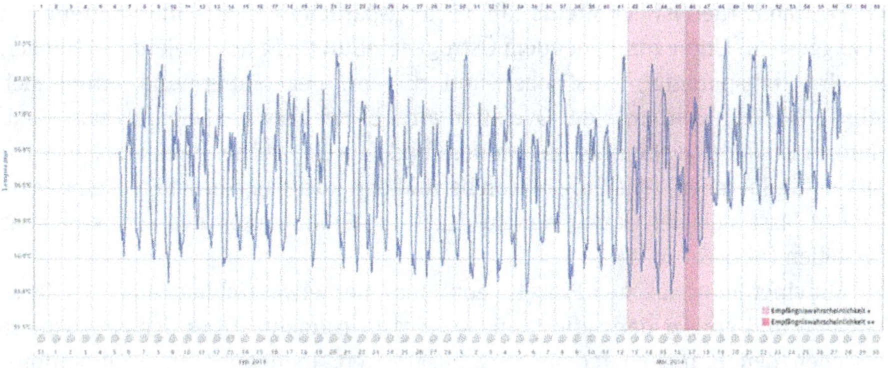

Abb. 5.13: Typisches CFG bei einer Patientin mit PCO-Syndrom. Mit dem „OvulaRing" kann das Temperaturtief und der darauffolgende Temperaturanstieg, die den beginnenden Eisprung kennzeichnen, selbst bei sehr langen Zyklen – wie beim PCOS – präzise bestimmt werden.

einem langsamen „treppenförmigen" Anstieg. Dieser kann ebenso als Hinweis auf eine Corpus-luteum-Insuffizienz gewertet werden, wie die verkürzte Plateau-Phase, die möglicher Ausdruck einer zu kurzen Dauer der Progesteronbildung ist. Mit dem Abfall des Progesteronspiegels kurz vor der Menstruation fällt auch die Basaltemperaturkurve ab. Bleibt das Plateau über 15 Tage oder mehr erhalten, so ist von einer Schwangerschaft auszugehen (HCG-Test im Urin!).

> **!** **Merke:** Selbstverständlich sind diese Methoden kein Ersatz für eine hormonale Diagnostik. Insbesondere sollte man sich bei unklaren Verläufen davor hüten, allein aus der konventionellen Basaltemperaturkurve eine Anovulation abzuleiten.

Ungefähr 5 bis 10 % der konventionellen Kurven sind nicht verwertbar. Ein weiterer Nachteil der Basaltemperaturmessung liegt darin, dass eine Ovulation immer nur rückwirkend, nicht aber „prospektiv" festgestellt werden kann. Eine wertvolle Ergänzung stellt die Untersuchung des Zervikalsekretes dar.

5.3.3 Zervixdiagnostik (Insler-Score)

Die funktionelle Zervixdiagnostik nach Insler beruht auf dem Phänomen, dass die unterschiedliche Dominanz von Östrogenen oder Progesteron in der jeweiligen Zyklushälfte die Zusammensetzung und damit die Eigenschaften des Zervixschleims verändert. Man unterscheidet den *Östrogentyp* vom *Gestagentyp* des Zervixschleims.

Der Test ist einfach. Man stellt die Portio ein und prüft die Muttermundsweite, die Menge, die Spinnbarkeit und die Kristallisation (Arborisation) des Zervikalsekretes.

Postmenstruell ist der Mukus zäh, viskös, spärlich und trübe, der Muttermund ist enggestellt. Unter zunehmendem Östrogeneinfluß fließt der Schleim reichlicher, er wird transparenter, elastischer und dünner, der Muttermund öffnet sich (Abb. 5.14). Zum Zeitpunkt der Ovulation erreicht der Zervixschleimfluß sein Maximum, er ist klar und spinnbar, der Muttermund ist weit geöffnet (optimale Penetrierbarkeit für Spermien). Das Progesteron bewirkt den Rückgang dieser Erscheinungen.

Gut lässt sich der Östrogeneffekt durch die Spinnbarkeit des Zervixschleims darstellen (Abb. 5.15).

Mit einer anatomischen Pinzette entnimmt man etwas Schleim aus dem Zervikalkanal und spreizt dann die Branchen des Instrumentes. Der Schleim wird so zwischen den Branchen fadenförmig ausgezogen. In der frühen Proliferationsphase, in der Lutealphase (Progesteron), in der Postmenopause oder bei ausgeprägter Ovarialinsuffizienz ist die Spinnbarkeit schlecht. Ansonsten lässt sich periovulatorisch ein 6 bis 12 cm langer Faden spinnen.

Ein weiteres, optisch oft beeindruckendes Kriterium zur Beurteilung des Zervixschleims ist die *Kristallisation* (Arborisation, „Farnkrautphänomen", Abb. 5.16).

Der Schleim wird dazu auf einem Objektträger ausgestrichen, luftgetrocknet und unter dem Mikroskop betrachtet. Bei starker Östrogenwirkung bilden sich teilweise wunderschöne farnkrautähnliche Kristalle. In der frühen Follikelphase und in der Lutealphase findet sich keine Farnkrautbildung.

Neben der Beurteilung der Kristallisation achtet man gleichzeitig auf das Vorhandensein von *Leukozyten* im Mukus: Periovulatorisch finden sich kaum Leuko-

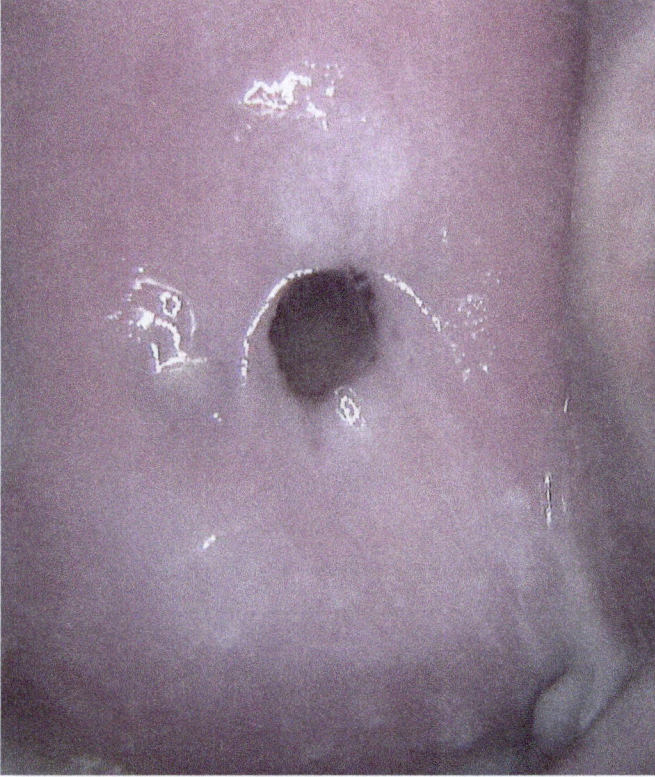

Abb. 5.14: Äußerer Muttermund in Zyklusmitte. Der Muttermund ist leicht geöffnet; das herausquellende Zervikalsekret ist glasklar und gut spinnbar (Vulvoskopie mit Medivan-Videokolposkop).

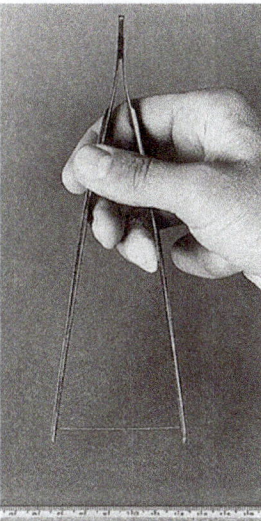

Abb. 5.15: Spinnbarkeitstest des Zervikalsekretes.

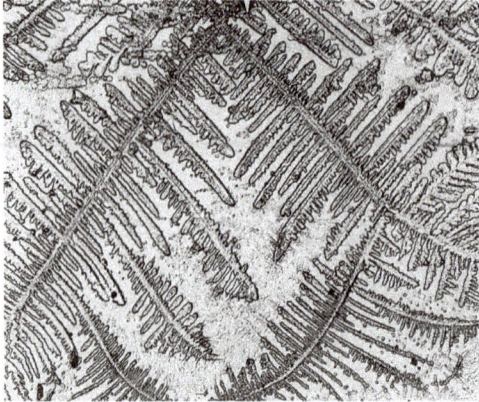

Abb. 5.16: Farnkrautphänomen [Keller 1995].

Tab. 5.4: Zusammenfassung der verschiedenen Befunde zum Zervix-Index.

Punkte	0	1	2	3
Menge des Zervixsekretes	kein Sekret	wenig (geringe Menge Sekret im Zervikalkanal feststellbar)	vermehrt (glänzender Tropfen im Zervikalkanal sichtbar)	reichlich (Sekret fließt spontan aus dem Zervikalkanal)
Muttermund	– geschlossen – Mukosa blassrosa – Os externum kaum für dünne Sonde zugänglich		– teilweise offen – Mukosa rosa – Zervikalkanal für Sonde leicht durch-gängig	– offen – Mukosa hyperämisch – Os externum weit offen
Spinnbarkeit	keine	leicht (ein Faden kann ohne abzureißen auf ¼ des Abstands zwischen äuße-rem Muttermund und Vulva gezo-gen werden)	gut	sehr gut (der Faden kann bis über die Vulva gezogen werden, ohne abzureißen)
Farnbildung	kein kristallisier-bares Sekret	Linear (feine Linien an einigen Stellen)	partiell (gutes Farnkraut-phänomen mit seitlichen Verzweigungen an einigen Stellen)	komplett (volles Farnkraut-phänomen über das ganze Präparat)

zyten, während in der frühen Proliferationsphase und in der Lutealphase Leukozyten regelmäßig und teilweise reichlich beobachtet werden. Findet man zum Zeitpunkt der Ovulation ebenfalls zahlreiche Leukozyten, sollten bakteriologische Untersuchungen angeschlossen werden.

Fasst man alle genannten Faktoren zusammen, so kann man den *Zervixindex* erheben (Tab. 5.4).

5.3.4 Vaginalzytologie

Das Vaginalepithel ist ein besonders hormonsensibles Gewebe. Der erfahrene Zytologe kann je nach Hormondominanz follikuläre, luteale, androgene oder atrophische Zellbilder unterschieden. Daher wird bei der Beurteilung des zytologischen Abstrichs nach Papanicolaou auch regelmäßig der *Proliferationsgrad nach Schmitt* mit angegeben. Atrophische Zellbilder (Proliferationsgrad I–II) bei jungen Frauen sollten ebenso Anlass zur eventuellen weiteren Diagnostik bieten, wie hochproliferierte Vaginalepithelien (Proliferationsgrad III–IV) im postmenopausalem Alter bzw. im Senium. Im Rahmen der endokrinologischen Routinediagnostik kommt der Vaginalzytologie heute allerdings keine Bedeutung mehr zu.

Das Zellmaterial wird von den seitlichen Scheidenwänden mit einem Watteträger entnommen und auf einem Objektträger ausgestrichen. Die Beurteilung erfolgt im Phasenkontrastmikroskop oder nach zytologischer Papanicolaou-Färbung. In der frühen Proliferationsphase kommt es zu einer allmählichen Zunahme der Oberflächen gegenüber den Intermediärzellen. Vor der Ovulation dominieren unter dem maximalen Östrogeneinfluss azidophile Oberflächenzellen mit stark pyknotischen Kernen oder sogar kernlose Schollen. Unter zunehmendem Progesteroneinfluss (Lutealphase, Schwangerschaft) findet man basophile, gefältelte und verklumpte Zellen. Der Abstrich postmenopausaler Frauen, von Frauen mit Ovarialinsuffizienz oder von Kindern beinhaltet ausschließlich Parabasal- oder Basalzellen.

5.3.5 Tubendiagnostik in der Sterilitätssprechstunde

Nach der Zyklusdiagnostik, einschließlich basaler Hormonbestimmungen (und nach der Untersuchung des Mannes!), entsteht sehr bald die Frage nach der *Durchgängigkeit der Tuben* sowie nach der *Intaktheit des Eiauffangmechanismus*.

Die zuverlässigsten Aussagen liefert hier die diagnostische Laparoskopie mit Chromopertubation. Viele Frauen schrecken aber vor einem Eingriff in Narkose zurück. Diesen Frauen kann (Anamnese? Adnexitiden? Operationen?) als geringinvasive Maßnahme zunächst die Hysterosalpingo-Kontrastsonographie („HykoSo") angeboten werden.

Wie alle Pertubationen (z. B. auch im Rahmen einer Laparoskopie oder einer Röntgenuntersuchung = Hysterosalpingographie, HSG) sollte die HykoSo nur nach abgeklungener Menstruation und vor der Ovulation durchgeführt werden. Eine Verschleppung von Menstrualblut und Bakterien ist ebenso zu vermeiden, wie die möglicherweise iatrogene Induzierung einer Tubargravidität bei postovulatorischer Pertubation.

Die HykoSo kann ohne Narkose und ohne Prämedikation erfolgen. 24 oder 48 Stunden vorher sollte eine gynäkologische Untersuchung zum Ausschluss einer vaginalen oder zervikalen Infektion bzw. einer beginnenden Adnexitis (Adnexpalpation, Blutbild) erfolgen. Am Abend vor der Untersuchung appliziert sich die Patientin ein desinfizierendes Scheidenzäpfchen intravaginal (Kontraindikationen gegen Jod beachten: Allergie, Hyperthyreose!) und misst (auch am folgenden Morgen) ihre Temperatur (weitere Infektionshinweise?).

Das *Kontrastmittel*, welches über einen Ballonkatheter in den Uterus eingebracht wird, ist eine Suspension von Galaktose-Mikropartikeln. Daher kann die HykoSo bei Patientinnen mit Galaktoseintoleranz (Häufigkeit etwa 1 : 30 000, Anamnese!) nicht durchgeführt werden. Eine Belastung des Genitale durch Röntgenstrahlen entfällt.

Die HykoSo hat die früher häufig durchgeführte röntgenologische Darstellung des Cavum uteri und der Tuben, die *Hysterosalpingographie* (HSG), verdrängt (s. Kap. 6). Lediglich im Rahmen von Sterilitätsoperationen, insbesondere Refertilisierungsoperationen nach vorheriger Tubensterilisation, hat die HSG noch eine geringe Bedeutung, da es mit ihr am exaktesten gelingt, den proximal offenen Tubenanteil messbar darzustellen, der für eine Anastomose zur Verfügung steht. Die Refertilisierungsoperationen sind im Zeitalter von IVF und ICSI jedoch überwiegend von den Operationsprogrammen der Kliniken verschwunden.

Auch die *Hysteroskopie* wird zwar zunehmend ambulant praktiziert, siehe „Office Hysteroscopy", gehört jedoch üblicherweise noch in das Repertoire der Eingriffe, die einer Vollnarkose oder wenigstens einer Lachgasnarkose bedürfen. Die Hysteroskopie ermöglicht die direkte optische Darstellung von Endozervix und Cavum uteri mit der Option einer gezielten Gewebeentnahme. Septen, Synechien, Polypen, submuköse Myome oder Neoplasien lassen sich erkennen.

Nach gründlicher Desinfektion von Scheide und Portio wird die Portio angehakt. Während für die diagnostische Hysteroskopie Optiken mit einem kleinen Durchmesser (2 mm) und CO_2 als Extensionsmedium bevorzugt werden, verwendet man bei geplanten operativen Interventionen besser Endoskope mit einem größeren Durchmesser (5–10 mm) und flüssige Extensionsmedien (z. B. physiologische Kochsalzlösung).

Erst wird die Endozervix beurteilt. Dann wird das Endoskop bis zum Fundus vorgeschoben. Unter sanftem Zurückziehen des Instrumentes wird das gesamte Cavum betrachtet (Form? Größe? Tumoren? Verwachsungen? Blutungsquellen? Septen? Synechien?), die Form und Ausprägung des Endometriums beurteilt und die Lage, Form und Ausprägung der Tubenostien beschrieben.

Die Dokumentation erfolgt heute per Video. Die ambulant durchführbaren Biopsien (s. Kap. 4.8) dienen vor allem zur Diagnostik der Corpus luteum-Insuffizienz bzw. dem Ausschluss einer uterinen Amenorrhoe.

5.4 Untersuchung von Kindern und jungen Mädchen

Die Untersuchung von Kindern und sehr jungen Mädchen bringt in mehrfacher Hinsicht Besonderheiten mit sich:

1. Außer in Notfallsituationen sollten Mädchen unter 14 Jahren nur in Anwesenheit der Mutter bzw. des Vaters untersucht werden. In Ausnahmefällen können die Eltern eine andere Vertrauensperson beauftragen. Eine schriftliche Einverständniserklärung sollte vorliegen. Grundsätzlich sollte aber versucht werden, auf eine Einbeziehung der Eltern hinzuwirken.

2. Bei Patientinnen zwischen 14 und 18 Jahren muss sich das Vorgehen an der körperlichen und vor allem auch der geistigen Reife des Mädchens orientieren. Ist diese gegeben und ist von der Patientin eine Untersuchung und Beratung ohne Anwesenheit eines Elternteiles gewünscht, so kann diese erfolgen.

3. In das Vorgespräch vor einer gynäkologischen Untersuchung wird das Kind/Mädchen mit einbezogen, sobald es in der Lage scheint, ein solches Gespräch (auch i. S. einer „zwanglosen Unterhaltung") zu führen.

4. Eine sorgfältige Dokumentation (Zeuge/Zeugin) ist in jedem Falle erforderlich. Dies gilt z. B. vermehrt bei der Verordnung von Kontrazeptiva sowie für die Aufklärung über deren Nebenwirkungen.

5. Nach der Anamneseerhebung erfolgen die Feststellung der Körpergröße und des Körpergewichts sowie die Inspektion des Oberkörpers (Brustentwicklung?)

> **Merke:** Eine Untersuchung darf *niemals* erzwungen werden! **!**

Bei der Inspektion und der eventuell notwendigen Untersuchung des Genitale von sehr kleinen Mädchen ist es oft hilfreich, das Kind nicht direkt auf dem gynäkologischen Stuhl zu lagern. Vielmehr setzt sich die Mutter mit gegrätschten Beinen auf den Stuhl, wobei das Kind auf ihrem Schoß sitzt (ggf. ein Tuch oder Papier dazwischen legen). Die Mutter kann nun unter Umfassen der Oberschenkel die Beine ihres Kindes sanft grätschen. Dabei wird sie in eine halbliegende Position gebracht (automatischer, positionsverstellbarer Untersuchungsstuhl!), die es dem Untersucher erlaubt, einen guten Zugang zum kindlichen Genitale zu haben. Der Untersucher berührt in jedem Fall erst die Innenseiten der Oberschenkel und eventuell das Gesäß des Kindes, ehe er nach vorherigem Hinweis auf sein Tun das Genitale selbst berührt. Jede Maßnahme sollte angekündigt werden, und zwar verbunden mit der möglichst ehrlichen Aussage, ob sie schmerzfrei oder eventuell unangenehm sein wird (z. B. ein Abstrich).

Die Beurteilung des kindlichen Genitale erfordert große klinische Erfahrung, weshalb größte Zurückhaltung im Hinblick auf irgendwelche Aussagen geübt werden sollte. Die Inspektion hält sich an die Richtlinien für Erwachsene. Bei Kindern mit Ausfluss ist immer auf eine Hymenalläsion zu achten. Die einfache Abstrichentnahme mit einem dünnen Watteträger ist auch aus der Scheide eines Kleinkindes meist ohne Schwierigkeiten möglich. Bei jungen Mädchen, die Tampons benutzen, ist eine Spekulumeinstellung im Allgemeinen ohne Probleme durchführbar. In anderen Fällen wird bei entsprechender Indikation eine Vaginoskopie erforderlich (s. Kap. 4.7)

Bei Kindern, jungen Mädchen und Virgines wird vorsichtig mit dem Zeigefinger oder dem kleinen Finger von rektal untersucht. Größere Fremdkörper in der Scheide bzw. auch im Uterus lassen sich so häufig gut tasten bzw. beurteilen. Ganz selten ist bei Kindern eine Narkoseuntersuchung notwendig.

In der kinder- und jugendgynäkologischen Sprechstunde hat die transabdominale Sonographie (volle Blase!) heute noch einen Stellenwert und dürfte der bimanuellen gynäkologischen Untersuchung überlegen sein. Die Darstellung des Uterus (und seiner Schleimhaut), die Charakterisierung der Ovarien (Lage? Größe? eventuelle pathologische Veränderungen? Zysten?) sind mit dieser nichtinvasiven Methode gut möglich. Der Ultraschall ist in diesem Zusammenhang z. B. auch der Computertomografie (CT) des kleinen Beckens weit überlegen!

> **!** **Merke:** Bei Adoleszentinnen oder Virgines hat sich der Transrektalultraschall mit der üblichen Vaginalsonde, wenn möglich, dem Abdominalschall allerdings als überlegen erwiesen.

5.5 Schwangerschaftstest

Die Diagnose einer Frühschwangerschaft erfolgt durch den Nachweis von humanem Choriongonadotropin (HCG) im Urin oder im Serum.

Durch die Bestimmung der Polypeptid-ß-Untereinheit des HCG im Serum besteht die Möglichkeit am 2. Tag post implantationem, also noch vor dem Ausbleiben der Menstruation, eine Schwangerschaft nachzuweisen. Auch der ß-HCG-Test im Urin wird schon in der mittleren bis späten Corpus luteum-Phase positiv (je nach Menge des vorhandenen β-HCG).

Die zahlreichen angebotenen *Schnelltests* (Urin) beruhen auf der Reaktion zwischen HCG und HCG-Antikörpern, die durch eine Farbreaktion sichtbar gemacht werden. Die Nachweisgrenze liegt bei den angebotenen Tests zwischen 50 und 1000 IE/L. Zwischen dem 35. und 40. Tag post menstruationem beträgt die Ausscheidung von HCG ca. 1000 IE/L.

Prinzipiell kann ein negativer HCG-Test im Urin nicht das Vorliegen einer Schwangerschaft ausschließen, da sich zum Zeitpunkt des Ausbleibens der Regelblutung der HCG-Spiegel im Urin noch unterhalb der Nachweisgrenze befinden kann. Sollte also der HCG-Test im Urin nach der ausgebliebenen Regel negativ sein, so sollte man die Patientin etwa 2 Wochen später erneut einbestellen, um dann durch einen wiederholten Test die Diagnose definitiv stellen zu können.

> **!** **Merke:** Im Zweifelsfall immer ß-HCG im Serum kontrollieren.

5.6 Stuhluntersuchungen

Auch in der Gynäkologie spielt die Stuhluntersuchung in der Diagnostik bzw. Differentialdiagnostik internistischer Erkrankungen, parasitärer Infektionen und besonders maligner Tumoren eine Rolle. Im Folgenden soll jedoch nur auf den *Nachweis von okkultem Blut* eingegangen werden.

Normalerweise enthält der Stuhl gesunder Menschen nicht mehr als 1.5 mL Blut/Tag. Diese Menge liegt unter der Nachweisgrenze der üblichen Nachweisverfahren. Erhöhte Konzentrationen von Hämoglobin oder Häm werden bei Blutungen im Bereich des Kolon und des Rektum nachgewiesen, sind also auch geeignet, um eventuelle Darmbeteiligungen gynäkologischer Malignome oder entsprechende differentialdiagnostische Probleme zu beurteilen bzw. einzugrenzen.

Das während der Darmpassage freigesetzte Häm wird bakteriell abgebaut bzw. partiell rückresorbiert, so dass Blutungen in höher gelegenen Darmabschnitten sehr ausgeprägt sein müssen, um sicher nachgewiesen werden zu können.

Entscheidend für das Testergebnis ist neben der korrekten Testdurchführung die konsequente Vorbereitung der Patientin. Korrekterweise dürfen vier Tage vor und während der dreitägigen Untersuchung kein rohes Fleisch, keine Innereien, keine Blut- oder Räucherwurst, keine Ascorbinsäure und keine Salicylate konsumiert werden. Auch Eisenpräparate und Antikoagulantien können das Ergebnis verfälschen.

An drei aufeinanderfolgenden Tagen werden je zwei erbsgroße Stücke von unterschiedlichen Stellen der Stuhlprobe auf den entsprechenden Testfeldern ausgestrichen. Das Papier des Teststreifens ist mit Guajakharz imprägniert. In Gegenwart des Häms (Peroxidaseaktivität) kommt es zur Oxidation des Harzes durch aufgetropftes H_2O_2 und zur Entstehung eines blauen Farbstoffes.

Die immunologischen Stuhl-Tests (z. B. Bionexia u. a.) sind treffsicherer als die Haemoocult-Tests. Diese modernen Tests suchen spezifisch nach Blutspuren in der Stuhlprobe. Die Reaktion wird nicht durch Nahrungsmittel verfälscht. Diätmaßnahmen vor dem Test sind nicht nötig. Schmerz- und Rheumamittel in hohen Dosierungen (wie z. B. Aspirin oder Diclofenac) können das Testergebnis jedoch verfälschen. Das Testergebnis kann auch während der Periode falsch sein: die Testdurchführung wird drei Tage nach Abklingen der Regelblutung empfohlen. Der Immunologische Stuhltest kostet ~ 15 Euro, die von den gesetzlichen Krankenkassen derzeit *nicht* übernommen werden.

5.7 Bakteriologische Materialentnahmen

5.7.1 Mittelstrahlurin, Katheterurin, Blasenpunktion

Merke: Keine Urinuntersuchung ohne Genitaldesinfektion! !

Am häufigsten wird *Mittelstrahlurin* untersucht. Wenn möglich, wird der erste Morgenurin verwendet, nachdem die Patientin in den letzten zwölf Stunden nichts mehr getrunken hat. Man erhält so annähernd standardisierte Diuresebedingungen.

Das äußere Genitale wird nacheinander mit zwei feuchten, sauberen Tupfern gereinigt. Manchmal wird vor der Miktion auch das Einführen eines Vaginaltampons empfohlen. Die erste Urinportion wird verworfen. Dann wird ohne Unterbrechung der Miktion ca. 5 mL Harn in einem sterilen Transportgefäß aufgefangen und gekühlt.

Ist eine sichere Gewinnung von Mittelstrahlurin nicht möglich, so wird die *Blase katheterisiert*.

Die Patientin liegt auf dem Untersuchungsstuhl. Die Vulva, insbesondere der Introitus vaginae und der Harnröhrenausgang, wird unter Spreizen der Labien mit sterilen Tupfern von vorn nach hinten desinfiziert. Jeder Tupfer wird nur einmal verwendet. Sterile Handschuhe sind obligat. Der letzte Tupfer wird im Scheideneingang plaziert. Mit einer sterilen Pinzette wird ein Urinkatheter (Größe beachten!) in die Harnröhre eingeführt. Der Urin läuft in ein steriles Gefäß ab. Der überschüssige Urin wird verworfen, der Katheter und der Scheidentupfer entfernt.

Die optimale, aber invasive Methode zur Uringewinnung ist die *suprapubische Blasenpunktion*.

Die Haut über der Blase wird gründlich rasiert, desinfiziert und steril abgedeckt. Die gefüllte Blase wird perkutiert (oder sonographisch dargestellt). In der Mitte und knapp 2–3 cm oberhalb der Symphyse erfolgt eine ausgiebige Infiltrationsanästhesie (Lidocain 2 %ig) mit gleichzeitiger Blasenprobepunktion und Aspirationsversuch. Wird Urin gewonnen, so inzidiert man nach der Kanülenentfernung die Haut und sticht das Punktionsbesteck nach dorsocaudal in die Blase. Der Katheter wird in die Blase vorgeschoben und die Punktionskanüle darüber zurückgezogen und entfernt. Der Katheter wird durch eine Naht und einen sterilen Verband fixiert.

Der gewonnene Urin sollte innerhalb einer Stunde zur Untersuchung gelangen, damit die interessierenden Parameter des „Urinstatus" einigermaßen unverändert bleiben.

5.7.2 Blutkultur/Katheterspitzen

Bei unklaren oder antibiotikaresistenten Temperaturen sollten Blutkulturen abgenommen werden.

Nach gründlicher Desinfektion der geplanten Punktionsstelle werden 20 mL Blut abgenommen. Je 10 mL Blut werden in die vorgewärmte (37 °C) „aerobe" bzw. „anaerobe" Blutkulturflasche unter Verwendung neuer (!) Kanülen gespritzt. Die „aerobe" Kulturflasche muss belüftet werden. Der günstigste Entnahmezeitpunkt liegt im Temperaturanstieg am Tag 1. Liegt ein zentraler Venenkatheter (ZVK), sollte man zusätzlich außer aus dem ZVK-Blut immer auch periphervenöses Blut gewinnen und untersuchen lassen. Alle Kulturflaschen müssen akkurat beschriftet und schnell zum Untersuchungslabor transportiert werden.

Treten bei einer Patientin mit liegendem Gefäßkatheter Temperaturen auf, muss dieser häufig entfernt und bakteriologisch untersucht werden. Zunächst desinfiziert man den Bereich um die Einstichstelle. Der Katheter wird mit sterilen Handschuhen gezogen, die Katheterspitze (ca. 1,5–3 cm) mit einer sterilen Schere abgeschnitten und in ein steriles Transportröhrchen platziert.

Literatur

Bauer HK: Farbatlas der Kolposkopie. Stuttgart, New York, Schattauer, 1993.

Diedrich K, Ludwig M, Griesinger G (Hrsg.): Reproduktionsmedizin. Berlin, Heidelberg, Springer, 2013.

Fritz MA, Speroff L (eds.): Clinical Gynecologic Endocrinology and Infertility. 8th Edition. Kluwers, 2011.

Göretzlehner G, Lauritzen C, Römer T, Rossmanith W: Praktische Hormontherapie in der Gynäkologie. 6. komplett überarbeitete Auflage, Berlin, New York, De Gruyter, 2012.

Göretzlehner G, Römer T, Göretzlehner U: Blutungsstörungen. Frauenärztliche Taschenbücher. 2. Auflage. Berlin, Boston, De Gruyter, 2014.

Keller PJ: Hormon- und Fertilitätsstörungen in der Gynäkologie. Berlin, Heidelberg, New York, Springer, 1995.

Kolstad P, Stafl A: Atlas der Kolposkopie. Stuttgart, Enke-Verlag, 1983.

Kühn W, Heinrich J: Kolposkopie in Klinik und Praxis. Frauenärztliche Taschenbücher. 2. Auflage. Berlin, New York, De Gruyter, 2013.

Ludwig M: Peri- und Postmenopause. Optimist Fachbuchverlag, 2016.

Ludwig M: Gynäkologische Endokrinologie. 2. Auflage. Optimist Fachbuchverlag, 2012.

Ludwig M: Hormonelle Kontrazeption. 2. Auflage. Optimist Fachbuchverlag, 2015.

Manfras B, Diederich S, Mann WA, Land C, Keck C (Hrsg.): Praxishandbuch Endokrinologie. Berlin, Medizinisch Wissenschaftliche Verlagsgesellschaft, 2015.

Mendling W: Vaginose, Vaginitis, Zervizitis und Salpingitis. 2. Auflage. Heidelberg, Springer, 2006.

Nawrot F, Römer T: Diagnostik und Therapie der weiblichen Sterilität. Frauenärztliche Taschenbücher. Berlin, Boston, De Gruyter, 2015.

Neis KJ, Küppers V, Albring C: Zum Abklärungsalgorithmus „Prävention des Zervixkarzinoms". Frauenarzt 2017; 58: 804–807.

Petersen EE: Farbatlas der Vulvaerkrankungen. Freiburg, Kaymogyn GmbH, 2007.

Schneider A: Primäre, sekundäre und tertiäre Prävention des Zervixkarzinoms. 2. Auflage. Endo:Press GmbH, 2015.

Andreas D. Ebert, Karsten Krüger und Michael Entezami

6 Bildgebende Verfahren

> So Staunenswertes auf dem Gebiet der Technik
> in den letzten Jahrzehnten geleistet worden ist,
> so bieten die technischen Errungenschaften,
> so wenig sie zu entbehren sind,
> doch nur einen Teil unseres Könnens.
> *R. Th. v. Jaschke und O. Pankow*

Von einem bildgebenden Verfahren erwartet man eine Aussage über eine bestimmte Körperregion oder ein Organ in Bezug auf Größe, Form, Lage und metrische Veränderungen. Bei der Auswahl des Verfahrens sollte man die Methode wählen, die für die erwarteten Veränderungen die höchste Sensitivität und Spezifität aufweist.

Sensitivität = Wahrscheinlichkeit, mit der ein positives Resultat bei Vorhandensein der Krankheit zu erwarten ist

$$S = \frac{RP \text{ (richtig-positiv)}}{RP + FN \text{ (falsch-negativ)}}$$

Spezifität = Wahrscheinlichkeit eines neg. Resultates bei Nichtvorhandensein der Krankheit

$$S = \frac{RP \text{ (richtig-negativ)}}{RP + FN \text{ (falsch-positiv)}}$$

Die Voraussetzungen für die richtige Wahl des Verfahrens sind:
1. Eine ausführliche Allgemeinanamnese, Überprüfung der bereits durchgeführten Diagnostik, Allergieanamnese;
2. fachspezifische Untersuchung mit Dokumentation der Befunde;
3. Erarbeitung einer Verdachtsdiagnose und klinischer Fragestellungen für die weiterführende Diagnostik.

Dazu sollte man sich nach den „4 W" fragen:

Was: Körperregion, Organ, morphologische Veränderung?

Womit: Verfahren mit hoher Sensitivität, Spezifität und geringen Risiken?

Wie: Morphologische oder funktionelle Untersuchung, Projektionsbild oder Schnittbild? Mit oder ohne Kontrastmittel?

Wozu: Frage nach der therapeutischen Konsequenz, Basisuntersuchung für weitere Diagnostik?

https://doi.org/10.1515/9783110409017-006

Komplizierte klinische Fragestellungen sollte man vor der Entscheidung für ein bestimmtes Verfahren immer mit dem Diagnostiker besprechen. Der Radiologe kann heute am besten beurteilen, durch welche Methoden (und in welcher Reihenfolge angewandt) das schnellstmöglichste und genaueste Ergebnis erzielt werden kann. Dies setzt eine kollegiale Zusammenarbeit und Kommunikation voraus.

> **!** **Merke:** Auch Frauenärzte sollten sich die CT- oder MRT-Bilder immer genau anschauen und nicht nur auf den schriftlichen Befund vertrauen.

Auf dem Überweisungsschein zur Diagnostik sollten auf jeden Fall die Verdachtsdiagnose stehen sowie die relevanten anamnestischen bzw. klinischen Befunde, die zu einer Verdachtsdiagnose geführt haben. Wichtige Begleiterkrankungen müssen erwähnt werden. Konkrete Information über bereits erfolgte Untersuchungen und die Übermittlung bisheriger Befunde (als Kopien) sind oftmals hilfreich und ermöglichen dem Diagnostiker eine differenzierte Eingrenzung der Verfahren. Röntgenbilder bzw. andere Dokumente vorhergegangener bildgebender Verfahren sollte die Patientin, wenn möglich, zur Untersuchung mitbringen. Das erlaubt eine *Verlaufsbeurteilung* bzw. die Differenzierung zwischen frischen oder älteren Prozessen.

Der Patientin sollte vor der Überweisung zur Diagnostik kurz aber verständlich erklärt werden, welche Untersuchung erfolgen soll und welche Informationen man von dieser Untersuchung erwartet. Wichtig ist die Befragung nach Allergien und die entsprechende Mitteilung an den Diagnostiker. Die genaue Aufklärung über die Untersuchung erfolgt durch den Untersucher, der auch für die Indikationsstellung und die Durchführung die Verantwortung trägt (Cave: Strahlenexposition). Röntgenuntersuchungen sind mit der Anwendung ionisierender Strahlen verbunden. Die applizierte Strahlendosis wird heute in der Regel als *effektive Äquivalenzdosis* in Sievert (Sv) angegeben, da hier je nach Organ die unterschiedliche biologische Wirksamkeit der Strahlung berücksichtigt wird. Besonders strahlenempfindlich sind Organe mit einer hohen Zellteilungsrate wie das blutbildende Knochenmark und die Gonaden.

> **!** **Merke:** Die durchschnittliche natürliche Strahlenexposition beträgt 2,4 mSv/Jahr.

Die Strahlenexposition im medizinischen Bereich variiert erheblich in Abhängigkeit von der verwendeten Technik, der Lage der strahlensensiblen Organe zum Strahlenfeld und von Schutzmaßnahmen. In der Regel ist die Strahlenexposition in der Computertomographie höher als in der Projektionsradiographie. Prinzipiell sollten bildgebende Verfahren bevorzugt werden, die ohne eine Strahlenexposition auskommen. Dies sind die Sonographie und die Magnetresonanztomographie.

Zu den *bildgebenden Verfahren*, die in der Frauenheilkunde und Geburtshilfe Anwendung finden, gehören:

1. die konventionelle Röntgendiagnostik (Projektionsradiographie) mit ihren Spezialverfahren,
2. die Computertomografie,
3. die Kernspintomografie,
4. die Sonographie.

6.1 Konventionelle Röntgendiagnostik (Projektionsradiographie)

Bei der Durchstrahlung einer Körperregion kommt es zu einer Schwächung der in der Röntgenröhre entstandenen Primärstrahlen. Die Schwächung ist abhängig von der Art der Röntgenstrahlen (hart-weich) und deren Absorption und Streuung, welche wiederum von der Dicke, Dichte und der Ordnungszahl des durchstrahlten Objektes abhängen.

Die Gesamtheit der aus dem Körper austretenden Strahlungsintensitätsunterschiede oder Dosisleistungsunterschiede wird als Strahlenrelief oder Strahlenbild bezeichnet. Benachbarte Bereiche unterschiedlicher Dosisleistung bilden einen Strahlenkontrast, der sich auf dem Röntgenfilm als Schwärzungskontrast darstellt.

Merke: *Konventionelle röntgenologische Verfahren* in der Gynäkologie sind die Mammographie, die Hysterosalpingographie, i. v.-Pyelogramm, Röntgen-Thorax-Aufnahmen, ggf. früher die Lymphographie und die Kolon-Kontrastdarstellung.

Bei Rö- oder CT-Untersuchungen von Frauen im gebärfähigen Alter gilt:
1. Ausschluss einer Schwangerschaft! HCG-Test!
2. Frage nach der letzten Regel! Wenn möglich, keine Anwendung von Röntgenstrahlen in der zweiten Zyklushälfte (Frühschwangerschaft) sondern Verzicht auf Röntgenstrahlen durch Verwendung alternativer bildgebender Methoden: Sonographie oder MRT.
3. Röntgenuntersuchung in der Schwangerschaft nur bei vitaler Indikation (z. B. Unfall, Polytrauma, Beckenringfraktur etc.).

6.2 Computertomografie (CT)

Die Computertomografie ist ein radiologisches Verfahren, bei dem Röntgenstrahlen den Patient aus unterschiedlichen Richtungen durchdringen. Die aus dem Körper austretenden, geschwächten Röntgenstrahlen werden mit einem Detektor erfasst und dort in elektrische Signale umgewandelt. Aus diesen wird das CT-Bild errechnet. Die kleinste Volumeneinheit wird als *Voxel* bezeichnet, dessen Dichte quantita-

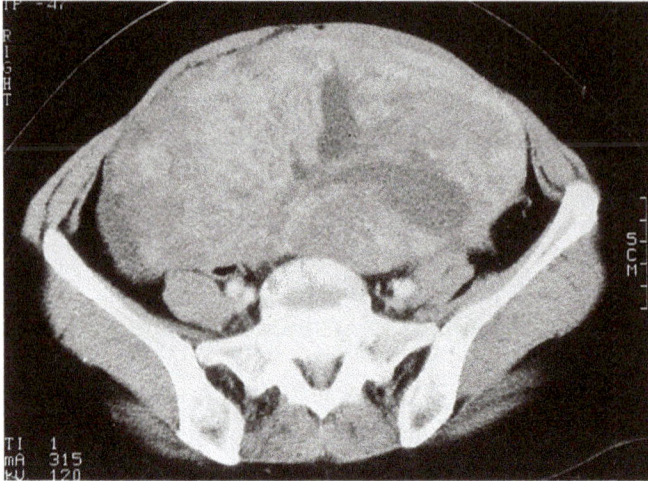

Abb. 6.1: Großes, infarziertes Myoma uteri. Differentialdiagnostisch kam ein maligner Uterus- oder Adnexprozess in Betracht.

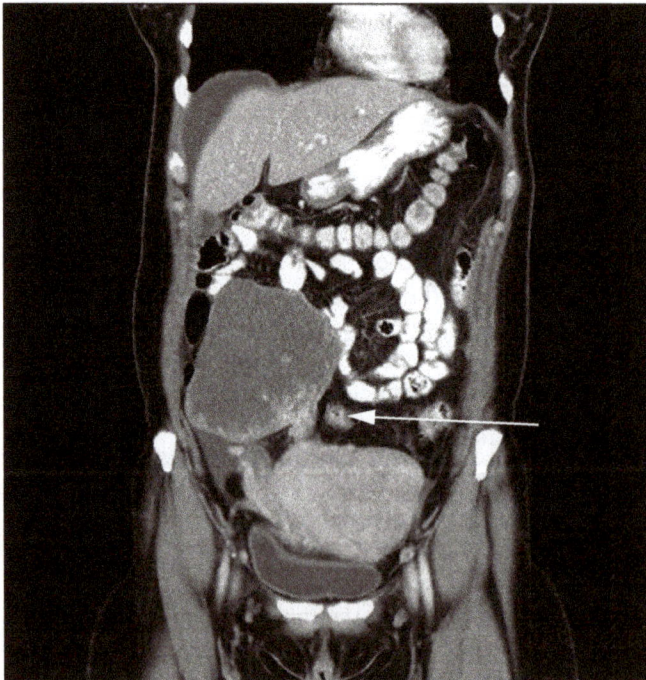

Abb. 6.2: Das gestielte Myom machte immense Probleme und ließ sich im Ultraschall im Gegensatz zum CT nicht wirklich gut darstellen.

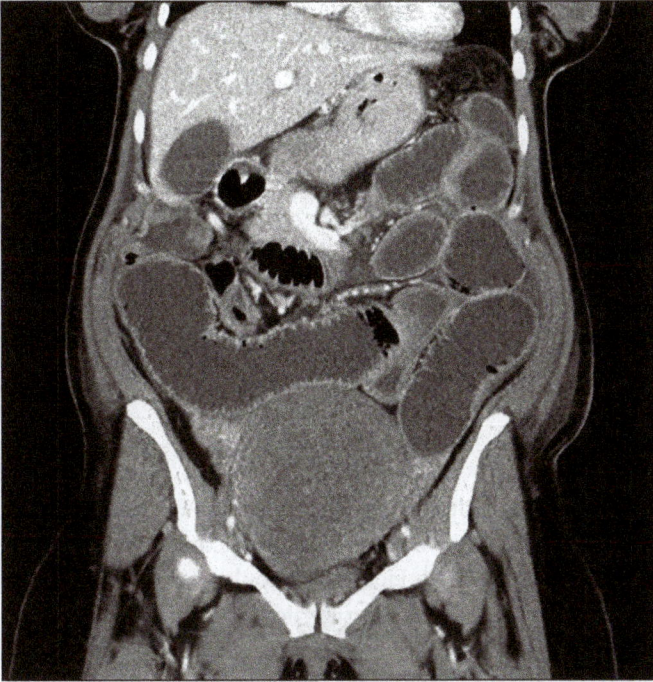

Abb. 6.3: Subileusdarstellung im CT. Hier war allerdings der klinische Befund wegweisend.

tiv auswertbar ist. Die Dichte wird in *Houndsfield-Einheiten* angegeben. Das heute gebräuchliche Spiral-CT ist definiert durch die kontinuierliche Kreisbewegung der Röntgenröhre um den Patienten, bei kontinuierlicher Bewegung des CT-Tisches mit dem Patienten durch die Gantry. Mit den modernen Mehrzeilen-Spiral-CT's ist die gleichzeitige Erfassung mehrerer transversaler Schichten möglich.

Im Vergleich zu konventionellen Röntgenbildern erlauben die CT-Bilder eine überlagerungsfreie Darstellung anatomischer Strukturen mit hoher zeitlicher und räumlicher Auflösung. Durch sekundäre Rekonstruktionen der Rohdaten sind Abbildungen in beliebigen Ebenen möglich. Dies erleichtert die Detektion und Darstellung pathologischer Befunde. Mit modernen Geräten können auch funktionelle Abläufe dargestellt werden wie zum Beispiel die Herzfunktion.

Indikationen zu einer CT-Untersuchung sind zum Beispiel das Tumor-Staging mit Darstellung des gesamten Brust- und Bauchraumes inklusive der Leber, des Peritoneums, der Lunge, der arteriellen und venösen Gefäße und der Lymphknotenstationen (Abb. 6.1–6.3).

Beim konventionellen Röntgen und beim CT werden häufig intravenöse und oral applizierte Kontrastmittel eingesetzt. Durch die Kontrastmittel werden Rö-Strahlen schwächer (negative KM, zum Beispiel Mannitol oder Wasser oral) oder stärker (positive KM, zum Beispiel iodhaltige Kontrastmittel oral oder intravenös) absorbiert. Sie geben zu dem umgebenden Gewebe Kontraste und markieren die von ihnen ausgefüllten Räume auf dem Röntgenbild oder CT. Die aufklärungspflichtige Anwendung von iodhaltigen Kontrastmitteln erfordert den vorherigen Ausschluss von Allergien (anamnestische Befragung, Frage nach Allergiepass, Bereitstellung eines intensivmedizinischen Notfallsets für die Behandlung von Kontrastmittelzwischenfällen) sowie die Bestimmung der Nieren- und Schilddrüsenfunktion.

> **!** **Merke:** Vor Kontrastmittel-CT immer Abklärung der Nieren- und Schilddrüsenfunktion.

6.3 Magnetresonanztomografie (MRT)

Das MR-Verfahren beruht auf dem Prinzip der Kernspinresonanz. Ionisierende Strahlen sind nicht notwendig. Man macht sich die Eigendrehimpulse der Atomkerne zunutze. Wasserstoffkerne besitzen einen Eigendrehimpuls (Spin). Deshalb führen sie Drehbewegungen aus. Die Orientierung der Kerne im Raum ist ungeordnet. Werden die Wasserstoffprotonen einem gerichteten äußeren Magnetfeld ausgesetzt, so führt dies zu einer Parallelausrichtung des Spins der Protonen. Im homogenen Magnetfeld erfolgt die Präzession aller Kerne desselben Elementes mit gleicher Frequenz. Wird ein Anregungsimpuls dieser Frequenz im Sinne eines Hochfrequenzsignals appliziert, so werden die Kernachsen aus dem Magnetfeld ausgelenkt. Nach Beendigung des Hochfrequenzimpulses kehren die präzedierenden Kernspins in ihre Ausgangsposition zurück und geben dabei die aufgenommene Energie als schwaches Hochfrequenzsignal ab. Stärke und Dauer des Signals geben Aufschluss über Menge und die physikalisch-chemischen Bindungen der Atome. Durch einen Rechner werden die digitalisierten Kernsignale ausgewertet und eine Bildrekonstruktion durchgeführt. Das Ergebnis ist das digitale Bild einer Schichtebene, das in ein sichtbares Bild transformiert wird.

> **!** **Merke:** Die Stärke der MRT-Technik liegt im hohen Weichteilkontrast und in der hohen zeitlichen Auflösung. Das Verfahren kommt ohne ionisierende Röntgenstrahlen aus.

Indikationen: Tumor-Staging des Cervixkarzinoms aufgrund der guten Differenzierung zum normalen Gewebe des Uterus (Abb. 6.4). Ausbreitungsmuster der tiefinfiltrierenden und pelvinen Endometriose (Abb. 6.5), der Verteilung von Myomen (Abb. 6.6) sowie der Adenomyosis (Abb. 6.7). Eine sichere Differenzierung zwischen benignen und malignen Veränderungen ist allerdings nicht möglich! Exzellente Befunde liefert das MRT auch bei der radiologischen Beurteilung ossärer Metastasen (Abb. 6.8).

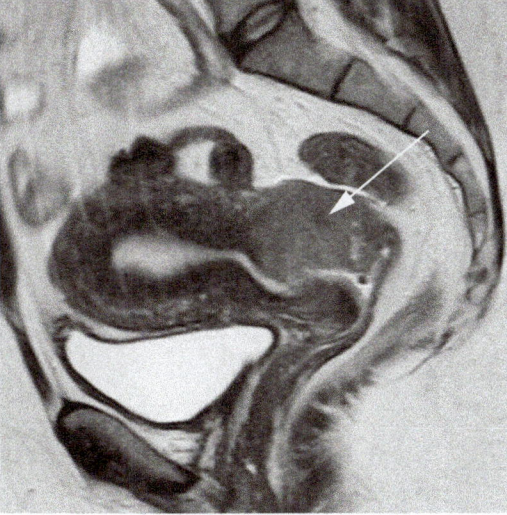

Abb. 6.4: Cervixkarzinom der hinteren Muttermundlippe (Pfeil).

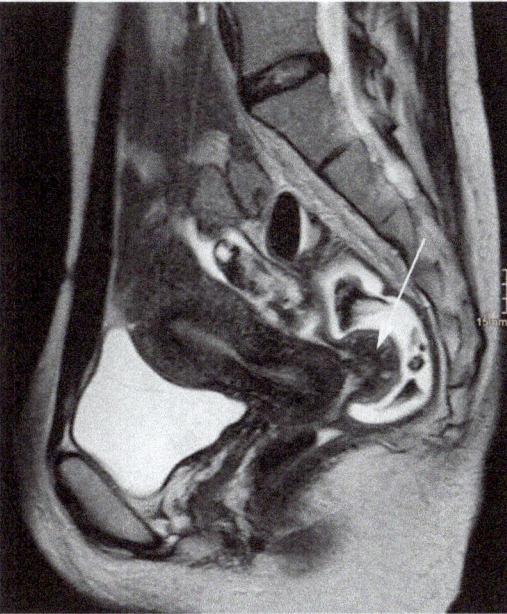

Abb. 6.5: Tief-infiltrierende Endometriose mit typischem Darmbefall (Pfeil).

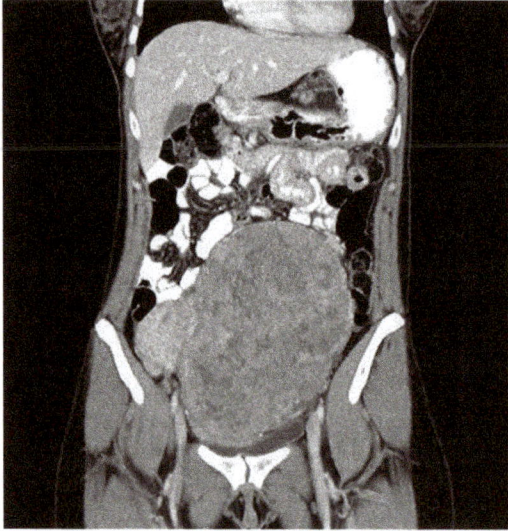

Abb. 6.6: MRT bei Uterus myomatosus. Bei dieser Patientin wurde der Verdacht auf ein Sarkom geäußert, aber dann histologisch nicht bestätigt.

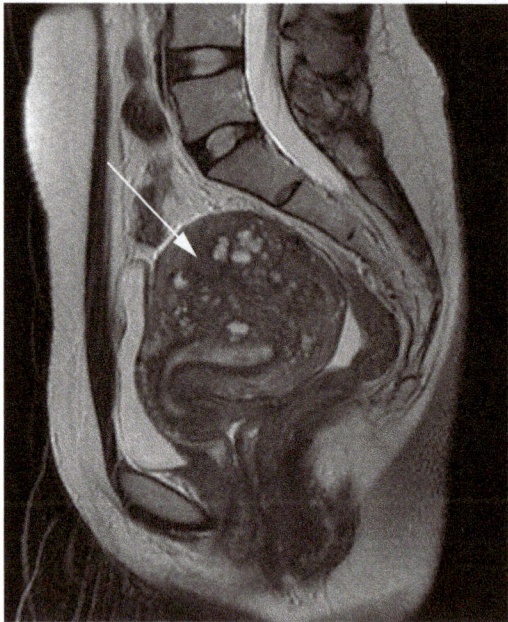

Abb. 6.7: Ausgeprägte Adenomyosis uteri. Hier wäre eine Adenomyose-Resektion nach Osada zu diskutieren.

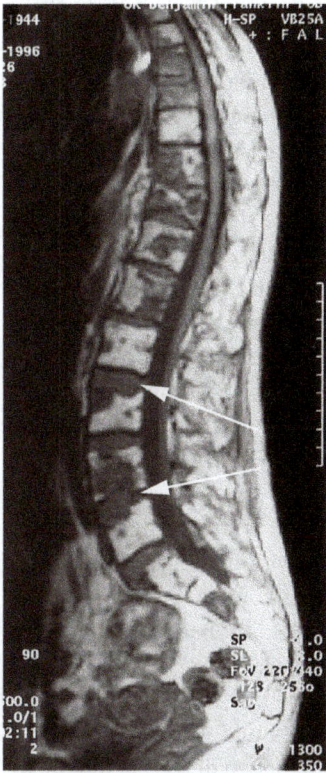

Abb. 6.8: Multiple ossäre Metastasen (Pfeile) in der gesamten Wirbelsäule bei Mammakarzinom. T_1-gewichtetes MRT in sagittaler Schichtung. Signal-hypointense Metastasen der Wirbelkörper stellen sich im Bild dunkel dar.

Beim Tumor-Staging, z. B. beim Zervixkarzinom, ist das MRT der CT bei der Beurteilung der Parametrieninfiltration überlegen. Die Treffsicherheit beträgt ca. 90 % (MRT) vs. 70 % (CT), die Sensitivität 67 % vs. 50 %, die Spezifität 98 % vs. 75 %. Bei der Beurteilung des Lymphknotenstatus bietet das MRT keine signifikanten Diagnostikvorteile gegenüber dem CT.

Die Magnetresonanztomografie erfolgt i. d. R. nicht als Erstuntersuchung, sondern in Abhängigkeit von der klinischen Fragestellung als Zusatzuntersuchung, ggf. nach Sonographie oder Computertomografie.

Merke: Jede Methode ist nur so gut, wie der Arzt, der sie indiziert oder der Arzt, der sie anwendet! **!**

Merke: Beim Endometriumkarzinom muß berücksichtigt werden, dass die MRT-Untersuchungen meist nach der diagnostischen Kürettage (histologische Diagnosesicherung) erfolgen, d. h. die iatrogen gesetzten Veränderungen können den Befund artefiziell beeinflussen. **!**

6.4 Vaginalsonographie und Abdominalsonographie

Die Ultraschalldiagnostik hat in den letzten 40 Jahren zu einer wesentlichen Erweiterung der diagnostischen Möglichkeiten in der Gynäkologie geführt. Zunächst wurde transabdominal mit voller Blase als „Schallfenster" untersucht. Seit Mitte der 80er Jahre hat sich die Vaginalsonographie durchgesetzt. Ultraschallwellen sind periodische Schwingungen von Materialteilchen, die sich als elastische Wellen räumlich ausbreiten. Ihr Frequenzbereich liegt zwischen 20 kHz und 100 MHz. Der diagnostische Bereich liegt zwischen 1 MHz und 15 MHz. Die Ausbreitung der longitudinalen Schallwellen ist an Materie gebunden. Der an der Körperoberfläche angelegte Schallkopf mit dem piezoelektrischen Kristall funktioniert alternierend als Schallerzeuger und Schallempfänger. Schallwellenimpulse werden ausgesandt und ihre Reflexionen wieder aufgenommen. Die Impulsdauer beträgt ca. 1 μs bis 2 μs, und die Wiederholungsfrequenz liegt zwischen 300–3000 Impulsen/sec. Die Reflexion wird als Bild aufgezeichnet.

Die Sonographie erlaubt eine schnelle Übersicht über Veränderungen im Oberbauch und im kleinen Becken. Der geübte Untersucher wird in vielen Fällen schon die Diagnose anhand der Befunde im Sonogramm stellen können. Die Sonographie des Abdomens dient deshalb auch in den meisten Fällen als Basisuntersuchung, nach der man die Anwendung anderer Verfahren entscheidet.

Die Vaginalsonde wird im hinteren Scheidengewölbe unterhalb der Portio plaziert. Eine gefüllte Harnblase ist nicht notwendig. Uterus und Adnexe lassen sich gut darstellen, die Untersuchung von Vulva und Vagina haben derzeit keine praktische Relevanz.

Der Uterus wird in zwei Ebenen dargestellt und vermessen. Aus der Uteruslänge, der Breite und dem anterior-posteriorem Durchmesser kann das Uterusvolumen berechnet werden. Die Uterusgröße ist damit besser beurteilbar als durch die üblichen Beurteilungen wie „frauenfaustgroß" oder „mannsfaustgroß" bzw. durch die alleinige Angabe der Uterussondenlänge. Insbesondere bei adipösen Frauen zeigt sich häufig die Überlegenheit der Sonographie gegenüber der bimanuellen Untersuchung.

Weiterhin ist es möglich, Aussagen über die *Endometriumdicke* (DED = doppelte Endometriumdicke) und die Endometriumstruktur zu treffen (Abb. 6.9–6.11). Postmenopausal sollte eine DED über 8 mm nach dem Ausschluss einer Hormonwirkung zur weitergehenden Abklärung, z. B. durch eine fraktionierte Abrasio, führen. Das *Myometrium* lässt sich gut beurteilen. Myome können lokalisiert (submukös, intramural, subserös, Abb. 6.14, 6.15) und ihre Größe im Rahmen von Vorsorgeuntersuchungen überwacht werden. Auch die Adenomyosis kann vor dem Hintergrund der klinischen Symptomatik sehr gut diagnostiziert werden. Ausdehnung und Struktur des Halo, myometrane Einschlüsse, Asymmetrien zwischen Uterushinter- und vorderwand sind hinweisend. Die präoperative Einschätzung der Myometriuminfiltration gehört zu den wichtigsten Fragestellungen beim *Endometriumkarzinom* (Abb. 3.70). Die Lage einer Intrauterinspirale (Abb. 6.18) oder eines Instrumentes (Kürette, Afterloading-Applikator) lässt sich gut kontrollieren.

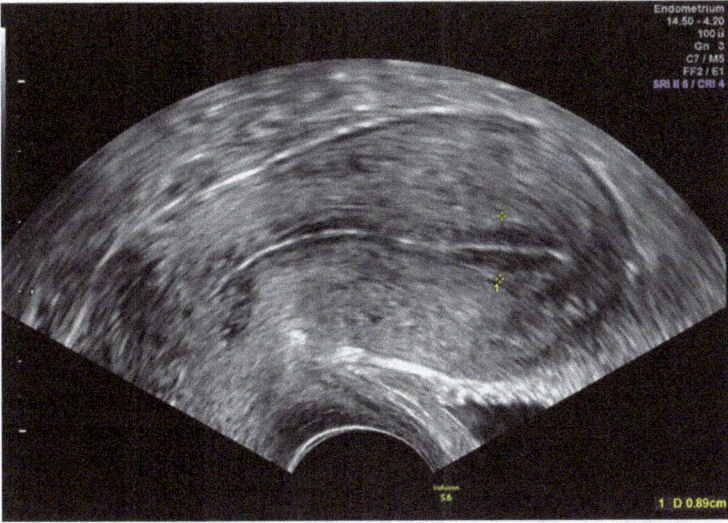

Abb. 6.9: Vaginalsonographischer Längsschnitt durch das Uteruskorpus mit Messung der doppelten Endometriumdicke (DED 0.89 cm) bei einer 31-jährigen Patientin mit Kinderwunsch am 14. Zyklustag.

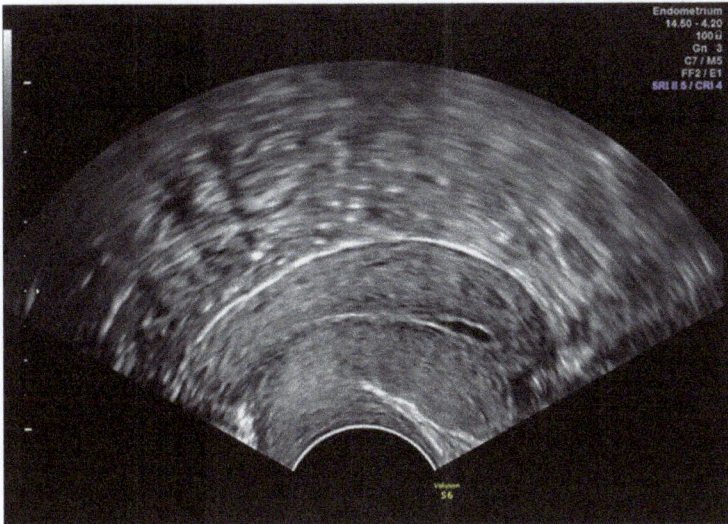

Abb. 6.10: 56-jährige Patientin (postmenopausal) mit kleiner Serometra. Die vor Serometra gemessene DED betrug < 2.5 mm.

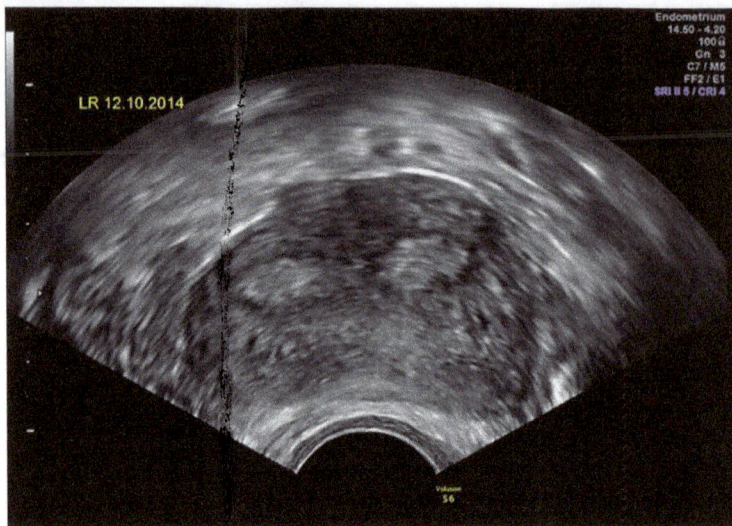

Abb. 6.11: Transvaginnaler Querschnitt durch den Uterusfundus: Uterus subseptus bei einer 42-jährigen Patientin. Die Endometriumechos beider Uterurshörner führen zum sog. *„Eulenaugenphänomen"*.

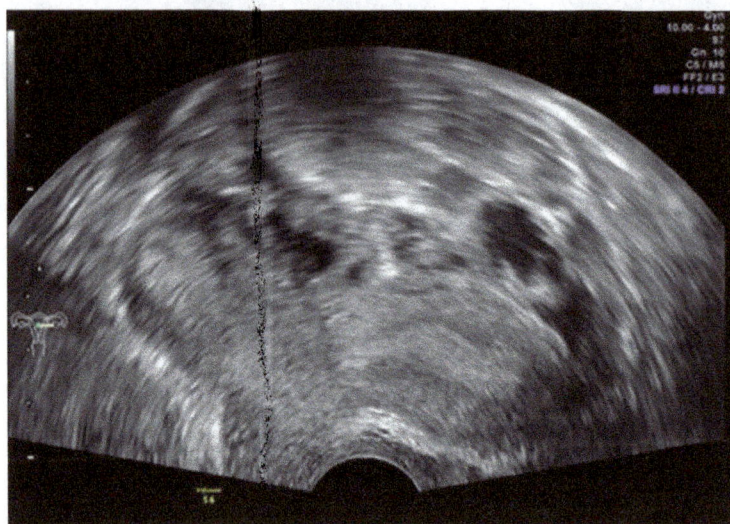

Abb. 6.12: Uterus bicornis unicollis bei einer 39-jährigen Patientin. Kolposkopisch lässt sich nur eine Zervix darstellen. Die Scheide war o.B.; bei der Nierensonografie zeigten sich keine Auffälligkeiten.

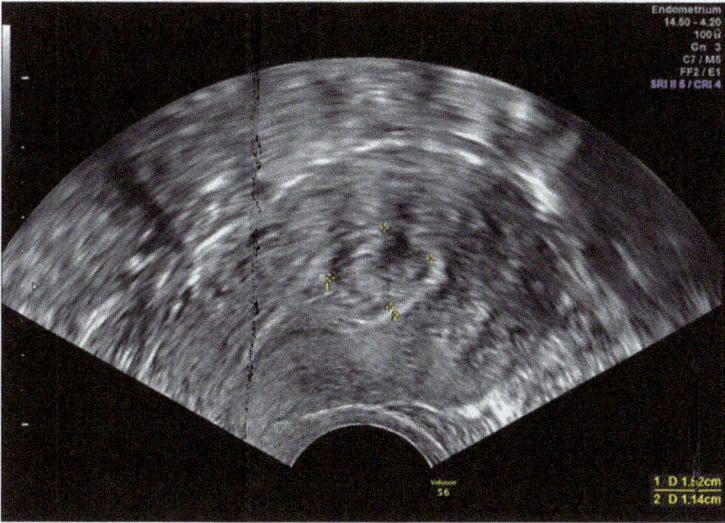

Abb. 6.13: Korpuspolyp bei einer 34-jährigen Patientin mit Kinderwunsch und Dauerblutung. Der sonografische Befund kann leicht mit einem submukösen Myom verwechselt werden.

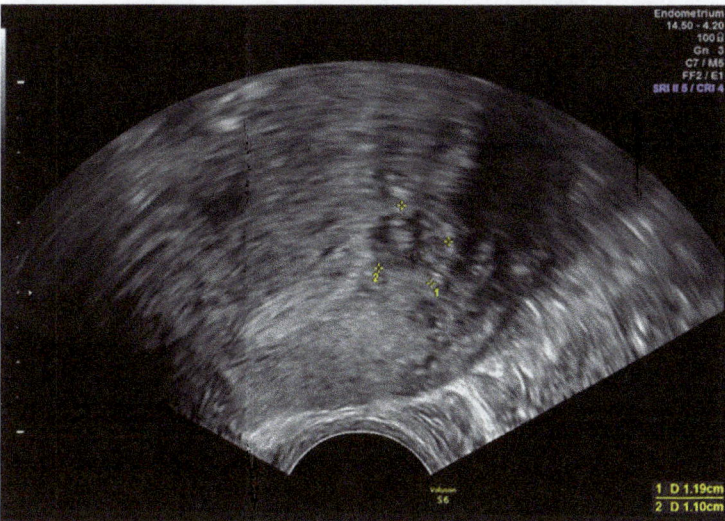

Abb. 6.14: Uteruskorpus (Längsschnitt) mit Darstellung eines submukösen Myoms bei einer 40-jährigen Patientin.

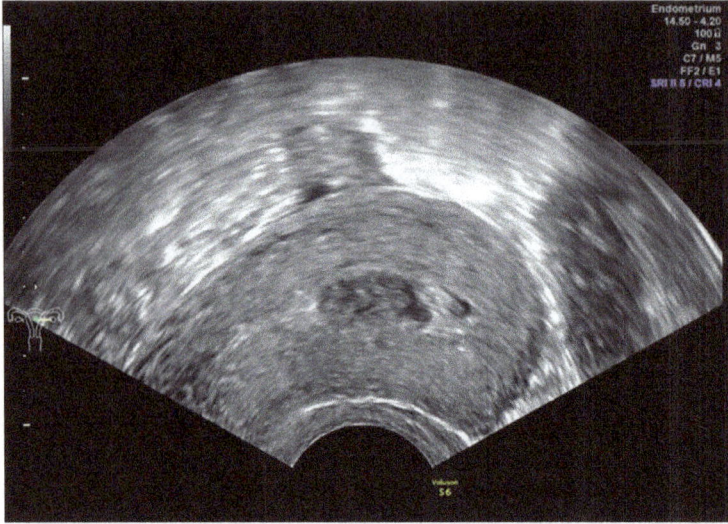

Abb. 6.15: Uteruskorpus (Längsschnitt) mit Darstellung eines submukösen Myoms nach partieller hysteroskopischer Myomresektion (extern) vor 7 Monaten bei einer 32-jährigen Patientin. Sie erhielt dann 3 Monate Esmya, gefolgt von EE/DNG nonstop. Nun ist die erneute hysteroskopische Resektion indiziert.

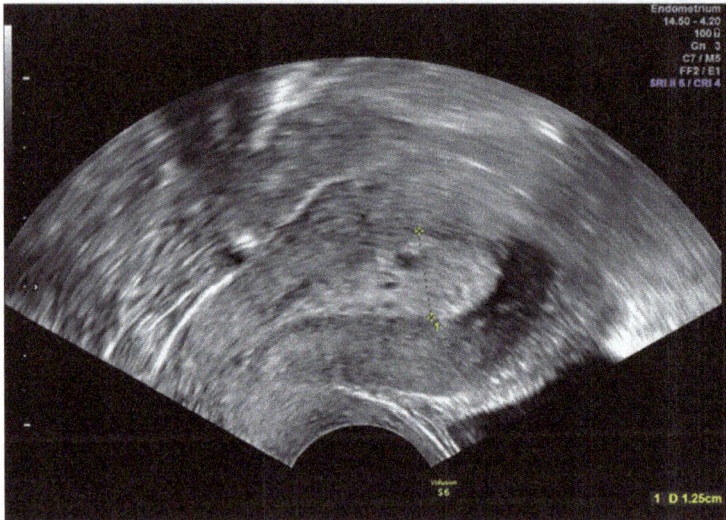

Abb. 6.16: Bild einer Endometriumhyperplasie bei einer 44-jährigen Patientin mit ambivalentem Kinderwunsch. Histologie: Endometriumhyperplasie mit Übergang in eine komplexe Hyperplasie mit Atypien.

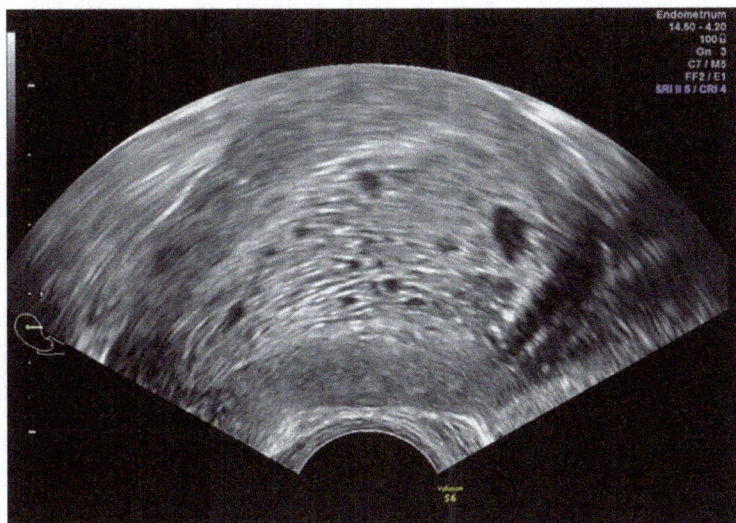

Abb. 6.17: Typischer (reversibler) Sonografiebefund unter Ulipristalacetat (Esmya): PECT (Progesterone-Receptor Associated Endometrial Changes).

Die Eileiter lassen sich normalerweise nur am Uterusabgang darstellen. Bei pathologischen Veränderungen wie Saktosalpinx, Extrauteringravidität oder Pyosalpinx treten sie als zystische Raumforderungen im Adnexbereich in Erscheinung. Diese Raumforderungen müssen differentialdiagnostisch von Ovarialzysten abgegrenzt werden (Abb. 6.19–6.21).

Die Tubendurchgängigkeit lässt sich bei *Störungen der Fertilität* neuerdings mit sonographisch sichtbarem Kontrastmittel überprüfen (Hystero-Kontrastsonographie), was in den meisten Fällen die Hysterosalpingographie überflüssig macht.

Die *Ovarien* lassen sich prämenopausal neben dem Uterus und medial der externen Iliakalgefäße darstellen und ihr Volumen durch die Messung dreier Durchmesser in zwei Ebenen errechnen (Abb. 6.19). Postmenopausal sind die Ovarien kleiner und häufig nicht direkt sichtbar. Das Fehlen von zystischen bzw. soliden Veränderungen im kleinen Becken macht das Vorliegen eines Ovarialtumors unwahrscheinlich. *Ovarialtumoren* lassen sich als echofreie Raumforderung (z. B. einfache Zysten, Follikelzysten, seröse Kystome) oder echogebende Struktur (z. B. Dermoid, Endometriosezyste) darstellen und teilweise auch differentialdiagnostisch einordnen (Abb. 6.20–6.24). Daraus ergeben sich Konsequenzen für das Prozedere, z. B. die sonographische Kontrolle nach 6–8 Wochen bei Funktionsgebilden, die laparoskopische Entfernung bei glatten echofreien Zysten bzw. die Entfernung von unklaren oder suspekten, z. B. karzinomverdächtigen Befunden durch diagnostische Laparoskopie oder primäre Laparotomie.

Die Follikelreifung kann sonographisch kontrolliert und Eizellen nach Stimulationsbehandlung im Rahmen der *Kinderwunschbehandlung* abpunktiert werden. Bis vor wenigen Jahren war zur Eizellgewinnung für eine In vitro-Fertilisation die

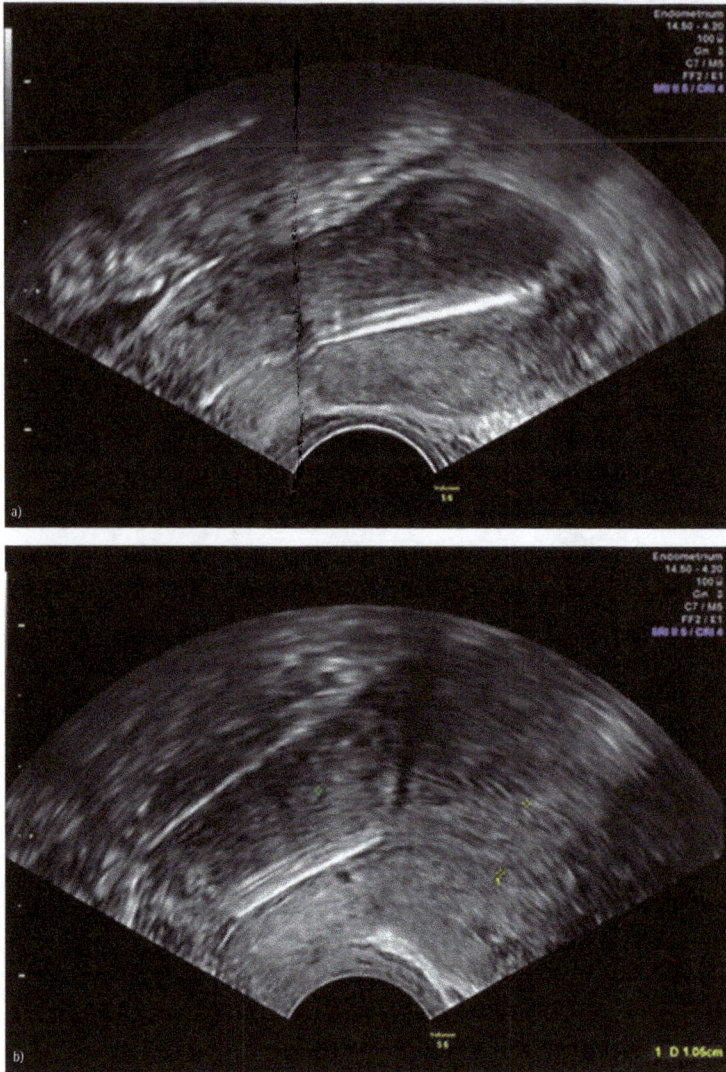

Abb. 6.18: Orthotop intracavitär liegendes IUD (a) sowie zervikal disloziertes IUD (b).

laparoskopische Punktion mit den entsprechenden operativen und anästhesiologischen Risiken notwendig.

Beckenwandgefäße. Indikationen zur Vaginalsonographie sind Tumoren, entzündliche Veränderungen (z. B. Pyometra), Ovarialveränderungen, Myome, Extrauteringravidität.

Seit ca. 1990 wird untersucht, ob sich mit Hilfe der *farbkodierten Doppler-Sonographie* (sog. Farbdoppler) die Dignität von Adnextumoren und Veränderungen des Uterus besser abschätzen lassen. Nach anfänglich euphorischen Studien-

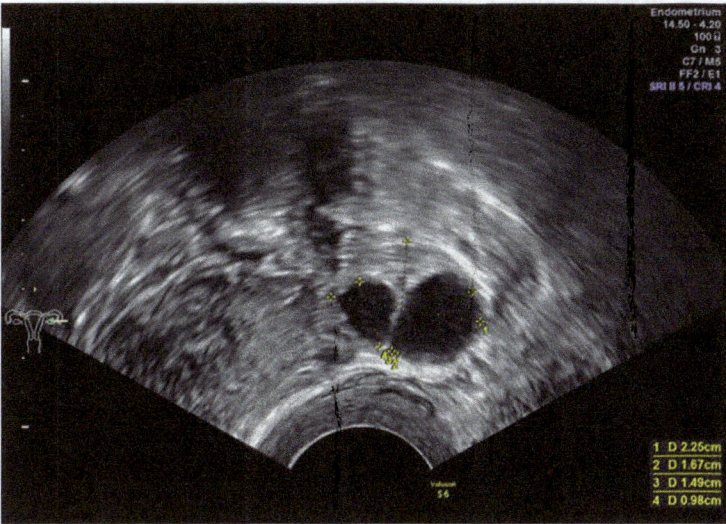

Abb. 6.19: Längsschnitt durch das linksseitige Ovar einer 67-jährigen Patientin mit mehreren Zysten (keine Hormoneinnahme). Histologie: benignes Zystadenom.

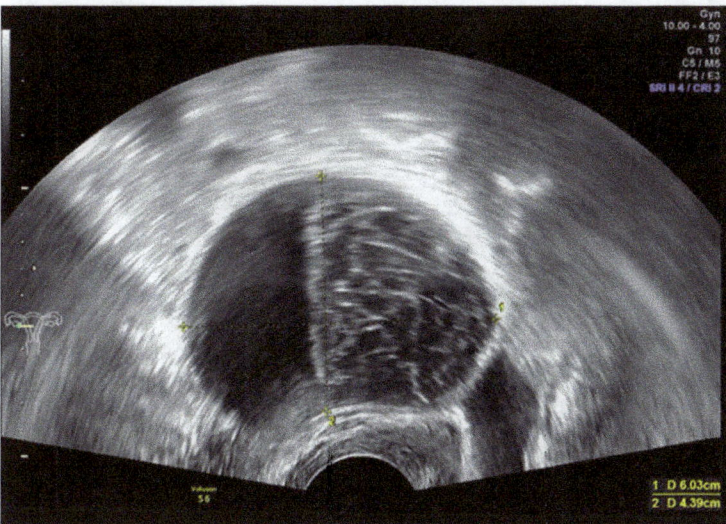

Abb. 6.20: Persisitierende, glatte eingeblutete 6 cm durchmessende Ovarialzyste bei einer 36-jährigen Patientin. Vorgehen: Abwarten oder kurzzeitige Gestagenbehandlung. Bei Symptomen sollte eine Laparoskopie erfolgen.

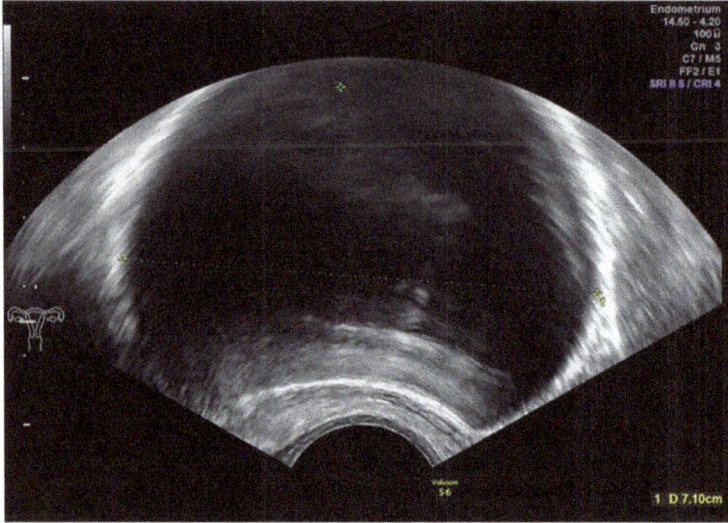

Abb. 6.21: Oligosymptomatische Ovarialzyste rechts von 7,10 cm Durchmesser. Bei dieser 32-jährigen Patientin war eine Gestagenbehandlung erfolgreich. Bei symptomatischen Befunden dieser Größe sollte immer eine laparoskopische Abklärung mit der Patientin diskutiert werden.

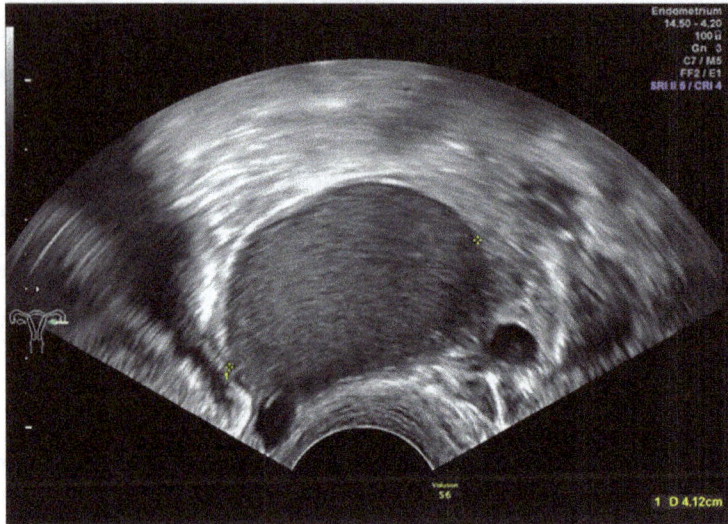

Abb. 6.22: Linksseitiges Rezidivendometriom bei einer 44-jährigen Patientin mit einigen Voroperationen wegen Endometriose.

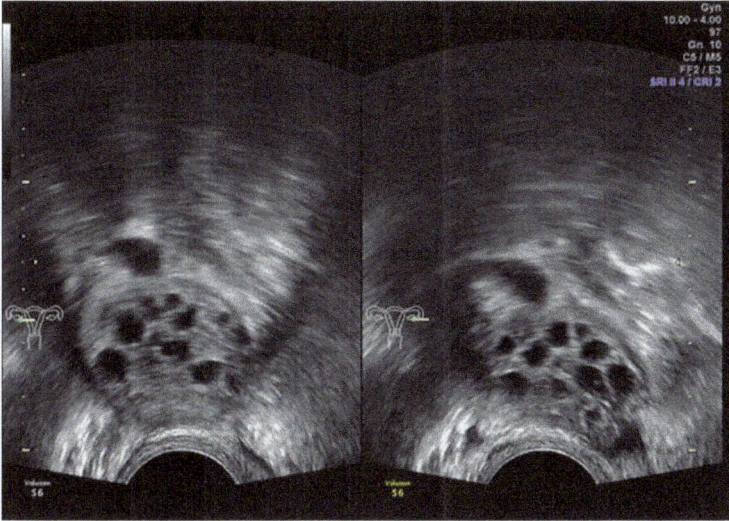

Abb. 6.23: Bilaterales polycystisches Ovarialsyndrom (PCOS) bei einer 26-jährigen Patientin mit unerfülltem Kinderwunsch und Zeichen eines metabolischen Syndroms.

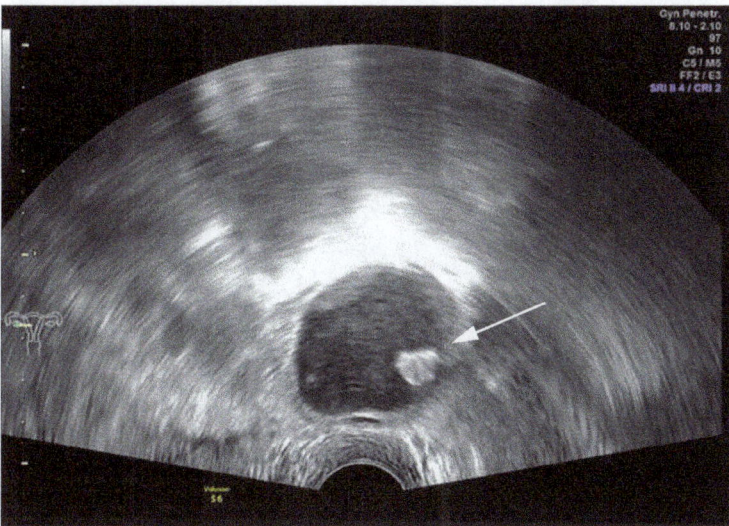

Abb. 6.24: Einkammerige Zyste rechts mit inhomogenem Inhalt, unregelmäßiger Wandstruktur und Papille (bei 16 Uhr) bei 33-jähriger Patientin. Diagnose: muzinöser Borderline-Tumor des Ovars.

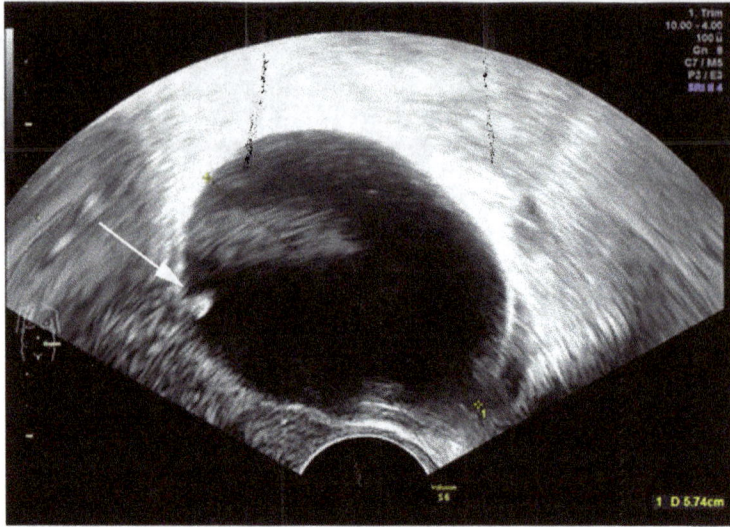

Abb. 6.25: Linksseitige Ovarialzyste bei einer 25-jährigen Patientin, in der eine papilläre Struktur (~21 h) auffällt. Die Laparoskopie ergab ein benignes Papillom.

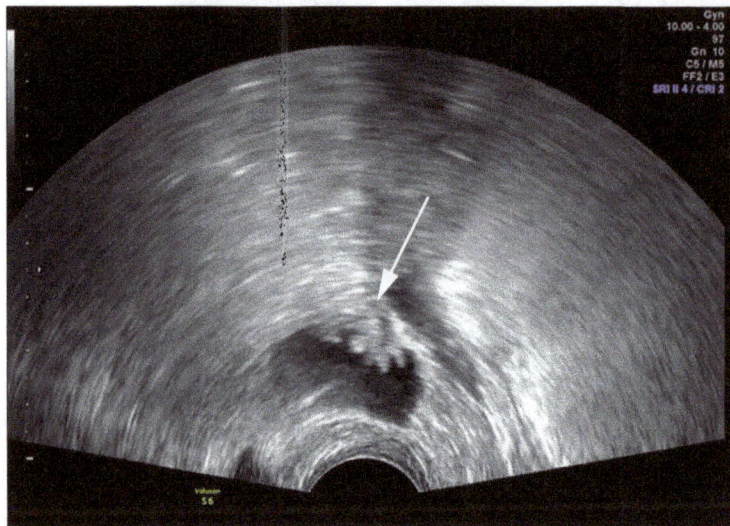

Abb. 6.26: Hochsuspekter Befund im rechten Ovar bei einer 54-jährigen Patientin. Histologie: endometriodes Ovarialkarzinom.

ergebnissen hat sich der diagnostische Wert der Farbdopplersonographie und Frequenzspektrumanalyse zur Differenzierung von benignen und malignen Ovarialtumoren nicht sichern lassen. Zwar findet sich in malignen Ovarialtumoren häufig eine *starke Vaskularisation* und ein *niedriger Gefäßwiderstand* (RI < 0,4), dies ist jedoch auch in funktionellen Zysten (Corpus luteum Zyste) der Fall. Trotzdem leistet die Farbdopplersonographie wertvolle Dienste bei der Beurteilung von soliden Anteilen in Ovarialzysten und zur Differenzierung von soliden Anteilen und Einblutungen, die wie solide Tumoranteile imponieren. Geringere Vaskularisationsmuster zeigen sich in Endometriosezysten, Teratomen und Fibromen im Vergleich zu Funktionszysten und Malignomen. In den letzten 20 Jahren ist darum die Farbdopplersonographie zur Standarduntersuchung als Ergänzung der B-Bild-Sonographie in der gynäkologischen Diagnostik geworden. Auch in den Studien der internationalen Gruppe „International Ovarian Tumor Analysis (IOTA)" wird die Vaskularisation zur Beurteilung von Adnextumoren nach dem Simple-Rules-Algorhithmus in der Routine berücksichtigt.

6.5 Hinweise zum urogynäkologischen Ultraschall

In diesem wichtigen Spezialgebiet finden 1. Vaginal- und Endoanalsonographie, 2. Perineal-, Introitus- und Abdominal-Sonographie sowie 3. deren Kombination im Sinne der „Pelvic-Floor-Sonographie" Anwendung.

Nach Empfehlung der *Arbeitsgemeinschaft für gynäkologische Urologie (AGUB)* können folgende relevante Strukturen und Organe sonographisch dargestellt werden:
1. Blase, Urethra und Symphyse,
2. Vagina, Uterus sowie Douglasraum,
3. Rektum, analer Schließmuskel und die Beckenbodenmuskulatur.

> **Merke:** Kranial ist im Bild oben, kaudal ist im Bild unten – ventral wird rechts und dorsal links abgebildet. !

Wichtig ist die Darstellung des Meatus urethrae internus und die Beschreibung der qualitativen Parameter a) Trichterbildung, b) Lage und Mobilität (starr? mobil?) der Urethra und c) des Blasenbodens.

> **Merke:** Nutzen Sie bei der Ultraschalluntersuchung die Funktionszustände Ruhe, Pressen, Husten und Beckenbodenkontraktion. !

Auf folgende Aspekte sollte bei der (präoperativen) Diagnostik geachtet werden: Restharnbildung? Mobilität der Urethra? Trichterbildung der Urethra? Urethralänge? Periurethrale Raumforderung (z. B. Urethradivertikel)?

kranial

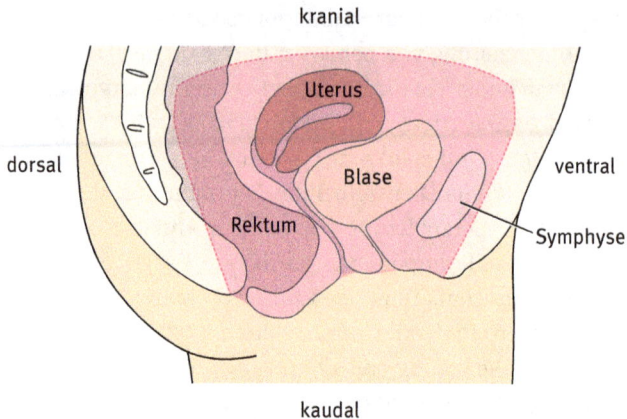

dorsal

Uterus

Blase

ventral

Rektum

Symphyse

kaudal

Abb. 6.27: Darstellung der Organe und räumliche Orientierung beim urogynäkologischen Ultraschall (nach DGGG/AGUB Empfehlungen 2014).

> **!** **Merke:** Die Vesikalisierung des Blasenhalses unter Belastung im Sinne einer Trichterbildung der Urethra ist ein typisches Merkmal für eine Belastungsharninkontinenz.

Bei Frauen mit überaktiver Harnblase (Overactive-Bladder-Syndrom) sind folgende Ursachen abzuklären: a) Zystozele, b) periurethrale Raumforderungen (z. B. Divertikel) und c) Blasenwandraumforderungen.

> **!** **Merke:** Eine Blasenwanddicke von >5 mm kann vor dem Hintergrund der Symptome hinweisend für eine überaktive Harnblase sein.

Die Einteilung in a) das vordere Kompartiment, b) das mittlere Kompartiment und c) das hintere Kompartiment spielt in der Urogynäkologie eine wichtige Rolle.
–   Zystozelendiagnostik (= vorderes Kompartiment): Die Art des Defektes der Zystozele (Zentral- und Lateraldefekt) kann sonografisch dargestellt werden.
–   Enterozele (mittleres Kompartiment): gute sonografische Darstellbarkeit.
–   Rektozele (hinteres Kompartiment): gute Unterscheidung einer anterioren Rektozele von der Intussuszeption im hinteren Kompartiment. Hier MRT-Defäkographie wichtig.

> **!** **Merke:** In der postoperativen Diagnostik sind Polypropylenenetze bzw. -bänder im Ultraschall sehr gut sichtbar, hingegen sind andere alloplastische und biologische Netze weniger gut darstellbar.

Sonografische Beckenbodendiagnostik und Restharnbestimmung
Die Endoanalsonographie gilt als Goldstandard zur Detektion von Defekten des M. sphincter ani ohne eindeutige Korrelation zur Funktion der Schließmuskelappara-

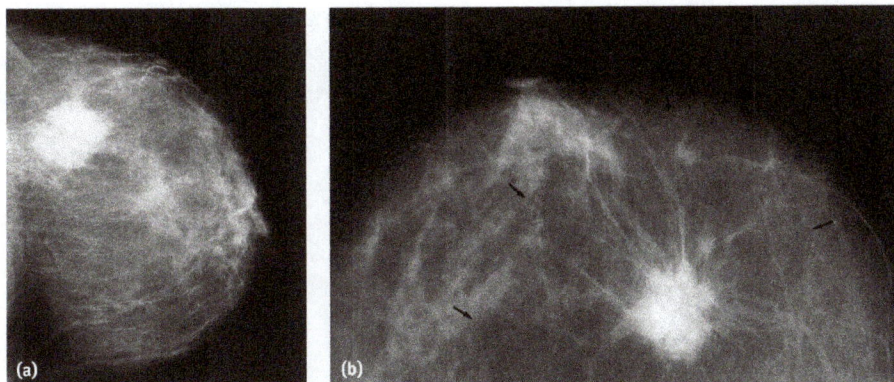

Abb. 6.28: Typische Mammographiebilder bei Mammakarzinom.

tes. Dies muss man gerade auch bei entbindungsbedingten Problemen im Hinterkopf haben, wenn sowohl der Sphinkter ani internus als auch der Sphinkter ani externus in 3 Ebenen untersucht werden, wobei Pars profunda, Pars superficialis, Pars subcutanea zur Darstellung kommen sollten und die Dicke, die Symmetrie, die Kontinuität und die Echodichte mitbeurteilt werden.

> **Merke:** Für die *Restharnbestimmung* ist der Ultraschall die Methode der Wahl. Die Formel lautet: 3 Dimensionen × Korrekturfaktor 0,7.

6.6 Mammographie, Mammasonographie, Mamma-MRT

Bei der Mammographie erfolgt die röntgenologische Darstellung der Brustdrüse in Weichstrahltechnik (28–35 kV) in kranio-kaudaler („cc") und medio-lateraler („ml") Ebene. Heute erfolgt die Mammographie üblicherweise nach vorangegangener Mammasonographie. *Indikationen* sind palpable Veränderungen der Mammae, wie Mastopathie, Adenomatose, Adenose, Zysten, andere Tumoren oder Karzinomverdacht.

Die Mammographie hat eine große Bedeutung bei der Diagnostik von Mammatumoren. Sie ist inzwischen ein großes Spezialgebiet innerhalb der Röntgendiagnostik, und der erfahrene Diagnostiker kann einen erheblichen Beitrag zur Klärung pathologischer Veränderungen leisten. Auch hier ist die Mitteilung der klinischen Befunde an den Diagnostiker zur differentialdiagnostischen Klärung von Befunden ganz besonders wichtig.

Die Mammographie stellt bei postmenopausalen Frauen mit Mammakarzinomveracht die nicht-invasive Untersuchungsmethode der Wahl dar (Abb. 6.28). Die Treffsicherheit wird mit 90–95 % angegeben.

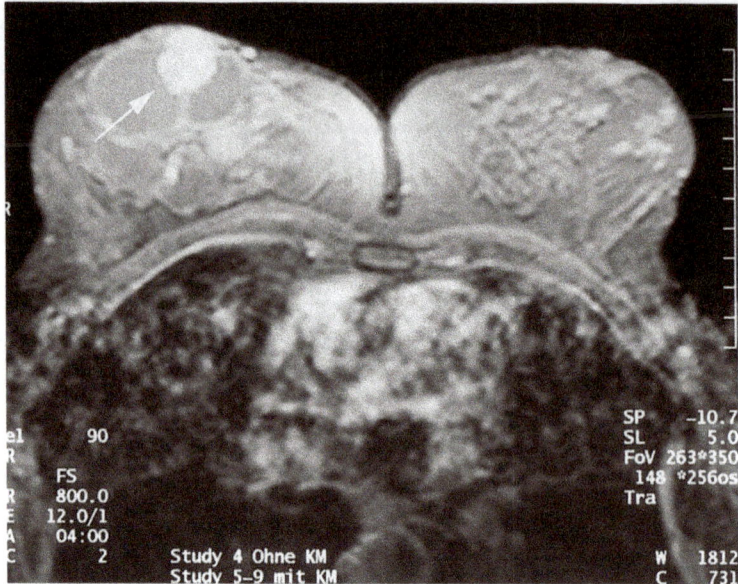

Abb. 6.29: MRT-Aufnahme (MRM) eines ca. 2,5 cm durchmessenden Mammakarzinoms in der rechten Brust (Blick von caudal!). Beachte die Kontrastmittelanreicherung im Tumor, der zwischen zwei zystischen Befunden liegt.

Die Etablierung der Mammasonographie resultierte aus der Erkenntnis, dass trotz der geringen Strahlenbelastung bei der konventionellen und der digitalen Mammographie diese nicht beliebig oft durchgeführt werden kann. Außerdem macht das dichte Mammaparenchym prämenopausaler Frauen eine mammographische Beurteilung oft schwierig. Gleiches gilt für bestrahlte Mammae nach brusterhaltender Therapie oder für Mammaimplantate.

Gegenwärtig wird weiter der Stellenwert der konventionellen Sonographie, der Doppler-Sonographie und der 3-D-Sonographie in der Mammadiagnostik geprüft.

Die kontrastmittelgestützte (dynamische) Kernspintomografie der weiblichen Brust, die sogenannte MR-Mammographie (MRM), hat sich in den letzten Jahren bei gezielter Indikationsstellung in der Mammadiagnostik etabliert (Abb. 6.29). Sowohl die Mammographie als auch die Mammasonographie basieren auf dem Nachweis morphologischer Veränderungen in der Brust. Die dynamische MRM beruht in erster Linie auf der Detektion von Arealen mit pathologischen Durchblutungsmustern, die durch einen vermehrten Vaskularisationsgrad invasiv wachsender Tumoren bedingt sind. Besonders in Hochrisikosituationen ist ein MRT der Mammae indiziert.

Literatur

Buy JN, Ghossain M: Gynecological Imaging. Berlin, Heidelberg, Springer, 2013.

Chapron C, Tosti C, Marcellin L, Bourdon M, Lafay-Pillet MC, Millischer AE et al.: Relationship between the magnetic resonance imaging appearance of adenomyosis and endometriosis phenotypes. Hum Reprod. 2017 May 16:1–9. doi: 10.1093/humrep/dex088. [Epub ahead of print]

DGGG-Leitlinien: Sonografie im Rahmen der urogynäkologischen Diagnostik (AWMF 015/055); www.dggg.de/leitlinien (abgerufen am 02.10.2017).

Dierickx I, Valentin L, Van Holsbeke C, Jacomen G, Lissoni AA, Licameli A et al.: Imaging in gynecological disease (7): clinical and ultrasound features of Brenner tumors of the ovary. Ultrasound Obstet Gynecol. 2012; 40: 706–713.

Dürr W: Transvaginale Sonografie in der Gynäkologie. Frauenärztliche Taschenbücher. 2. Auflage. Berlin, Boston, De Gruyter, 2015.

Exacoustos C, Brienza L, Di Giovanni A, Szabolcs B, Romanini ME, Zupi E et al.: Adenomyosis: three-dimensional sonographic findings of the junctional zone and correlation with histology.Ultrasound Obstet Gynecol. 2011; 37: 471–479.

Froyman W, Wynants L, Landolfo C, Bourne T, Valentin L, Testa A et al.: Validation of the Performance of International Ovarian Tumor Analysis (IOTA) Methods in the Diagnosis of Early Stage Ovarian Cancer in a Non-Screening Population. Diagnostics (Basel). 2017; 7(2). pii: E32. doi: 10.3390/diagnostics7020032.

Guerriero S, Testa AC, Timmerman D, Van Holsbeke C, Ajossa S, Fischerova D et al.: Imaging of gynecological disease (6): clinical and ultrasound characteristics of ovarian dysgerminoma. Ultrasound Obstet Gynecol. 2011; 37: 596–602.

Hamm B, Asbach P, Beyersdorff D, Hein P, Zaspel U: Urogenitales System. Pareto-Reihe Radiologie. Stuttgart, New York, Thieme, 2007.

Hoyos LR, Benacerraf B, Puscheck EE: Imaging in Endometriosis and Adenomyosis. Clin Obstet Gynecol. 2017; 60: 27–37.

Hricak H (eds.): Diagnostic Imaging Gynecology. Amirsys Elsevier, 2007.

Kaijser J, Bourne T, Valentin L, Sayasneh A, Van Holsbeke C, Vergote I et al.: Improving strategies for diagnosing ovarian cancer: a summary of the International Ovarian Tumor Analysis (IOTA) studies. Ultrasound Obstet Gynecol. 2013; 41: 9–20.

Kolstad P, Stafl A: Atlas der Kolposkopie. Stuttgart, Enke-Verlag, 1983.

Lee YJ, Moon MH, Sung CK, Chun YK, Lee YH: MR assessment of myometrial invasion in women with endometrial cancer: discrepancy between T2-weighted imaging and contrast-enhanced T1-weighted imaging. Abdom Radiol (NY). 2016; 41:127–135.

Leyendecker G, Bilgicyildirim A, Inacker M, Stalf T, Huppert P, Mall G, Böttcher B, Wildt L. Adenomyosis and endometriosis. Revisiting their association and further insights into the mechanisms of autotraumatisation. An MRI study.Arch Gynecol Obstet. 2015; 291: 917–932.

Paladini D, Testa A, Van Holsbeke C, Mancari R, Timmerman D, Valentin L: Imaging in gynecological disease (5): clinical and ultrasound characteristics in fibroma and fibrothecoma of the ovary. Ultrasound Obstet Gynecol. 2009; 34: 188–195.

Römer T: Uterusfehlbildungen. Berlin, New York, De Gruyter, 2011.

Scheffel H, Alkadhi H, Boss A, Merkle EM (Hrsg.): Praxisbuch MRT Abdomen und Becken. Berlin, Heidelberg, Springer, 2012.

Shaaban A (eds.): Diagnostic Imaging: Gynecology. Amirsys Elsevier, 2015.

Sofic A, Husic-Selimovic A, Carovac A, Jahic E, Smailbegovic V, Kupusovic J: The Significance of MRI Evaluation of the Uterine Junctional Zone in the Early Diagnosis of Adenomyosis.Acta Inform Med. 2016; 24: 103–106.

Takeuchi M, Matsuzaki K, Harada M: Evaluating Myometrial Invasion in Endometrial Cancer: Comparison of Reduced Field-of-view Diffusion-weighted Imaging and Dynamic Contrast-enhanced MR Imaging. Magn Reson Med Sci. 2017 May 18. doi: 10.2463/mrms.mp.2016–0128 [Epub ahead of print].

Testa AC, Di Legge A, Bonatti M, Manfredi R, Scambia G: Imaging techniques for evaluation of uterine myomas. Best Pract Res Clin Obstet Gynaecol. 2016; 34: 37–53.

Testa AC, Ferrandina G, Timmerman D, Savelli L, Ludovisi M, Van Holsbeke C et al.: Imaging in gynecological disease (1): ultrasound features of metastases in the ovaries differ depending on the origin of the primary tumor. Ultrasound Obstet Gynecol. 2007; 29: 505–511.

Timmerman D, Ameye L, Fischerova D, Epstein E, Melis GB, Guerriero S et al.: Simple ultrasound rules to distinguish between benign and malignant adnexal masses before surgery: prospective validation by IOTA group. BMJ. 2010; 341:c6839. doi: 10.1136/bmj.c6839.

Timmerman D, Valentin L, Bourne TH, Collins WP, Verrelst H, Vergote I: Terms, definitions and measurements to describe the sonographic features of adnexal tumors: a consensus opinionfrom the International Ovarian Tumor Analysis (IOTA) group. Ultrasound Obstet Gynecol 2000; 16: 500–505.

Van Holsbeke C, Domali E, Holland TK, Achten R, Testa AC, Valentin L et al.: Imaging of gynecological disease (3): clinical and ultrasound characteristics of granulosa cell tumors of the ovary. Ultrasound Obstet Gynecol. 2008; 31: 450–456.

Van Holsbeke C, Van Belle V, Leone FP, Guerriero S, Paladini D, Melis GB et al.: Prospective external validation of the 'ovarian crescent sign' as a single ultrasound parameter to distinguish between benign and malignant adnexal pathology. Ultrasound Obstet Gynecol. 2010; 36: 81–87.

Vinci V, Saldari M, Sergi ME, Bernardo S, Rizzo G, Porpora MG et al.: MRI, US or real-time virtual sonography in the evaluation of adenomyosis? Radiol Med. 2017; 122: 361–368.

Willgeroth F, Breit A (eds.): Weibliches Genitale – Mamma – Geburtshilfe. Diagnostik mit bildgebenden Verfahren. Berlin, Heidelberg, Springer, 1989.

Unsere Empfehlungen

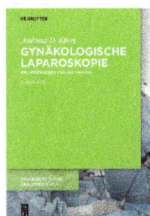

Gynäkologische Laparoskopie, 3. Auflage
Andreas D. Ebert, erscheint April 2018
ISBN 978-3-11-056019-0, e-ISBN 978-3-11-056060-2

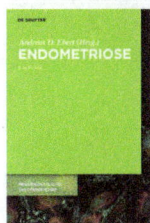

Endometriose – Ein Wegweiser für die Praxis, 5. Auflage
Andreas D. Ebert, erscheint September 2018
ISBN 978-3-11-055978-1, e-ISBN 978-3-11-056132-6

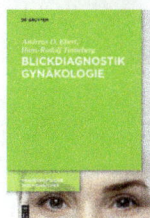

Blickdiagnostik Gynäkologie
Andreas D. Ebert, Hans-Rudolf Tinneberg, erscheint Oktober 2018
ISBN 978-3-11-056522-5, e-ISBN 978-3-11-056601-7

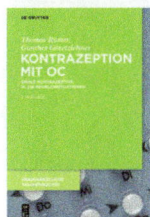

Kontrazeption mit OC – Orale Kontrazeptiva in
238 Problemsituationen, 3. Auflage
Thomas Römer, Gunther Göretzlehner, 2017
ISBN 978-3-11-050000-4, e-ISBN 978-3-11-052617-2

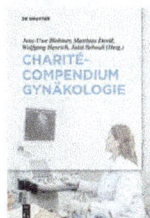

Charité-Compendium Gynäkologie
Jens-Uwe Blohmer, Matthias David, Wolfgang Henrich,
Jalid Sehouli (Hrsg.), 2018
ISBN 978-3-11-046256-2, e-ISBN 978-3-11-047235-6

www.ingramcontent.com/pod-product-compliance
Lightning Source LLC
Chambersburg PA
CBHW081514190326
41458CB00015B/5366